COURS

D'ANATOMIE HUMAINE

SYSTÉMATIQUE

A l'usage des Etudiants de la Candidature en Médecine

PAR

A. Van Gehuchten

PROFESSEUR A L'UNIVERSITÉ DE LOUVAIN

VOLUME II

SYSTÈME INTESTINAL

SYSTÈME URO-GÉNITAL

ET

SYSTÈME CIRCULATOIRE

LOUVAIN

LIBRAIRIE UNIVERSITAIRE

A. UYSTPRUYST-DIEUDONNÉ

10, rue de la Monnaie, 10

1909

COURS
D'ANATOMIE HUMAINE
SYSTÉMATIQUE

COURS
D'ANATOMIE HUMAINE
SYSTÉMATIQUE

A l'usage des Etudiants de la Candidature en Médecine

PAR

A. Van Gehuchten

PROFESSEUR A L'UNIVERSITÉ DE LOUVAIN

VOLUME II

SYSTÈME INTESTINAL
SYSTÈME URO-GÉNITAL
ET
SYSTÈME CIRCULATOIRE

LOUVAIN
LIBRAIRIE UNIVERSITAIRE
A. UYSTPRUYST-DIEUDONNÉ
10, rue de la Monnaie, 10

1907

SYSTÈME INTESTINAL

Le système intestinal comprend à la fois l'étude des organes ;estifs et l'étude des organes respiratoires.

ORGANES DIGESTIFS.

Les organes digestifs sont représentés essentiellement par un *al* qui reçoit les aliments et les boissons, leur fait subir des modi- ations physiques et chimiques pour qu'ils deviennent assimilables puissent servir à la nutrition et aux sécrétions, et porte à l'extérieur r résidu non assimilable. A ce canal sont annexées des *glandes*. Ce it des organes sécrétoires qui produisent divers liquides et les versent dans l'intérieur du canal pour être mélangés avec les nents et concourir à les modifier physiquement et chimiquement.

La description des organes digestifs comprend donc celle du *al alimentaire* ou *canal digestif* et celle des *glandes annexes*.

Aperçu général. Le canal digestif est un tube membraneux à parois tinctes, qui présente une suite de dilatations et de rétrécissements et s'étend sans interruption depuis la bouche jusqu'à l'anus. Il occupe cessivement la partie inférieure de la face, le cou, le thorax et domen, étant situé le long de la face antérieure de la colonne ver- rale. Il est recouvert, au cou, par le larynx, la trachée-artère et le ps thyroïde ; dans le thorax, par le cœur, les poumons et le thymus ; is l'abdomen, par les organes urinaires et génitaux, à l'exception reins et des uretères. C'est dans l'abdomen, son siège principal, il présente le plus d'étendue, qu'il est le plus libre et le plus proché de la surface du corps.

Il est plutôt asymétrique que symétrique. Ses deux extrémités, érieure et inférieure, sont les seules parties qui correspondent ctement à la ligne médiane. L'œsophage, l'estomac et les intestins t plus à gauche qu'à droite de la ligne médiane.

La *cavité buccale* forme la première portion du canal ; elle est isée, par les arcades alvéolaires et les dents, en deux parties : le *ibule de la cavité buccale* et la *cavité buccale proprement dite*. Des *ides*, pourvues de conduits excréteurs plus ou moins longs, y déversent leurs produits. Sur le plancher de la cavité buccale trouve la *langue*, repli de la muqueuse occupé par un noyau musc laire. Elle est à la fois organe de tact, organe du goût et orga de mouvement.

La cavité buccale a une direction horizontale. Elle se continue angle droit avec un tube membraneux, à direction verticale, destiné passage des aliments de la bouche à l'estomac. La paroi postérieu et les parois latérales de ce tube se terminent en cul de sac à la fa inférieure de l'apophyse basilaire de l'os occipital. La paroi antérieu de ce cul de sac est interrompue par les orifices postérieurs des foss nasales. La paroi latérale présente l'orifice de la trompe d'Eustach En dessous de l'ouverture de communication avec la cavité bucc et en dessous de la langue, se trouve l'ouverture supérieure du *laryn*

La partie supérieure de ce conduit, jusqu'en dessous de l'ouve ture du larynx, constitue le *pharynx*. La partie inférieure plus étroi située au devant de la colonne vertébrale et traversant la cavité tho cique, s'appelle l'*œsophage*.

L'œsophage traverse l'ouverture œsophagienne du diaphragm pénètre ainsi dans la cavité abdominale pour se continuer avec l'*es mac*. La partie inférieure de l'œsophage, élargie en entonnoir, s'appe *cardia*.

L'estomac à la forme d'un cône, quelque peu recourbé sur l même, dont la grosse extrémité ou la base est située à gauche et haut, la petite extrémité ou la pointe à droite et en bas.

L'extrémité rétrécie de l'estomac se continue avec l'*intestin gré* tube cylindrique, très long, qui se replie un grand nombre de fois s lui-même et occupe toutes les régions moyennes et inférieures de cavité abdominale.

L'intestin grêle a des limites précises. En haut il est nettem séparé de l'estomac par le *pylore*, indiqué extérieurement par un lég retrécissement, la *dépression pylorique*, et intérieurement par un bo relet circulaire et musculeux : *la valvule pylorique*. Son extrémité in rieure est séparée du *gros intestin* par la *valvule iléo-coecale*.

L'intestin grêle se divise en deux parties : en *duodénum* et *intestin grêle proprement dit*.

Le *duodénum* est la partie supérieure de l'intestin grêle, partie fi appliquée directement et intimement contre la paroi postérieure de cavité abdominale. Tout le reste de l'intestin grêle est librement s endu au milieu de la cavité abdominale par un long repli du péritoine ppelé *mésentère*.

Comme dépendances de l'intestin grêle, nous trouvons dans la avité abdominale le *foie* et le *pancréas*, deux glandes annexes du canal igestif. Leurs conduits excréteurs viennent déboucher, par une ouverure commune, à la paroi postéro-interne de la seconde portion du uodénum.

Le *gros intestin* est la troisième et dernière partie du canal alimenaire. Il est plus court mais plus large que l'intestin grêle. Il commence ans la fosse iliaque droite, remonte de là en haut jusque contre la ace inférieure du foie, se recourbe transversalement de droite à gauche n longeant l'estomac jusque dans l'hypochondre gauche, puis il desend le long du flanc gauche jusque dans la fosse iliaque gauche, énètre dans l'excavation pelvienne, où il présente une ou deux courures, pour aller s'appliquer ensuite contre la face antérieure du acrum, sous le nom de *rectum*, et se terminer à l'anus.

L'intestin grêle débouche dans le gros intestin à une certaine istance au-dessus de l'extrémité de ce dernier. La partie du gros ntestin située en dessous de la valvule *iléo-coecale* s'appelle *cæcum*. *'appendice vermiculaire* s'ouvre dans le *cæcum*.

La seconde partie du gros intestin s'étend de la valvule iléo-cœcale isqu'au niveau de la deuxième vertèbre sacrée ; elle s'appelle *colon*.)n y distingue le *colon ascendant*, le *colon transverse*, le *colon descenant*, le *colon iliaque* et le *colon pelvien*.

La partie terminale du gros intestin, située dans le petit bassin u-devant du sacrum et du coccyx, constitue le *rectum*, il s'ouvre à extérieur par l'*anus*.

Division. On peut diviser le tube digestif en trois parties : la preiière partie comprend la première dilatation, la *cavité buccale*, et la artie rétrécie qui y fait suite ; la seconde partie comprend l'*estomac* vec toute la longueur de l'intestin grêle ; la troisième partie s'étend u *coecum* jusqu'à l'*anus*.

On le divise plus commodément en une *partie sus-diaphragmatique* t une *partie sous-diaphragmatique*.

La partie sus-diaphragmatique comprend la *cavité buccale*, le *phaynx* et l'*œsophage*.

La partie sous-diaphragmatique comprend l'*estomac*, l'*intestin rêle* et le *gros intestin*.

Structure. Les parois du canal digestif sont formées de quat tuniques superposées.

1° La plus interne est une membrane *muqueuse*. Pourvue de ne nombreux, elle est très vasculaire et très riche en glandes.

2° En dehors de la muqueuse on trouve une seconde tuniq appelée *tunique conjonctive vasculaire*, ou *sous-muqueuse*. Très min en certains points, intimement unie à la muqueuse, elle contient d ramifications vasculaires et nerveuses.

3° La tunique plus externe est *musculaire*. Elle est constituée deux couches superposées de fibres musculaires : une couche exter de fibres longitudinales et une couche interne de fibres circulaires. C muscles sont striés à la partie supérieure du tube digestif jusq vers le milieu de l'œsophage et à la partie inférieure du rectum. I sont lisses dans toute la partie intermédiaire.

4° La dernière tunique, appelée *séreuse* ou *conjonctive externe*, e constituée par le péritoine, dans toute la partie du tube digestif q est située dans la cavité abdominale. Pour les parties situées e dehors de la cavité abdominale, telles que le pharynx et l'œsophag d'un côté et le rectum de l'autre, la séreuse est remplacée par d tissu conjonctif qui les relie aux organes voisins.

Partie sus-diaphragmatique du canal digestif.

Cette portion comprend : 1° la *cavité buccale* et ses *annexes*, 2° *pharynx* et 3° l'*œsophage*.

1°) Cavité buccale et ses annexes.

La cavité buccale forme la première portion du canal digesti Elle est située à la partie inférieure de la face, en-dessous des foss nasales, au-dessus de la région sus-hyoïdienne et au-devant du pharyn Elle est formée de deux parties séparées l'une de l'autre par les arcade alvéolo-dentaires : une partie située en arrière de ces arcades, co stituant la *cavité buccale proprement dite*, et une partie comprise entr les arcades alvéolo-dentaires supérieure et inférieure et la face inter des lèvres et des joues : le *vestibule de la bouche*. Dans la cavité buccal les aliments subissent la mastication et l'insalivation. Elle est le siè de l'organe du goût, le siège de l'articulation des sons dans la paro et elle peut servir également de voie respiratoire.

Avant de décrire la cavité buccale, nous allons étudier la faço dont elle se présente sur une coupe verticale médiane, une coupe verticale frontale et une coupe horizontale passant au niveau de la commissure des lèvres.

Coupe verticale médiane ou antéro-postérieure. La cavité buccale proprement dite apparaît comme une simple fente à concavité inférieure, comprise entre la voûte palatine et le voile du palais en haut, la face dorsale de la langue en bas. Cette fente se continue en arrière avec la cavité pharyngienne. En avant elle contourne la pointe de la langue pour se terminer en cul de sac entre la face inférieure de la pointe et la partie antérieure du plancher de la cavité buccale.

Le vestibule de la bouche se présente sous la forme d'une fente verticale limitée, en arrière, par les arcades alvéolo-dentaires; en avant, par la face postérieure des lèvres. Cette fente verticale se prolonge entre les lèvres.

Coupe frontale. La cavité buccale se présente sous la forme d'une fente transversale à concavité inférieure, limitée en haut par la voûte palatine, en bas par la face dorsale de la langue. Latéralement cette fente se prolonge en un petit cul de sac qui s'engage entre le bord latéral de la langue et la face interne de l'arcade alvéolo-dentaire inférieure recouverte par la gencive. La profondeur de ce cul de sac latéral varie aux différents endroits de la cavité buccale : il va en diminuant d'avant en arrière. Dans la partie antérieure de la cavité buccale on voit la muqueuse du plancher de ce cul de sac soulevée en une crête saillante, *la crête sublinguale*, par le bord supérieur de la glande sublinguale.

Le vestibule de la bouche se présente encore comme une fente verticale comprise entre les arcades alvéolo-dentaires et la face interne des joues.

Coupe horizontale passant par la commissure des lèvres. Sur une coupe horizontale la cavité buccale a la forme d'un ovoïde à grand diamètre antéro-postérieur (7 à 8 centimètres) et à grosse extrémité dirigée en arrière. Cet ovoïde est essentiellement limité par l'arcade alvéolo-dentaire inférieure. Toute la concavité de cette arcade est occupée par la langue. Sur tout le pourtour de la langue, entre celle-ci et l'arcade alvéolaire inférieure, on voit la fente qui conduit dans le cul de sac de la muqueuse. Entre l'arcade dentaire inférieure et la face interne des joues et de la lèvre inférieure, on voit la fente du vestibule de la bouche. Cette fente présente à sa partie postérieure une légère dépression, comprise entre le bord antérieur de l'apophyse coronoïde du maxillaire inférieur avec le tendon du temporal qui s'y insère et le ligament ptérygo-maxillaire. En dedans de cette dépression, la fente du vestibule communique, par un espace de quelques millimètres, avec la cavité buccale proprement dite. Cet espace situé en arrière de la dernière grosse molaire porte le nom d'*espace rétro-molaire*.

La cavité buccale présente son plus grand diamètre transversal (7 à 8 centimètres) immédiatement en arrière des dernières grosses molaires, à l'endroit où elle communique avec le vestibule de la bouche par l'intermédiaire de l'espace rétro-molaire. A partir de ce point elle va en se retrécissant en avant et en arrière : en avant jusqu'aux dents incisives, en arrière jusqu'au niveau de l'isthme du gosier où elle s'ouvre dans la cavité pharyngienne.

La cavité buccale se présente donc sur toutes ces coupes comme une cavité virtuelle. Cela tient uniquement à ce fait que toutes ces coupes ont été exécutées sur des crânes où les deux maxillaires étaient appliqués l'un contre l'autre. Cette cavité virtuelle se transforme en cavité réelle, de capacité variable, pendant les mouvements d'abaissement de la machoire inférieure. Le diamètre vertical de cette cavité peut alors atteindre jusqu'à 7 centimètres.

Le vestibule de la bouche se présente également sous la forme d'une fente verticale en forme de fer à cheval à concavité postérieure, cavité virtuelle qui se transforme en cavité réelle par le jeu des lèvres et des joues : l'écartement des joues agrandit son diamètre transversal la propulsion des lèvres en avant agrandit son diamètre antéro-postérieur.

Nous étudierons successivement le vestibule de la bouche et la cavité buccale proprement dite.

Vestibule de la bouche.

Le vestibule de la bouche est la partie de la cavité buccale comprise entre les lèvres et les joues d'une part, les arcades alvéolo-dentaires supérieure et inférieure d'autre part. La muqueuse qui tapisse la face interne des lèvres et des joues, en se réfléchissant sur les arcades alvéolaires supérieure et inférieure, ferme le vestibule de la bouche en haut et en bas, en formant le sillon gingivo-labial et gingivo-buccal.

A. *Paroi antérieure du vestibule de la bouche.* Elle est formée par les lèvres.

Lèvres. Les lèvres sont deux voiles contractiles musculo-membraneux qui forment la paroi antérieure du vestibule de la bouche et dont les bords libres délimitent la fente buccale. Les lèvres, distinguées en supérieure et inférieure, sont des replis presque verticaux légèrement obliques en avant ; elles s'appliquent, par leur face postérieure, contre la face antérieure des arcades alvéolo-dentaires. Chez le nouveau né et chez le vieillard, par suite de l'absence des dents, les lèvres sont plus longues que les arcades alvéolo-dentaires : elles se propulsent en dehors chez le nouveau-né, en dedans chez le vieillard.

Les lèvres sont un peu plus épaisses à leur bord libre qu'à leur bord adhérent. La lèvre supérieure est un peu plus longue que la lèvre inférieure.

On distingue à chaque lèvre une face antérieure, une face postérieure, un bord adhérent et un bord libre.

Face antérieure. La lèvre supérieure présente sur la ligne médiane le sillon sous-nasal, gouttière verticale partant de la sous-cloison du nez pour se terminer en bas par un tubercule médian plus ou moins proéminent. Cette gouttière est limitée de chaque côté par une petite crête verticale, en dehors de laquelle se rencontre une surface convexe recouverte de duvet chez la femme et des poils de la moustache chez l'homme. Cette face est limitée en dehors par le sillon naso-labial qui s'étend de l'aile du nez vers la commissure de la bouche.

La face antérieure de la lèvre inférieure regarde en bas; elle est séparée du menton par un sillon transversal : le sillon mento-labial. Celui-ci présente à sa partie moyenne une dépression plus ou moins profonde dans laquelle s'insèrent les poils de la barbe chez l'homme.

Face postérieure. La face postérieure des lèvres est libre, elle répond directement à la face antérieure des arcades alvéolo-dentaires sur lesquelles elle se trouve appliquée. Cette face est lisse, légèrement mamelonnée à cause des petites glandes labiales qui existent dans la sous-muqueuse et qui soulèvent quelque peu la muqueuse labiale.

Bord adhérent. Le bord adhérent de la lèvre supérieure répond, du côté de la face externe ou cutanée et de dedans en dehors, à la sous-cloison du nez, au bord postérieur de la narine, à l'aile du nez et au sillon naso-labial. Pour la lèvre inférieure, le bord adhérent répond au sillon mento-labial. Du côté de la muqueuse, le bord adhérent des lèvres correspond au point de réflexion de la muqueuse labiale sur les arcades alvéolaires. Cette muqueuse en se réfléchissant délimite, entre la lèvre et l'arcade alvéolaire, une gouttière ou un sillon : le *sillon gingivo-labial* qui forme la limite supérieure et inférieure du vestibule de la bouche. Ce sillon est interrompu, sur la ligne médiane, par un petit repli vertical de la muqueuse, le *frein de la lèvre*, nettement visible quand on renverse la lèvre en dehors. Ce frein est plus développé à la lèvre supérieure qu'à la lèvre inférieure.

Bord libre. Le bord libre de la lèvre est rouge ou rosé. Il est convexe dans le sens antéro-postérieur. A leurs extrémités, les deux lèvres se continuent l'une avec l'autre en formant la *commissure des lèvres* et en circonscrivant par leur bord libre la *fente buccale* ou l'*orifice buccal*.

Structure. Les lèvres sont composées de quatre couches superposées qui sont de dehors en dedans :

1° La *peau* épaisse et résistante, intimement unie à la couche musculaire sous-jacente dont un grand nombre de fibres viennent s'insérer sur sa face profonde. Elle est riche en follicules pileux et en glandes sébacées. La peau s'amincit vers le bord libre des lèvres, en devenant plus vasculaire et en prenant une coloration rouge plus ou moins vive ; vers le milieu du bord libre elle se continue avec la muqueuse.

2° La *couche musculaire* formée en majeure partie par les fibres à direction transversale du muscle orbiculaire des lèvres : c'est le muscle constricteur de la fente buccale. Dans les parties périphériques de cette couche musculaire viennent s'épanouir des fibres radiées provenant des muscles superficiels de la face qui entourent la fente buccale : muscle élévateur de l'aile du nez et de la lèvre supérieure, muscle zygomatique, muscle rieur de SANTORINI et muscle triangulaire ou abaisseur de la commissure. Ces muscles radiés ferment par leur ensemble l'appareil musculaire dilatateur de l'orifice buccal.

3° La *couche des glandes labiales.* En soulevant le muscle orbiculaire des lèvres on rencontre une couche presque continue de petites glandes salivaires, appelées *glandes labiales*, unies les unes aux autres par un tissu conjonctif lâche dans lequel se ramifient l'artère orbiculaire des lèvres et les branches de division du nerf sous-orbitaire pour la lèvre supérieure et du nerf mentonnier pour la lèvre inférieure. Chacune de ces glandes est pourvue d'un conduit excréteur qui traverse la muqueuse pour s'ouvrir dans le vestibule de la bouche. En comprimant la lèvre entre les deux doigts on sent aisément ces glandes labiales comme de petits corps durs et arrondis.

4° La *muqueuse* labiale, quelque peu grisâtre, est molle, légèrement mamelonnée et pourvue d'un grand nombre de papilles. Elle s'amincit considérablement du côté du bord libre en devenant plus vasculaire et en prenant une coloration rougeâtre. Au niveau du bord adhérent des lèvres, elle se jette sur l'arcade alvéolaire en délimitant le fond du sillon gingivo-labial.

Vaisseaux et nerfs. Les lèvres sont très riches en vaisseaux et en nerfs.

Artères. L'artère principale est l'*artère coronaire labiale* provenant, de chaque côté, de l'artère faciale voisine au niveau de la commissure labiale. Ces artères sont situées immédiatement au-devant de la muqueuse, dans le tissu conjonctif lâche de la couche glandulaire, à quelques millimètres au-dessus du bord libre des lèvres. Sur la ligne médiane, les deux artères coronaires de chaque lèvre s'anastomosent à plein canal, de manière à former un cercle artériel complet entourant la fente buccale.

Les lèvres reçoivent encore, comme artères accessoires, les ramifications terminales des artères buccales et sous-orbitaires (branches de la maxillaire interne), de la transverse de la face (branche de la temporale superficielle) et des artères sous-mentonnières (branches de l'artère faciale).

Veines. Les veines labiales ne suivent pas exactement le trajet des artères ; elles courent dans l'épaisseur même du muscle orbiculaire et vont se déverser, de chaque côté, dans la veine faciale.

Lymphatiques. Les vaisseaux lymphatiques de la lèvre supérieure et des parties latérales de la lèvre inférieure accompagnent les artères labiales et faciales et se rendent dans les ganglions sous-maxillaires.

Les vaisseaux lymphatiques de la partie médiane de la lèvre inférieure se rendent dans les ganglions sus-hyoïdiens : deux petits ganglions situés dans la région sus-hyoïdienne, de chaque côté de la ligne médiane, un peu au devant du corps de l'os hyoïde.

Nerfs. Les nerfs *moteurs* des lèvres viennent du nerf facial.

Les nerfs *sensitifs* proviennent du nerf trijumeau par les nerfs sous-orbitaire, mentionner et buccal. Dans l'épaisseur des parois des vaisseaux sanguins on trouve les plexus sympathiques.

B. *Paroi latérale.* Le vestibule de la bouche est limité en dehors par les joues.

Joues. Dans le langage ordinaire on appelle *joue*, toute la partie de la face comprise entre la base de l'orbite et le bord inférieur du maxillaire inférieur d'une part, le bord postérieur de la branche montante du maxillaire inférieur et le sillon naso-labial d'autre part. Ainsi comprise, la joue correspond à la région malaire, la région massétérine et la région buccale de l'anatomie topographique.

Du côté du vestibule de la bouche, la joue a des limites bien moins étendues : elle s'étend, en haut et en bas, jusqu'au milieu des arcades alvéolaires à l'endroit où s'insère le muscle buccinateur et où la muqueuse de la lèvre se réfléchit pour former le sillon gingivo-buccal. En avant elle se continue avec les lèvres inférieure et supérieure. En arrière elle s'étend jusque un peu en arrière du bord antérieur de la branche montante du maxillaire inférieur. Si on reporte ces limites sur la face cutanée, on voit que la paroi latérale du vestibule de la bouche est limitée à la région buccale et à la partie antérieure de la région massétérine, ou partie du muscle masséter débordant en avant le bord antérieur de la branche montante du maxillaire inférieur.

Ainsi délimitée, la joue a une forme quadrilatère et présente à étudier une face externe, une face interne et quatre bords.

Face externe. La face externe est cutanée, elle est convexe, plane ou concave suivant le développement du tissu graisseux.

Face interne. La face interne est tapissée par la muqueuse ; elle s'applique sur les arcades alvéolo-dentaires inférieure et supérieure. Au niveau de la deuxième grosse-molaire supérieure elle présente l'embouchure, dans le vestibule de la bouche, du conduit de STÉNON : conduit excréteur de la glande parotidienne.

Bord supérieur. Le bord supérieur est adhérent et correspond à la partie moyenne de l'arcade alvéolaire.

Bord inférieur. Le bord inférieur s'étend jusqu'à la ligne oblique externe du maxillaire inférieur, un peu au-dessus de laquelle s'insère le muscle buccinateur.

Bord antérieur et bord postérieur. Le bord antérieur se continue avec les lèvres. Le bord postérieur s'étend, jusque vers la partie moyenne de la branche montante du maxillaire inférieur.

Structure. L'élément constituant principal de la joue est le *muscle buccinateur*, muscle large et membraneux qui s'insère : en haut, à la

e externe du maxillaire supérieur, immédiatement au-dessus du
ɔord alvéolaire et cela sur toute la longueur qui correspond aux
is grosses molaires et à la seconde petite molaire;

en bas, à la face externe du corps du maxillaire inférieur, un peu
dessus de la ligne oblique externe, au niveau également des trois
quatre dernières molaires;

en arrière, à une partie de la face externe de la tubérosité maxil-
·e et au bord antérieur du ligament ptérygo-maxillaire, étendu
re le crochet qui termine en bas l'aile interne de l'apophyse
rygoïde et l'extrémité postérieure de la ligne oblique interne du
xillaire inférieur. Ce ligament donne insertion, par son bord pos-
ieur, aux fibres du muscle constricteur supérieur du pharynx;

en avant, ses fibres constituantes s'insèrent en partie à la muqueuse
la commissure des lèvres, en partie se continuent avec les fibres
muscle orbiculaire.

Ce muscle est traversé obliquement, d'arrière en avant et de
ors en dedans, par le conduit excréteur de la glande parotide ou
duit de STÉNON. Sa face interne adhère intimement à la face
erne de la muqueuse qu'il recouvre. Sa face externe est recouverte
une lame aponévrotique appelée *aponévrose buccinatrice*, ou partie
érieure de l'aponévrose buccinato-pharyngienne. Cette aponévrose,
épaisse en arrière, commence au ligament ptérygo-maxillaire
elle se continue avec l'aponévrose péripharyngienne. De là elle se
ge en avant en recouvrant le muscle buccinateur. Elle est bientôt
ersée par le conduit de STÉNON, puis s'amincit et disparait gra-
llement vers la commissure des lèvres.

En arrière du conduit de STÉNON, le muscle buccinateur recouvert
son aponévrose forme la partie antérieure de la paroi interne d'une
e cavité, occupée par une masse toujours volumineuse de graisse,
nue sous le nom de *boule graisseuse de Bichat*. Cette cavité plus
moins triangulaire à base postérieure, est limitée :

en arrière, par la face antérieure du muscle ptérygoïdien externe
t les fibres transversales se rendent de la face externe de l'apo-
se ptérygoïde du sphénoïde vers le col du condyle du maxillaire
rieur, et, plus bas, par les fibres obliques du bord antérieur du
cle ptérygoïdien interne;

en dehors, par la partie antérieure de la face interne de la branche montante du maxillaire inférieur, la face interne de la partie inférieu du muscle temporal dont le tendon enveloppe l'apophyse coronoïc du maxillaire et descend plus ou moins bas sur la face interne de branche montante, et la face interne de la partie du muscle massét qui déborde en avant cette branche ;

en dedans, par la face externe du muscle buccinateur et la fac externe de la tubérosité du maxillaire supérieur ;

en haut, cette fosse se prolonge en dessous de l'arcade zygom tique, entre les os qui forment la fosse temporale et la face profonde d muscle temporal recouvert par l'aponévrose temporale et cela jusqu l'endroit où ce muscle s'insère sur les os ;

en bas, par l'insertion inférieure du muscle buccinateur et d muscle ptérygoïdien interne, l'un sur la face externe du corps, l'aut sur la face interne de la branche montante du maxillaire inférieur.

Cette cavité est fermée en avant, entre le bord antérieur d muscle masséter et la face externe du muscle buccinateur, par l'apo névrose massétérine renfermant dans son épaisseur le conduit d STÉNON et quelques filets appartenant au nerf facial. Cette aponé vrose massétérine recouvre la face externe du muscle masséte insérée en haut à l'arcade zygomatique et en bas au bord inférieur d corps du maxillaire inférieur. Arrivée au bord antérieur du muscl masséter, elle se dirige en avant et en dedans vers la face externe d muscle buccinateur où elle va se continuer avec l'aponévrose bucc natrice. Elle ferme ainsi en avant la loge occupée par la boule d BICHAT dont elle limite les déplacements en avant.

Au-devant du conduit de STÉNON, l'aponévrose buccinatric s'amincit rapidement en se continuant plus ou moins avec le pannicul adipeux dans l'épaisseur duquel nous trouvons, en haut, le muscl zygomatique et, en bas, le muscle rieur avec le muscle abaisseur d la commissure. C'est à ce niveau que passe l'artère faciale dans so trajet ascendant, tandis que la veine faciale est placée plus en dehors

L'aponévrose masséterine et la partie antérieure de l'aponévros buccinatrice sont recouvertes à leur tour par le pannicule adipeux e la peau.

Si l'on dissèque donc la joue de dehors en dedans, on rencontr successivement :

1° La *peau* fine et vasculaire, recouverte de poils chez l'homm adulte, riche en glandes sudoripares. Elle adhère intimement, en avant, à la partie antérieure du muscle buccinateur, du muscle zygomatique et à la partie voisine du muscle orbiculaire, tandis qu'en arrière elle est séparée de l'aponévrose masséterine par une couche assez épaisse de tissu graisseux.

2°) Une couche de *tissu conjonctif adipeux* qui disparaît dans le voisinage de la commissure des lèvres, entoure le muscle zygomatique en haut, recouvre le muscle triangulaire en bas ainsi que la face externe du muscle buccinateur et du muscle masséter.

3°) En dessous de cette couche adipeuse, *au devant du conduit de Sténon*, on trouve le muscle zygomatique en haut, le muscle triangulaire en bas et, entre les deux, la mince aponévrose buccinatrice recouvrant la partie antérieure du muscle buccinateur. C'est là que passent l'artère faciale en dedans et la veine faciale en dehors.

Au niveau du conduit de Sténon, entre le bord antérieur du muscle masséter et la face externe du muscle buccinateur, se trouve tendue l'aponévrose massétérine fermant en avant la loge de BICHAT. Dans un dédoublement de cette aponévrose passe transversalement le conduit de STÉNON accompagné par quelques filets du nerf facial. Si on incise verticalement cette aponévrose un peu au devant du bord antérieur du muscle masséter, on tombe dans la loge de BICHAT occupée par une volumineuse boule graisseuse. Si on extrait cette masse graisseuse qui se prolonge en haut, en-dessous de l'arcade zygomatique, jusque dans la fosse temporale, on trouve une vaste cavité qui appartient en grande partie à la fosse zygomatique et à la fosse temporale. Elle est limitée en dehors : par la partie de face externe du muscle masséter qui dépasse en avant la branche montante du maxillaire et la partie correspondante de la face interne de l'arcade zygomatique, par la face interne de l'apophyse coronoïde du maxillaire inférieur recouverte par le tendon du muscle temporal.

Elle est limitée, en dedans, par la partie postérieure de la face externe du muscle buccinateur recouvert par son aponévrose et par le ligament ptérygo-maxillaire ; plus haut, par la face externe de la tubérosité du maxillaire supérieur.

Sa face postérieure, nettement transversale, est formée *en haut* par la face antérieure du muscle ptérygoïdien externe tendu transversalement entre l'apophyse ptérygoïde du sphénoïde et le col du condyle du maxillaire inférieur ; *en bas*, par une partie du bord antérieur du muscle ptérygoïdien interne dont les fibres se dirigent obliquement en bas et en dehors. L'espace triangulaire délimité par les deux muscles ptérygoïdiens est fermé par l'aponévrose ptérygoïdienne.

Ce plan musculaire épais sépare cette loge de Bichat du triangle pharyngo-maxillaire.

Elle est fermée en bas par l'insertion du buccinateur et du ptérygoïdien interne sur le maxillaire inférieur. Elle se prolonge en haut en dessous de l'arcade zygomatique, le long de la face interne du muscle temporal, jusque dans la fosse temporale fermée par ce muscle et l'aponévrose qui le recouvre.

Cette loge est traversée, de haut en bas et d'arrière en avant, par le *nerf buccal*, branche du nerf maxillaire inférieur. Il y pénètre en passant au-dessus du muscle ptérygoïdien externe. Elle est traversée encore, dans sa partie supérieure, par l'*artère maxillaire interne* qui y pénètre en contournant le col du condyle du maxillaire inférieur en dessous de l'insertion du muscle ptérygoïdien externe. Cette artère traverse alors cette fosse, sur la face antérieure de ce dernier muscle pour se rendre dans la fosse ptérygo-palatine. Elle est encore traversée, sur la partie inférieure de sa face postérieure, par le *nerf lingual* qui passe en dessous du bord inférieur du muscle ptérygoïdien externe, croise le bord antérieur du muscle ptérygoïdien interne pour pénétrer ensuite dans la région sus-hyoïdienne. La partie antérieure seule de cette loge de Bichat intervient dans la constitution de la joue.

Si l'on sectionne alors le conduit de Sténon et qu'on relève la partie antérieure du muscle masséter, on rencontre l'*aponévrose buccinatrice* recouvrant la moitié postérieure du muscle buccinateur et se continuant, au niveau du ligament ptérygo-maxillaire, avec l'aponévrose péripharyngienne ; elle forme ainsi la partie antérieure de ce qu'on appelle encore aponévrose buccinato-pharyngienne. Quand on dissèque cette aponévrose, on voit la face externe du *muscle buccinateur* ainsi que quelques nodules glandulaires situés dans le voisinage de l'embouchure du conduit de Sténon et appelés *glandes buccales* ou *glandes molaires*.

Sous le muscle buccinateur on tombe directement sur la *muqueuse* de la joue, intimement adhérente à la face profonde du muscle et traversée, au niveau de la première grosse molaire, par le conduit de Sténon.

Vaisseaux et nerfs. Artères. L'artère principale de la joue est l'*artère aciale* qui traverse la joue depuis le bord inférieur du maxillaire inférieur, immédiatement au devant du muscle masséter, jusqu'à la base de aile du nez, en abandonnant de nombreux rameaux buccaux inférieurs et supérieurs.

Comme artères accessoires, la joue reçoit des ramifications terminales de artère transverse de la face (branche de la temporale superficielle) et des artères ous-orbitaire, alvéolaire et buccale (branches de la maxillaire interne).

Veines. Les veines sont satellites des artères et se déversent dans a veine faciale, dans la veine temporale superficielle et la veine naxillaire interne.

Lymphatiques. Les vaisseaux lymphatiques de la surface cutanée e rendent dans les ganglions parotidiens et sous-maxillaires ; ceux enant de la surface interne ou muqueuse se rendent tous dans les anglions sous-maxillaires.

Nerfs. Les *nerfs* proviennent du facial (rameaux moteurs) et des ranches maxillaire supérieur et maxillaire inférieur du nerf trijumeau ameaux sensitifs).

C. *Paroi supérieure et inférieure du vestibule*. Le vestibule de la ouche est limité, en haut et en bas, par la réflexion de la muqueuse qui jette de la face interne de la joue sur l'arcade alvéolaire correspon-ante en délimitant le *sillon gingivo-buccal*, continuation en arrière du llon gingivo-labial. Cette réflexion se fait à l'endroit où le muscle uccinateur s'insère sur les maxillaires.

D. *Paroi postérieure*. Le vestibule de la bouche s'étend en arrière isqu'au niveau du ligament ptérygo-maxillaire. Si on laisse glisser le oigt le long de la face interne de la joue, en la déprimant quelque eu en dehors, on bute bientôt contre le bord antérieur de l'apophyse oronoïde. Au-devant de cette apophyse, en serrant quelque peu les ents, le doigt est soulevé par la contraction de la partie du masséter ui déborde la branche montante. Plus loin que l'apophyse coronoïde, muqueuse du vestibule de la bouche se laisse déprimer sur une irface triangulaire à base supérieure et à sommet inférieur ; cet space triangulaire est limité, en dehors, par le tendon du temporal ecouvrant la face interne de l'apophyse coronoïde et, en dedans, par bord antérieur du muscle ptérygoïdien interne et le ligament térygo-maxillaire, en dedans duquel le vestibule de la bouche communique avec la cavité buccale proprement dite, par l'intermédiaire de l'espace rétro-molaire. Si on incise la muqueuse et le muscle buccinateur au niveau de cet espace triangulaire, on tombe dans la partie inférieure de la loge de BICHAT. Contre la face interne du maxillaire, au-devant du bord antérieur du muscle ptérygoïdien interne, passe le nerf lingual.

Le ligament ptérygo-maxillaire fait légèrement saillie entre les bords postérieurs des deux arcades dentaires quand on ouvre largement la bouche.

Paroi interne. La paroi interne du vestibule de la bouche est formée par les arcades alvéolo-dentaires qui constituent en même temps la paroi antéro-latérale de la cavité buccale proprement dite.

Le vestibule de la bouche communique largement avec la cavité buccale quand les maxillaires sont écartés. Quand les machoires sont intimement appliquées l'une sur l'autre, le vestibule de la bouche communique encore avec la cavité buccale par les petits espaces triangulaires qui existent entre la base de deux dents voisines et par l'espace *rétro-molaire*, espace de 4 à 5 millimètres qui existe entre la dernière grosse molaire d'une part et le ligament ptérygo-maxillaire d'autre part.

Dans ce vestibule s'ouvrent les glandes labiales, les glandes molaires ou buccales, et le conduit de STÉNON ou conduit excréteur de la glande parotide.

Cavité buccale proprement dite.

La cavité buccale proprement dite est limitée : en haut, par la voûte palatine; en bas, par le plancher de la cavité buccale, plancher musculo-membraneux tendu entre la concavité du corps du maxillaire inférieur et le corps de l'os hyoïde ; en avant et en dehors, par les arcades alvéolo-dentaires supérieure et inférieure ; en arrière, par le voile du palais et ses piliers antérieurs circonscrivant, avec la base de la langue, l'isthme du gosier.

A. *Paroi antéro-latérale de la cavité buccale.*

La paroi antéro-latérale est donc formée par les arcades alvéolo-dentaires. Ces arcades, en forme de fer à cheval à concavité postérieure, présentent à étudier deux parties nettement distinctes : la partie alvéolaire et la partie dentaire.

La *partie alvéolaire* est constituée par la partie des deux maxillaires occupée par les alvéoles dentaires et tapissée, sur ses deux faces, par la continuation de la muqueuse des lèvres et des joues. Cette muqueuse, intimement adhérente au périoste sous-jacent, est remarquable par sa grande épaisseur, par sa coloration grisâtre, par sa richesse en vaisseaux sanguins et par sa faible sensibilité. Elle forme, la *gencive.* Arrivée au niveau du bord libre des arcades alvéolaires, la gencive de la face externe se continue avec la gencive de la face interne au niveau des espaces interdentaires et de l'espace rétromolaire, tandis que, au niveau des dents, elle se divise en une lame profonde qui pénètre dans l'alvéole dentaire sous le nom de *périoste alvéolo-dentaire,* et une lame superficielle qui se prolonge sur la racine de la dent jusqu'au niveau du collet.

La *partie dentaire* est constituée par les couronnes des dents. Celles-ci sont implantées dans les alvéoles des deux maxillaires; généralement verticales dans la race blanche, elles ont, dans les races nègres, une direction oblique en avant donnant lieu au *prognathisme alvéolo-dentaire.*

Dents. Les dents sont placées l'une à côté de l'autre en deux séries continues formant, par leur juxtaposition, les arcades dentaires supérieure et inférieure.

On distingue à toute dent trois parties : la *couronne* ou partie libre dans la cavité buccale, la *racine* ou partie conique, simple ou multiple, implantée dans l'alvéole, et le *collet* ou partie légèrement étranglée qui sépare la couronne de la racine et qui est en contact intime avec la gencive.

La dent est formée de trois substances ; la *dentine* formant la partie centrale de la dent, l'*émail* recouvrant la couronne et le *cément* formant l'enveloppe la plus externe de la racine.

Toute dent est creusée d'une cavité appelée *cavité dentaire ;* elle reproduit en petit la forme extérieure de la dent. Cette cavité s'ouvre sur le sommet de la racine unique ou des racines multiples et est occupée par une substance molle, rougeâtre, la *pulpe dentaire,* constituée de tissu conjonctif embryonnaire, de filets nerveux et de vaisseaux sanguins.

La racine de la dent s'emboîte exactement dans la cavité alvéolaire. Elle y est maintenue par la gencive qui se jette des arcades alvéolaires sur le collet de la dent, entourant ce collet d'un bourrelet circulaire intimement adhérent, et par un prolongement du tissu conjonctif de la gencive qui s'enfonce entre l'alvéole et la racine dentaire et constitue le périoste alvéolo-dentaire.

Les dents se divisent en *dents temporaires* et en *dents permanentes*, ou bien encore en *dents de première dentition* et *dents de seconde dentition*.

Dents permanentes. Il y a 32 dents permanentes, seize pour chaque mâchoire. D'après la forme de la couronne et de la racine, on divise les dents en *dents incisives*, *dents canines*, *dents prémolaires* et *dents molaires*.

Dents incisives. Elles servent surtout à couper les aliments. Il y en a quatre à chaque mâchoire, elles occupent la partie antérieure médiane de chaque arcade dentaire. Leur *couronne*, taillée en biseau aux dépens de la partie postérieure, présente, vue de profil, la forme d'un coin : la face antérieure est convexe, la face postérieure est concave, les faces latérales ont une forme triangulaire à base tournée du côté de l'alvéole. Le bord libre, tranchant, est nettement horizontal chez l'adulte ; pendant les premières années de la vie il présente trois petites dentelures.

La racine est unique, de forme conoïde, légèrement aplatie dans le sens transversal.

Les incisives supérieures sont plus larges que les incisives inférieures ; les incisives médianes supérieures sont les plus volumineuses, les incisives médianes inférieures les plus petites.

Dents canines. Elles sont au nombre de quatre, deux pour chaque mâchoire ; elles sont situées immédiatement en dehors des incisives latérales. Ce sont les plus longues de toutes les dents. Leur *couronne* est conoïde se terminant par une pointe mousse et saillante. La racine est unique, volumineuse et légèrement aplatie dans le sens transversal.

Dents prémolaires. Elles sont au nombre de huit, quatre à chaque maxillaire. Leur couronne, comprimée latéralement, présente, sur sa surface libre, deux saillies en pointe mousse : une externe plus volumineuse et une interne plus petite. La racine est unique, comprimée latéralement, souvent parcourue par un sillon longitudinal et quelquefois bifide à son sommet.

Dents molaires. Les *grosses molaires* sont au nombre de douze, trois de chaque côté et à chaque maxillaire. La couronne est volumineuse, cuboïde, présentant sur la face libre généralement quatre, quelquefois cinq pointes mousses séparées par un sillon crucial. Les racines des deux premières grosses molaires sont toujours multiples. Les molaires supérieures présentent trois racines, deux externes et une interne; les molaires inférieures ont deux racines une en avant et l'autre en arrière. La troisième grosse molaire, appelée encore *dent de sagesse*, n'est pourvue que d'une seule racine volumineuse et conoïde.

De la forme particulière que présente la surface libre des couronnes il résulte que le bord libre des arcades dentaires est simple en avant, le long des incisives et des canines, et double en arrière, au niveau des petites et des grosses molaires. En s'appliquant l'une sur l'autre, les deux arcades dentaires ne sont pas parfaitement concordantes : l'arcade dentaire supérieure déborde de tous côtés quelque peu l'arcade dentaire inférieure de telle sorte que, au niveau des incisives et des canines, les dents supérieures débordent les inférieures, tandis qu'au niveau des molaires, les tubercules internes des dents supérieures correspondent à la rainure antéro-postérieure de la face libre des molaires inférieures. La couronne des dents supérieures étant généralement plus large que celle des dents inférieures, les dents des deux maxillaires ne se superposent pas exactement, mais en appliquant les maxillaires l'un contre l'autre, on voit que les dents s'engrènent : la couronne des dents supérieures correspond généralement à l'espace interdentaire et à la partie voisine des deux dents correspondantes inférieures.

Dents temporaires. Les dents temporaires sont au nombre de vingt : huit incisives, quatre canines et huit molaires. Elles ont généralement une coloration plus bleuâtre que les dents permanentes. Les incisives et les canines ressemblent aux dents permanentes; les molaires temporaires, qui occupent la place des petites molaires permanentes, présentent cependant une couronne cuboide en tous points identique à la couronne des grosses molaires permanentes.

Développement des dents. La nature soigne de bonne heure pour la formation des dents ; les premières traces se montrent en effet vers le 50e jour de la vie intra-utérine. Au moment de la naissance la couronne de toutes les dents temporaires se trouve formée dans les maxillaires. Si, à ce moment, on enlève la paroi externe du corps du maxillaire supérieur ou inférieur, on voit toutes ces couronnes à des stades différents du développement dans l'épaisseur même du maxillaire. Pendant les premiers mois de la vie extra-utérine les racines des dents se forment et ce sont ces racines qui, en se développant, repoussent insensiblement la couronne vers le bord libre du maxillaire ; après avoir perforé le maxillaire cette couronne soulève la muqueuse, l'use et finit par la traverser.

Cette éruption des dents ne se fait pas en même temps pour toutes les dents temporaires, mais celles-ci apparaissent généralement dans un ordre et à une époque plus ou moins fixes. Les incisives moyennes inférieures apparaissent généralement les premières du 6e au 8e mois, puis viennent les incisives médianes supérieures : du 7e au 9e mois ; les incisives latérales inférieures : du 7e au 9e mois ; les incisives latérales supérieures : du 8e au 10e mois.

Après les incisives viennent les premières molaires, du 14e au 15e mois. C'est seulement quand ces premières molaires sont bien formées qu'apparaissent les canines, du 18e au 22e mois.

Les deuxièmes molaires apparaissent du 22e au 26e mois.

Dans le commencement de la 3e année, l'enfant a donc généralement *20 dents*. Il n'en apparaît plus d'autres, au moins pendant un certain temps ; d'ailleurs les maxillaires n'offrent plus de place. Ces 20 dents sont appelées *dents de lait* à cause de leur couleur bleuâtre. On les appelle aussi *dents temporaires* parce qu'elles sont destinées à disparaître pour faire place aux *dents permanentes*.

De l'âge de 3 à l'âge de 6 ans, il n'apparaît plus de nouvelles dents ; pendant ce temps les maxillaires se sont allongés en arrière. Entre la 6e et la 7e année apparaît sur chaque maxillaire et de chaque côté une nouvelle dent : c'est la *première grosse molaire* appelée *dent de 6 ou de 7 ans*. Ce n'est pas une dent de lait ou dent temporaire, mais une dent permanente.

A l'âge de 7 ans, l'enfant a donc 24 dents : 20 dents temporaires, 4 dents permanentes.

A cette époque commence la *deuxième dentition*, c'est-à-dire la *chute des dents temporaires* et leur remplacement par des dents permanentes. Longtemps avant cette date cependant, les couronnes des dents permanentes se sont formées dans le maxillaire ; aussi si on enlève la lame osseuse externe d'un des maxillaires, chez un enfant de 6 ou 7 ans encore pourvu de toutes ses dents temporaires, on voit les couronnes des dents permanentes logées entre les racines des dents temporaires. La couronne des dents permanentes ne peut percer la muqueuse qu'après la disparition des dents temporaires. Celles-ci tombent à la suite de la résorption de leurs racines.

Toutes les dents de lait ne tombent pas en même temps; elles lisparaissent ordinairement dans le même ordre que celui qui a pré-ɪidé à leur apparition.

Les incisives médianes tombent entre la 6e et 8e année.

Les incisives latérales entre la 7e et la 9e année.

Les premières molaires la 10e année.

Les canines la 11e année.

Les deuxièmes molaires la 12e année.

Vers l'âge de 12 ou 13 ans toutes les dents de lait ont disparu, elles ont remplacées par les dents permanentes. A cette époque l'enfant de nouveau 24 dents comme à l'âge de 7 ans, mais actuellement ce ont toutes dents permanentes. Pendant que ces modifications sont urvenues, les maxillaires se sont allongés d'avant en arrière et ont ait place pour de nouvelles dents, aussi la 2e grosse molaire apparaît-lle à cette époque, de 12 à 13 ans.

La 3e grosse molaire arrive beaucoup plus tard et à une époque xtrêmement variable. Elle perce le maxillaire entre 17 et 30 ans. Cette apparition tardive lui a valu le nom de *dent de sagesse*.

On appelle *première dentition* le percement des dents temporaires t *seconde dentition*, l'apparition des dents permanentes.

Les dents permanentes tombent généralement à un âge avancé. Cela est dû le plus souvent à une oblitération de la cavité dentaire et disparition correspondante de la pulpe dentaire.

On a parlé quelquefois d'une 3e dentition dans un âge avancé, Mais il faudrait érifier si, dans ces cas de 3e dentition, les dents tardives ne sont pas des dents de 2e dentition qui sont restées cachées dans le maxillaire et n'ont percé le maxillaire ue quand il y avait place. D'ailleurs les dents temporaires ne tombent pas toujours utes; quelques-unes peuvent persister quelquefois très longtemps. Ainsi il y a uelques années, quand je recueillais les données sur le mode d'apparition des ents, un étudiant m'a affirmé qu'il n'avait perdu une seconde molaire temporaire u'à 15 ans et une autre à 21 ans. A cette dernière époque, cette dent n'était pas ncore remplacée : il lui manquait la 2e petite molaire persistante.

On considère généralement les dents temporaires comme les dents e la première dentition et les dents permanentes comme des dents e la seconde dentition. Ces expressions ne sont pourtant pas synonymes. Toutes les dents temporaires sont des dents de première entition, mais toutes les dents de première dentition ne sont pas es dents temporaires. Comme dents de première dentition, il y a s 20 dents temporaires et les 12 grosses molaires ou dents permaentes qui apparaissent tardivement et qui ne sont jamais remplacées.

Comme dents de seconde dentition, il n'y a que les 20 dents permanentes qui remplacent les 20 dents temporaires.

B. *Paroi inférieure ou plancher de la cavité buccale.*

La paroi inférieure de la cavité buccale est constituée par toutes les parties molles comprises entre la face concave du corps du maxillaire inférieur et la face convexe de l'os hyoïde.

Quand la tête est à angle droit sur la colonne vertébrale, l'os hyoïde et le corps du maxillaire inférieur se trouvent sur un même plan horizontal ; entre ces deux arcs osseux se trouvent tendus un grand nombre de muscles. Les muscles génio-hyoïdiens, les mylo-hyoïdiens et les ventres antérieurs des deux muscles digastriques, recouverts en haut par la muqueuse, en bas par l'aponévrose, le pannicule adipeux et par la peau, constituent le plancher de la cavité buccale. Le mylo-hyoïdien forme l'élément constitutif principal de ce plancher. Uni au mylo-hyoïdien du côté opposé par un raphé fibreux médian, il constitue un véritable diaphragme tendu presque transversalement entre l'os hyoïde et la face interne du corps du maxillaire inférieur.

Le plan musculaire formé par la réunion de ces deux muscles est horizontal sur la ligne médiane, reliant directement les apophyses géni inférieures au bord supérieur du corps de l'os hyoïde. Latéralement ce plan musculaire s'insère sur la face interne du corps du maxillaire inférieur, à toute l'étendue de la ligne mylo-hyoïdienne, depuis les apophyses géni jusqu'à la dernière grosse molaire. Ces lignes mylo-hyoïdiennes sont obliques en haut et en arrière, de telle sorte que, plus on s'éloigne des apophyses géni et plus aussi l'insertion latérale des muscles mylo-hyoïdiens se fait sur un plan supérieur à sa portion médiane. Il en résulte qu'au lieu de représenter une simple cloison horizontale formant le plancher de la cavité buccale, les deux mylo-hyoïdiens forment un plancher creusé en gouttière d'autant plus profonde qu'on se rapproche de leur bord postérieur.

Dans cette gouttière des mylo-hyoïdiens se place, de chaque côté de la ligne médiane, le muscle génio-hyoïdien, languette musculaire à direction antéro-postérieure tendue entre les apophyses géni inférieures et le bord supérieur du corps de l'os hyoïde.

Ce plancher mylo-hyoïdien est renforcé, sur sa face inférieure, par le ventre antérieur des deux muscles digastriques, s'insérant dans la fossette digastrique du maxillaire inférieur et relié par le tendon mitoyen à la grande corne de l'os hyoïde.

Entre les ventres antérieurs des deux muscles digastriques se trouve tendu le feuillet superficiel de l'aponévrose cervicale, recouvrant la face inférieure des mylo-hyoïdiens, enveloppant les ventres antérieurs des muscles digastriques, puis se divisant en une lamelle profonde recouvrant la face inférieure du muscle mylo-hyoïdien et une lamelle superficielle s'insérant au bord inférieur du corps du maxillaire inférieur et recouvrant la glande sous-maxillaire.

Le tissu cellulaire sous-cutané est séparé de ce feuillet aponévrotique par le muscle peaucier et recouvert lui-même par la peau.

Au dessus du diaphragme mylo-hyoidien, dans la gouttière mylo-hyoïdienne, se trouvent, au milieu, les muscles de la langue, latéralement la glande sublinguale et un prolongement de la glande sous-maxillaire avec le conduit excréteur de cette glande, des vaisseaux et des nerfs; le tout est recouvert du côté de la cavité buccale par la muqueuse qui tapisse le plancher.

Si l'on dissèque donc *de dehors en dedans*, le plancher de la cavité buccale on rencontre successivement :

La *peau*, mince et élastique, recouverte de poils chez l'homme.

Le *pannicule adipeux* plus ou moins développé d'après les individus et qui se continue avec le pannicule des régions voisines.

Les *muscles peauciers* qui vont s'insérer au bord inférieur du corps du maxillaire inférieur et qui laissent entre eux, sur la ligne médiane, un espace tringulaire à base inférieure.

L'*aponévrose cervicale superficielle* tendue entre le maxillaire et l'os hyoïde. Elle recouvre, sur la ligne médiane, la partie libre des deux muscles mylo-hyoïdiens, enveloppe en dehors les ventres antérieurs des deux muscles digastriques, puis se dédouble en un feuillet profond recouvrant la partie externe du muscle mylo-hyoïdien et un feuillet superficiel s'insérant au bord inférieur du corps du maxillaire inférieur en haut, la grande corne de l'os hyoïde en bas, en fermant ainsi la loge sous-maxillaire.

Si on incise cette aponévrose on trouve, de chaque côté de la ligne médiane, un peu au-dessus du corps de l'os hyoïde, quelques petits ganglions lymphatiques, les *ganglions sus-hyoïdiens*, puis la face inférieure de la partie médiane des deux muscles mylo-hyoïdiens.

Plus en dehors et de chaque côté, le ventre antérieur du muscle digastrique s'insérant dans la fossette digastrique du corps du maxillaire inférieur. Plus en dehors encore, les ganglions lymphatique sous-maxillaires avec la partie antérieure de la glande sous-maxillaire l'artère et la veine sous-mentonnières accompagnées par le rameau myloïdien provenant du nerf dentaire inférieur.

Si on sectionne le muscle digastrique à son insertion maxillair et qu'on l'incline en bas, on découvre toute l'étendue de la face inférieure des deux muscles mylo-hyoïdiens, fermant complètement l'espace laissé libre entre la concavité du corps du maxillaire inférieur et le corps de l'os hyoïde.

Si on sectionne transversalement les deux muscles mylo-myoïdiens, on tombe, sur la ligne médiane, sur la face inférieure des deu muscles génio-hyoïdiens. Ceux-ci sectionnés on rencontre le bord inférieur des deux muscles génio-glosses avec toute la masse charnue de la langue. De chaque côté de la ligne médiane, on rencontre au-dessus du muscle mylo-myoïdien, la *loge sublinguale* : loge triangulaire limitée en bas par le muscle mylo-hyoïdien, en dedans par l face externe du muscle génio-glosse et une partie du muscle hyoglosse et en haut par la muqueuse du plancher de la cavité buccale

Cette loge s'étend en avant jusqu'au frein de la langue, elle déborde en arrière le bord postérieur du muscle mylo-hyoïdien pou se continuer avec la loge sous-maxillaire ; on trouve, dans cette loge la glande sublinguale, glande allongée à grand axe antéro-postérieur aplatie de dehors en dedans et dont le bord inférieur est longé par l nerf et l'artère sublinguales; le long de la face interne de cette glande entre elle et le muscle génio-glosse, passe le conduit excréteur de la glande sous-maxillaire ou conduit de WHARTON, accompagné par le nerf lingual, par un prolongement de la glande sous-maxillaire et les ramifications du nerf grand hypoglosse.

Vu du *côté de la cavité buccale*, le plancher de la cavité est formé presque exclusivement par la langue qui se moule dans la concavité du maxillaire inférieur. Entre ce maxillaire et le pourtour antéro-latéral de la langue existe une fente demi-circulaire qui conduit jusqu'au fond du cul de sac gingivo-lingual. Ce cul de sac est fermé par la réflexion de la muqueuse buccale qui se jette des bords latéraux et de la pointe de la langue sur la face interne de l'arcade alvéolaire inférieure où elle se continue avec la gencive. Pour étudier ce cul de sac, il faut relever en haut et en arrière la pointe et les bords latéraux

e la langue, de cette façon on met à découvert une partie du plan-
ier de la cavité buccale cachée par la langue et qui porte le nom de
gion sublinguale.

Région sublinguale. Cette région, de forme plus ou moins triangu-
ire, est limitée en avant par l'arcade alvéolaire inférieure recouverte
r la gencive, en arrière par la racine de la langue ; elle se prolonge
chaque côté, en se rétrécissant, entre le bord latéral de la langue
l'arcade alvéolaire inférieure, jusqu'au niveau du pilier antérieur du
ile du palais.

Dans cette région sublinguale on trouve, sur la ligne médiane, en
ssous de la pointe de la langue, un repli vertical de la muqueuse, le
in de la langue. De chaque côté, dans le voisinage presque immédiat
l'arcade alvéolaire, se trouve un petit tubercule *(caroncule salivaire)*
rcé d'un orifice, c'est l'embouchure commune des conduits excré-
urs de la glande sous-maxillaire ou conduit de WHARTON et de la
nde sublinguale ou conduit de BARTHOLIN. Plus en dehors, la
iqueuse est soulevée en une crête à direction oblique en arrière et
dehors : crête sublinguale ou repli sublingual produit par la saillie
ns la cavité buccale du bord supérieur de la glande sublinguale. Si on
ise maintenant la muqueuse du cul de sac gingivo-lingual, on tombe
is un espace plus ou moins triangulaire compris entre la face laté-
e du muscle génio-glosse et du muscle hyo-glosse en dedans, la
e supérieure du muscle mylo-hyoïdien en dehors. Les fibres char-
es des deux premiers muscles ont une direction verticale, tandis que
fibres charnues du mylo-hyoïdien ont une direction oblique en haut
en dehors. Cette dépression anguleuse, limitée par ces muscles,
me la *loge sublinguale* fermée en haut par la muqueuse du plancher
la cavité buccale. Au niveau du bord postérieur du muscle myloïdien, cette loge sublinguale communique avec la loge sous-maxil-
e. Cette loge sublinguale est occupée par la glande sublinguale dont
grand axe, oblique en arrière et en dehors, s'étend depuis les apo-
ses géni jusqu'à la dernière molaire; par un prolongement de la
nde sous-maxillaire, par le conduit de WHARTON accompagné du
f lingual et longeant la face interne de la glande sublinguale, par
tère sublinguale avec ses veines et les ramifications terminales du
f hypoglosse. Tous ces organes sont réunis les uns aux autres par
tissu conjonctif lâche. C'est dans cette loge sublinguale que certains
eurs ont décrit une bourse séreuse spéciale, appelée *bourse de Fleisch-*

mann, dont l'existence est exceptionnelle. Dans le tissu conjonctif sous-muqueux, on trouve par ci par là quelques petites glandes isolées, indépendantes des glandes sublinguales, et comparables aux glandes labiales.

Langue. La langue est un organe essentiellement musculaire situé sur le plancher de la cavité buccale, dans la concavité du maxillaire inférieur et qui se moule sur les parties voisines au point que, quand les deux maxillaires sont appliqués l'un contre l'autre, elle occupe exactement toute l'étendue de la cavité buccale proprement dite.

Rapports. La langue présente une *face supérieure* libre appelée *dos de la langue.* Elle s'applique contre la face inférieure de la voûte palatine et la face inférieure du voile du palais en décrivant une courbe à convexité supérieure. Quand la bouche est ouverte et que la langue s'aplatit dans la concavité du maxillaire inférieur, cette convexité de la langue disparaît, celle-ci prend alors une direction horizontale depuis sa pointe jusque vers le bord inférieur du voile du palais. C'est la *partie buccale* de la langue. Au bord inférieur du voile du palais, la face libre de la langue change de direction, elle devient verticale descendante et s'étend jusqu'au bord supérieur de l'os hyoïde. Cette partie verticale du dos de la langue constitue une partie de la paroi antérieure du pharynx et, plus bas, correspond à la face antérieure libre de l'épiglotte. C'est la *portion pharyngienne* de la langue.

La *face inférieure* de la langue est adhérente sur la plus grande partie de son étendue, elle est reliée par ses fibres charnues à l'os hyoïde et aux apophyses géni supérieures du maxillaire ; seule une partie voisine de son extrémité antérieure est libre, elle correspond au sillon gingivo-lingual et à la région sublinguale.

Sur une coupe frontale de la tête, la langue se présente sous une forme triangulaire à base supérieure libre : c'est le *dos* de la langue appliquée contre la face concave de la voûte palatine ; le sommet inférieur est adhérent. La largeur de ce sommet augmente d'avant en arrière, de telle sorte que, près de sa partie postérieure, le sommet considérablement élargi, donne à la coupe de la langue une forme quadrilatère.

Ce sommet est constitué, *en avant*, exclusivement par les fibres verticales des deux muscles génio-glosses séparés l'un de l'autre pa ne cloison fibreuse médiane incomplète ; *en arrière*, les muscles hyo-losses concourent encore à sa formation. Les faces latérales de ce iangle correspondent aux bords de la langue. Minces en avant, ces ords vont en s'épaississant en arrière. Ils correspondent aux arcades entaires supérieure et inférieure et sont tapissés par la muqueuse ui, près du sommet, quitte la face latérale de la langue pour se con-nuer avec la gencive et constituer de chaque côté le sillon gingivo-ngual.

Conformation externe. Si on examine la langue par sa face supé-eure libre, moulée dans la concavité du maxillaire inférieur, elle pparaît comme un organe ovalaire à sommet antérieur et à grosse trémité postérieure. Horizontale dans ses deux tiers antérieurs, elle vient verticale descendante dans son tiers postérieur.

Son extrémité antérieure, rétrécie, forme la *pointe*, elle correspond a partie médiane des arcades alvéolo-dentaires ; son extrémité pos-rieure élargie forme la *base*, elle correspond au pharynx et à la face térieure de l'épiglotte. Les parties latérales ou les *bords* longent la ce interne des arcades alvéolo-dentaires.

Ainsi étalée, la face supérieure de la langue recouverte par la iqueuse est libre dans toute son étendue. Elle présente un sillon édian à direction antéro-postérieure. Dans ses deux tiers antérieurs ortion horizontale ou buccale), sa muqueuse, intimement adhérente x muscles sous-jacents, est recouverte de nombreuses aspérités qui donnent un aspect villeux ; ces aspérités forment les *papilles lin-ales*. Dans son tiers postérieur, c'est-à-dire dans sa portion verticale pharyngienne, elle présente des caractères tout à fait différents : e est lisse et n'offre plus que le relief de quelques glandes. Enfin, ns sa partie voisine de l'épiglotte, la muqueuse se soulève en trois lis à direction antéro-postérieure qui se jettent du dos de la langue la face antérieure de l'épiglotte. Ce sont les *replis glosso-épiglot-ues*, un médian et deux latéraux, délimitant des dépressions plus ou ins profondes : les *récessus glosso-épiglottiques*.

Au point de réunion de sa partie buccale avec sa partie pharyn-nne, la muqueuse du dos de la langue présente, de chaque côté de igne médiane, une série de grosses papilles disposées en une ligne ique en avant et en dehors.

Ces deux lignes se réunissent en arrière en donnant naissance au *ingual*. Un peu en arrière du sommet de ce V on trouve générale-nt une petite fossette nommée *trou borgne*.

Les bords latéraux de la langue ne sont libres que le long de sa partie horizontale ou buccale ; minces en avant, ils s'épaississent en arrière et s'étendent jusqu'aux piliers antérieurs du voile du palais. Ils présentent généralement de légers sillons verticaux dûs aux empreintes des dents.

En soulevant la pointe de la langue on tombe sur sa face inférieure qui n'est libre que dans sa partie tout à fait antérieure. Le reste de sa face inférieure est reliée, par les muscles qui la constituent, au maxillaire inférieur (génio-glosse), à l'os hyoïde (génio-glosse et hyo-glosse) et à l'apophyse styloïde (stylo-glosse). Cette face inférieure présente sur la ligne médiane, le frein ou filet de la langue ; latéralement la muqueuse lisse et régulière est séparée des muscles sous-jacents par deux veines volumineuses appelées *veines ranines.*

Structure. La langue est constituée par deux lames fibreuses (membrane hyo-glossique et septum médian), par des muscles, des glandes, des vaisseaux et des nerfs, le tout recouvert par une muqueuse du côté de la cavité buccale et pharyngienne.

Lames fibreuses.

La *membrane hyo-glossique* est une lame fibreuse qui part de la lèvre postérieure du bord supérieur du corps de l'os hyoïde, passe sous la muqueuse du repli glosso-épiglottique médian et se termine dans la masse charnue de la langue.

Le *septum médian* est une cloison fibreuse médiane et verticale située dans l'épaisseur même de la langue, entre les deux muscles génio-glosses. Il a la forme d'une faulx et est relié en arrière à la membrane hyo-glossique et par là au corps de l'os hyoïde.

Muscles.

Muscles génio-glosses. Les muscles génio-glosses constituent la plus grande partie de la masse charnue de la langue. Séparés l'un de l'autre sur la ligne médiane par le *septum médian* et par un peu de tissu conjonctif lâche, chacun de ces muscles présente une forme triangulaire et rayonnée.

Il s'insère, par son sommet, au moyen d'un tendon arrondi, à l'apophyse géni supérieure ; de là les fibres vont en rayonnant pour s'insérer, les inférieures, au bord supérieur du corps de l'os hyoïde au-dessus de l'insertion du génio-hyoïdien ; les moyennes, à la membrane hyo-glossique et à la face profonde de la muqueuse du dos de a langue ; les plus antérieures se recourbent en avant et se terminent ans la pointe de la langue. Quelques unes des fibres de ce muscle assent la ligne médiane, au-dessous du septum médian, et s'entre-roisent avec les fibres du côté opposé.

Rapports. Ce muscle répond en dedans à celui du côté opposé. En dehors il est n rapport, d'avant en arrière, d'abord avec la muqueuse linguale, puis avec la face terne de la glande sublinguale dont il est séparé par le conduit de Wharton, le erf lingual, le nerf hypoglosse et un prolongement de la glande sous-maxillaire ; n arrière, avec le muscle hyo-glosse, le muscle lingual inférieur et le stylo-glosse. on bord inférieur répond au musle génio-hyoïdien.

Action. Par leurs fibres moyennes et postérieures les muscles génio-losses attirent en avant l'os hyoïde et la base de la langue, en propul-ant la langue en dehors de la cavité buccale. Par leurs fibres anté-eures ils font rentrer la langue. Quand toutes les fibres se contractent langue est pelotonnée sur elle-même et creusée en gouttière.

Muscle hyo-glosse. Muscle aplati, membraneux, étendu entre l'os yoïde et le bord latéral de la langue. Il s'insère en bas à la partie upérieure de la face antérieure du corps de l'os hyoïde (basio-glosse), la grande corne de cet os (cérato-glosse) et quelquefois aussi, par n petit faisceau, à la petite corne de l'os hyoïde (chondro-glosse). De ses fibres se dirigent verticalement en haut et un peu en avant, assent en dedans du muscle stylo-glosse, puis s'épanouissent dans la ubstance de la langue.

Rapports. La face externe répond, de haut en bas, au muscle stylo-glosse et à la uqueuse buccale, au nerf lingual, au nerf grand hypoglosse et à la face interne la glande sous-maxillaire, au tendon mitoyen du digastrique avec le muscle ylo-hyoïdien. La face interne répond principalement à l'artère linguale et au mus-e génio-glosse.

Action. Ils abaissent la langue contre le plancher.

Muscle stylo-glosse. Le muscle stylo-glosse est un des trois muscles ui s'insèrent à l'apophyse styloïde et qui constituent le bouquet de IOLAN ; long et cylindrique à son origine supérieure, il s'insère à apophyse styloïde et à la partie supérieure du ligament stylo-maxil-ire, de là il se dirige en bas, en avant et en dedans en s'élargissánt sensiblement, gagne le bord latéral de la langue, au niveau du lier antérieur du voile du palais, et longe toute l'étendue de ce ord jusqu'à la pointe en passant en dehors des fibres du muscle hyo-osse. En longeant le bord de la langue, ce muscle abandonne con-amment des fibres minces qui pénètrent transversalement dans la asse charnue de la langue en traversant le muscle hyo-glosse.

Rapports. Dans sa partie postérieure, comprise entre l'apophyse styloïde et la base de la langue, le muscle stylo-glosse avec le stylo-hyoïdien et le stylo-pharyngien sépare la loge parotidienne, ou loge stylo-maxillaire, de la loge stylo-pharyngienne ; il est donc en rapport en dedans avec les organes de la loge stylo-pharyngienne, puis avec le constricteur supérieur du pharynx et avec la face externe de l'amygdale, En dehors, ce muscle est en rapport avec la face profonde de la glande parotide, avec l'artère carotide externe qui le sépare du muscle stylo-hyoïdien, et avec la face interne du muscle ptérygoïdien interne. Le long du bord latéral de la langue, il répond en dedans au muscle hyo-glosse et au lingual inférieur, en dehors, à la muqueuse de la cavité buccale, au nerf lingual accompagné du conduit de WHARTON, et à la face interne de la glande sous maxillaire. Il est entouré de haut en bas et de dedans en dehors par le nerf glosso-pharyngien.

Muscle lingual ou longitudinal inférieur. Considéré quelquefois comme un muscle intrinsèque de la langue, le muscle lingual inférieur est situé dans l'épaisseur de la langue entre les muscles génio-glosse et hyo-glosse, un peu en dessous et en dedans du stylo-glosse. Il commence en arrière à la petite corne de l'os hyoïde, se dirige en haut et n avant, en décrivant une courbe à concavité inférieure, et se termine à la pointe de la langue.

Rapports. Il répond en dedans au muscle génio-glosse et en dehors à l'hyo-glosse et au stylo-glosse. Son bord inférieur est contourné par l'artère linguale.

Action. Il raccourcit la langue dans le sens antéro-postérieur.

Muscle lingual ou longitudinal supérieur. Ce muscle recouvre le dos de la langue immédiatement en dessous de la muqueuse, il commence, en arrière, à la face antérieure de l'épiglotte et aux petites cornes de l'os hyoïde, de là se dirige en avant et s'étend jusqu'à la pointe de la langue.

Action. En se contractant il raccourcit la langue et porte la pointe en haut et en arrière.

Muscle transverse. Ce muscle existe dans toute la longueur de la langue depuis sa pointe jusqu'à sa base. Il est formé de fibres transverses situées immédiatement en dessous des fibres du muscle lingual supérieur. Ces fibres s'insèrent sur la face latérale du septum médian et se terminent à la face profonde de la muqueuse qui couvre les bords latéraux de la langue. Dans les deux tiers antérieurs de la langue, le muscle transverse appartient en propre à la langue et représente un véritable muscle intrinsèque. Dans le tiers postérieur de la langue, les fibres transverses de ce muscle, arrivées au bord latéral de la langue, se continuent, les unes, avec les fibres du muscle glosso-staphylin situé dans l'épaisseur du pilier antérieur du voile du palais ; es autres, avec quelques fibres du constricteur supérieur du pharynx

·onstituant ce qu'on a appelé le *muscle pharyngo-glosse*, et d'autres ·ncore se prolongent jusque sur la face externe de l'amygdale : *muscle* ·*mygdalo-glosse*.

Glandes. La langue est riche en glandes. On les divise en trois roupes : les *glandes de la base*, les *glandes des bords* et les *glandes de* ɪ *pointe*.

Les *glandes de la base* forment une couche continue de glandes ›lliculaires et de glandes muqueuses situées dans le tissu conjonctif ous-muqueux, sur tout l'espace compris entre l'épiglotte et le V lin-ual d'une part, et les deux amygdales d'autre part. Les *glandes des* ›*rds* sont surtout nombreuses et agglomérées près du pilier antérieur u voile du palais. Elles s'enfoncent quelque peu dans l'épaisseur du uscle stylo-glosse et constituent, par leur ensemble, la *glande de* '*eber*. La *glande de la pointe*, appelée encore *glande de Blandin* ou *lande de Nühn*, existe, de chaque côté de la ligne médiane, sur la face ıférieure de la pointe de la langue, dans l'épaisseur du muscle stylo-.osse et du muscle lingual inférieur. C'est une petite agglomération de etites glandes acineuses formant une masse de 1 1/2 à 2 centimètres : long et d'environ 1 centimètre de largeur. Les conduits excréteurs e toutes ces glandes de la langue perforent la muqueuse et s'ouvrent ırectement dans la cavité buccale.

Vaisseaux et nerfs. Artères. L'artère principale de la langue est l'*ar-re linguale*. Elle provient de la carotide externe un peu au-dessus de ›rigine de l'artère thyroïdienne supérieure ; de là elle se dirige en avant, ısse derrière le muscle hyo-glosse, entre ce muscle et le constricteur oyen du pharynx, jusqu'au niveau de la petite corne de l'os hyoïde ; , elle se recourbe en haut et arrive à la face inférieure de la langue ı elle fournit l'*artère sublinguale*. L'artère linguale contourne le bord férieur du muscle lingual inférieur, court entre ce muscle et la ce externe du muscle génio-glosse et peut être poursuivie dans ce ajet sinueux jusqu'à la pointe de la langue. Sur son trajet elle donne, ɜrrière le muscle hyo-glosse, l'*artère du dos de la langue*.

Veines. Les veines, fort nombreuses, suivent dans l'intérieur de la ngue le trajet des artères, le trajet du nerf hypoglosse et du nerf ıgual ; elles se réunissent en un tronc unique, la *veine linguale*, qui :compagne le nerf grand hypoglosse sur la face externe du muscle ɣo-glosse pour se jetter dans la veine jugulaire interne.

Nerfs. Les *nerfs moteurs* de la langue proviennent presque tous du *nerf hypoglosse.* Le stylo-glosse est cependant innervé par le facial.

Les *nerfs sensibles* de la langue sont fournis par le *nerf lingual*, branche du trijumeau, et par la *corde du tympan*, branche du facial ou plutôt continuation périphérique du nerf intermédiaire de Wrisberg. Ces nerfs se terminent dans la muqueuse de la portion buccale ou horizontale de la langue. Le *nerf glosso-pharyngien* innerve la plus grande partie de la portion pharyngienne et le *nerf laryngé supérieur*, branche du pneumogastrique, la partie voisine de l'épiglotte.

Muqueuse. Sur toute l'étendue du dos et des bords latéraux de la langue et sur une petite étendue de sa face inférieure, la langue est recouverte par une muqueuse. Celle-ci, intimement adhérente dans les deux tiers antérieurs du dos de la langue, y est remarquable par sa grande épaisseur, son derme dense et résistant, criant sous le scalpel, son aspect villeux et velouté dû aux nombreuses papilles filiformes, fongiformes et caliciformes. Dans le tiers postérieur ou portion pharyngienne, la muqueuse est lisse, mamelonnée, parsemée de petits orifices qui conduisent dans les glandes folliculeuses. De la base de la langue, la muqueuse se jette sur la face antérieure de l'épiglotte en formant les trois replis glosso-épiglottiques.

Sur la partie libre de la face inférieure de la langue, la muqueuse, lisse et régulière, est unie aux muscles sous-jacents par une nappe cellulaire dans laquelle court de chaque côté la grosse veine ranine.

C. *Paroi supérieure ou voûte de la cavité buccale.*

La paroi supérieure de la cavité buccale est formée par la voûte palatine limitée, en avant et en dehors, par l'arcade dentaire supérieure; en arrière, par le bord adhérent du voile du palais.

Voûte palatine. La voûte palatine est constituée par une *charpente osseuse* formée par l'apophyse palatine des deux maxillaires supérieurs, par la lame horizontale et la face inférieure de l'apophyse pyramidale des deux os palatins. Cette voûte palatine présente une suture sagittale médiane, au point de réunion des deux apophyses palatines, et une suture transversale au point de réunion du maxillaire supérieur avec le palatin. On y trouve sur la ligne médiane, immédiatement en arrière des incisives médianes, l'orifice inférieur du canal palatin antérieur ou canal naso-palatin lequel, simple en bas, se bifurque en haut et va s'ouvrir sur le plancher des fosses nasales de chaque côté de la partie ntérieure de la cloison. Au niveau de l'angle postéro-latéral, cette oûte présente l'orifice inférieur du canal palatin postérieur.

En dessous du squelette, on trouve une couche de tissu conjonctif ccupé par de nombreuses petites glandes appelées *glandes palatines*. 'elles-ci se disposent, de chaque côté de la ligne médiane, en une ouche continue, très mince en avant, très épaisse en arrière où elle e continue, sans ligne de démarcation, avec la couche glandulaire du oile du palais.

La couche la plus superficielle est formée par la *muqueuse*, blanhâtre et épaisse, intimement adhérente à la couche sous-jacente.

Vue par sa face inférieure, cette voûte palatine, d'une coloration risâtre, présente sur la ligne médiane un raphé antéro-postérieur, se erminant en avant par un petit tubercule qui répond à l'orifice inféeur du canal palatin antérieur. La muqueuse à ce niveau présente énéralement une légère invagination en cul de sac qui s'enfonce dans e canal palatin.

De chaque côté du raphé, un peu en arrière des dents incisives, . muqueuse palatine offre des crêtes transversales, surtout prooncées chez le nouveau-né, qui disparaissent totalement chez le ieillard.

Vaisseaux et nerfs. Artères. L'artère principale de la voûte palatine st l'*artère palatine*, une des branches terminales de l'artère maxillaire iterne. Elle parcourt de haut en bas le canal palatin postérieur. rrivée à l'orifice inférieur de ce canal, elle se réfléchit en avant, en arcourant la voûte palatine immédiatement en dedans de l'arcade lvéolaire, jusque sur la ligne médiane où elle s'anastomose avec celle u côté opposé. Pendant ce trajet, elle fournit des branches internes t externes destinées aux glandes et à la muqueuse de la voûte palane et de l'arcade alvéolaire supérieure.

Veines. Les veines suivent le traiet des artères.

Lymphatiques. Les lymphatiques se rendent en arrière dans les anglions situés sur les côtés de la membrane thyro-hyoïdienne.

Nerfs. Les nerfs viennent du nerf palatin antérieur et du nerf nasoalatin, branches du ganglion sphéno-palatin dépendant de la branche naxillaire supérieure du nerf trijumeau.

D. *Paroi postérieure.*

La paroi postérieure est constituée par le voile du palais.

Voile du palais. Le voile du palais est une cloison musculo-mem braneuse qui s'insère au bord postérieur de la voûte palatine, s dirige d'abord horizontalement en arrière, puis obliquement en bas e en arrière, pour se terminer par un bord inférieur libre qui concour à circonscrire l'orifice postérieur de la cavité buccale, appelé isthm du gosier. Quand les muscles du voile du palais se contractent, celui-c change de direction : il se sépare du dos de la langue et devient presqu horizontal en formant, par le rapprochement des piliers postérieurs une cloison oblique en bas et en arrière séparant la portion buccal du pharynx, ou *cavité bucco-pharyngienne*, de la portion nasale ou *cavit naso-pharyngienne*.

Face antérieure. La face antérieure du voile du palais, quelque pe concave, prolonge en arrière la voûte palatine et se moule sur la fac dorsale de la langue jusqu'au sommet du V lingual.

Cette face antéro-inférieure présente, sur la ligne médiane, l continuation du raphé médian de la muqueuse palatine. Près de so bord inférieur, on voit se détacher de cette face, de chaque côté et une certaine distance de la ligne médiane, un repli muqueux, se dir geant en bas et en dehors, en décrivant une légère courbure, pou aboutir au bord latéral de la base de la langue : on l'appelle le *pilie antérieur* du voile du palais.

Face postérieure. La face postéro-supérieure est quelque peu con vexe, elle prolonge en arrière le plancher des fosses nasales et con court à constituer la paroi antérieure du pharynx.

La muqueuse qui la recouvre est légèrement mamelonnée à caus du relief des glandes mucipares qui existent dans le tissu sous-m queux.

Bord supérieur. Le bord supérieur et antérieur tient au bord po térieur de la voûte palatine.

Bord latéral. Le bord latéral est adhérent. Vue par sa face antér inférieure, la muqueuse du voile du palais se jette sur le ligame ptérygo-maxillaire, puis sur le bord antérieur du muscle ptérygoïdi interne pour se continuer ensuite avec la muqueuse de la joue. C ligament ptérygo-maxillaire est légèrement saillant et soulève quelq peu la muqueuse en un rebord saillant étendu entre l'extrémité post rieure des deux bords alvéolaires. Cette saillie est rendue plus app rente encore par l'existence, à ce niveau, dans le tissu conjonctif sou muqueux, d'un amas de glandes mucipares connues sous le nom *glandes rétro-molaires*. Vue par sa face postérieure et supérieure, la muqueuse du voile du palais se jette sur la face interne du muscle constricteur supérieur du pharynx, pour se continuer avec la muqueuse pharyngienne.

Bord inférieur. Le bord inférieur du voile du palais est mince et ibre. Il présente au milieu un appendice rougeâtre d'une forme conoïde, la *luette*, constitué essentiellement par un repli de la muqueuse renfermant un grand nombre de glandes mucipares. De chaque côté, ce bord libre se dirige en dehors, en bas et en arrière pour se perdre nsensiblement sur la paroi latérale du pharynx. Ce bord libre du voile du palais, étendu entre la base de la luette et la paroi latérale du pharynx, forme le *pilier postérieur du voile du palais*. Ce pilier est beaucoup plus saillant que le pilier antérieur. Aussi, quand on regarde au fond de la cavité buccale, voit-on nettement les piliers postérieurs faisant saillie en arrière des piliers antérieurs. En descendant du bord inférieur du voile du palais vers la paroi latérale du pharynx, ce pilier postérieur se dirige insensiblement en arrière. Le pilier *antérieur*, au contraire, en quittant la partie inférieure de la face antérieure du voile du palais, se rend vers le bord latéral de la langue en s'inclinant légèrement en avant. Les deux piliers délimitent donc, de chaque côté du voile du palais, un espace triangulaire à base inférieure et à sommet supérieur qu'on appelle l'*excavation amygdalienne* occupée par l'amygdale.

Les piliers antérieurs du voile du palais, la partie inférieure de la face antérieure de ce voile lui-même et la base de la langue circonscrivent un orifice rétréci, qui fait communiquer la cavité buccale avec la cavité pharyngienne : c'est l'*isthme du gosier* ou orifice postérieur de la cavité buccale.

Structure du voile du palais. Le voile du palais est formé par un repli de la muqueuse et de la couche glandulaire sous-jacente enveloppant une membrane fibreuse et un grand nombre de muscles.

Aponévrose. La membrane fibreuse ou *aponévrose du voile du palais* n'occupe que le tiers antérieur de ce voile. Elle s'insère, en avant, à la crête saillante que l'on trouve sur la partie postérieure de la face inférieure de la portion horizontale des deux palatins ; latéralement, elle s'insère au crochet de la lame interne de l'apophyse ptérygoïde ; tandis qu'en arrière elle se perd insensiblement dans l'épaisseur du voile du palais. Cette membrane fibreuse est parfaitement tendue, grâce surtout à ses insertions osseuses et à ce fait que les fibres tendineuses du muscle péristaphylin externe viennent s'y épanouir.

Muscles. Les muscles du voile du palais, au nombre de cinq paires, sont renfermés dans l'épaisseur de ce repli, les uns en totalité les autres seulement par une de leurs extrémités. Ils sont disposés sur deux plans ; un plan supérieur formé par le muscle péristaphylin externe, le muscle péristaphylin interne et le muscle palato-staphylin un plan inférieur formé par les muscles glosso-staphylin et pharyngo-staphylin.

Muscle palato-staphylin. Ce muscle est formé par un petit faisceau arrondi, situé de chaque côté de la ligne médiane immédiatement en dessous de la muqueuse de la face supérieure du voile du palais. Il nait, en arrière de l'épine nasale postérieure, sur l'aponévrose palatine et se perd entre les glandes de la luette.

Action. Il raccourcit et élève la luette, en même temps qu'il l'incline un peu en arrière.

Muscle péristaphylin interne appelé encore *élévateur du voile du palais.* C'est un muscle plus ou moins triangulaire à base inférieure et à sommet supérieur. Par son sommet il s'insère à la face inférieure du rocher près du sommet, au devant et en dedans de l'orifice inférieur du canal carotidien; sur la paroi osseuse et sur le bord inférieur de la portion cartilagineuse de la trompe d'Eustache. De là, il se dirige en bas et un peu en dedans, en déprimant quelque peu le plancher de la portion cartilagineuse de la trompe d'Eustache, et pénètre dans le voile du palais en passant derrière l'apophyse ptérygoïde du sphénoïde Là, le muscle s'épanouit en éventail : les fibres supérieures s'insèrent sur l'aponévrose du voile du palais, les fibres inférieures s'entre-croisent sur la ligne médiane avec les fibres du côté opposé en passant en dessous des muscles palato-staphylins.

Par leur union sur la ligne médiane, les deux muscles péristaphylins internes forment donc une anse musculaire à concavité dirigée en haut.

Rapports. Ce muscle, renfermé dans l'épaisseur de la partie supérieure et latérale des parois du pharynx, n'est recouvert en dedans que par la muqueuse pharyngienne. En dehors il répond à la face inférieure de la portion cartilagineuse de la trompe d'Eustache, au muscle péristaphylin externe dont il est séparé plus bas par l'insertion du constricteur supérieur du pharynx, et au bord postérieur de l'aile interne de l'apophyse ptérygoïde.

Action. En se contractant les deux muscles relèvent le voile du palais *(élévateur du voile du palais)*, en même temps qu'ils soulèvent le plancher de la trompe d'Eustache et rétrécissent son orifice pharyngien *(constricteur de la trompe)*.

Muscle péristaphylin externe ou *tenseur du voile du palais.* Ce muscle, situé en dehors du péristaphylin interne, est formé d'une portion verticale et d'une portion horizontale. Il s'insère à la fossette scaphoïde de l'apophyse ptérygoïde, à la partie voisine de la face inférieure du sphénoïde, à l'extrémité inférieure de la lame cartilagineuse et la partie voisine de la lame fibreuse de la trompe d'Eustache. De là les fibres charnues descendent le long du bord postérieur de l'aile interne de l'apophyse ptérygoïde, jusqu'au niveau du crochet qui termine l'extrémité inférieure de cette aile ; là, le muscle se continue par un petit tendon qui se réfléchit à angle droit en dedans, en contournant ce crochet, pour aller s'épanouir dans le voile du palais et se continuer avec la lame fibreuse.

Action. Il est *tenseur du voile du palais* et par là fournit un point fixe à tous les autres muscles qui s'insèrent sur la lame fibreuse de ce voile ; de plus, par les fibres qui s'insèrent sur la paroi antéro-externe de la trompe d'Eustache, il agrandit la lumière de ce canal : *dilatateur de la trompe.*

Les muscles de la couche profonde relient le voile du palais au bord latéral de la langue et à la paroi latérale du pharynx, en passant dans l'épaisseur des piliers de ce voile : ce sont les muscles glosso-staphylins et pharyngo staphylins.

Muscle glosso-staphylin. Situé dans l'épaisseur du pilier antérieur du voile du palais, ce muscle n'est formé que par une mince languette charnue. Il naît sur le bord latéral de la langue, au niveau de l'extrémité du V lingual, où ses fibres se continuent en partie avec celles du muscle transverse (palato-glosse) ; de là il se dirige en haut, puis en dedans, dans l'épaisseur du pilier antérieur ; arrivées dans le voile du palais, ses fibres s'épanouissent immédiatement en dessous de la muqueuse buccale : les unes vont s'insérer à la face inférieure de l'aponévrose du voile du palais, les autres s'étendent jusqu'au raphé fibreux médian.

Action. Il rétrécit l'isthme du gosier et sépare ainsi la cavité buccale de la cavité pharyngienne.

Muscle pharyngo-staphylin. Ce muscle appartient en grande partie à la couche musculaire du pharynx. Il occupe le pilier postérieur du voile du palais et s'étend depuis la paroi latérale du pharynx jusque dans l'épaisseur du voile. La plus grande partie de ses fibres proviennent de l'épaisseur même du voile du palais où elles s'entrecroisent sur la ligne médiane avec celles du côté opposé. De là elles se dirigent en bas et en dehors et pénètrent dans le pilier postérieur du voile. A ce faisceau principal vient se joindre un faisceau plus grêle venant de la paroi fibro-cartilagineuse de la trompe d'Eustache. Ces deux faisceaux sont séparés l'un de l'autre par le muscle péristaphylin interne. Ainsi formé, le muscle pharyngo-staphylin descend dans la paroi du pharynx. A son extrémité inférieure il se divise également en deux parties : une partie postérieure dont les fibres se terminent dans la muqueuse du pharynx, soit directement, soit après entrecroisement sur la ligne médiane dans l'épaisseur de la paroi postérieure ; une partie antérieure dont les fibres vont s'insérer au bord postérieur du cartilage thyroïde du larynx.

Action. En se contractant, les deux muscles pharyngo-staphylins tendent à devenir rectilignes, par là les piliers postérieurs du voile du palais se rapprochent de la ligne médiane, viennent former une cloison musculaire oblique en bas et en arrière qui divise la cavité pharyngienne en une partie inférieure, ou *bucco-pharygienne*, et une partie supérieure, ou *naso-pharygienne.* Par le faisceau de fibres qui s'insère sur le cartilage de la trompe d'Eustache, il aide le péristaphylin externe dans son action dilatatrice de l'orifice de cette trompe.

Muqueuse. La muqueuse de la face inférieure du voile du palais diffère de celle de la voûte palatine par son aspect lisse, sa mollesse et sa grande vascularité. Elle se continue, de chaque côté, avec la muqueuse des joues, puis, en contournant en arrière les piliers antérieurs du voile du palais, elle se continue avec la muqueuse de la cavité amygdalienne.

La muqueuse de la face supérieure se continue, en avant, avec celle des fosses nasales ; en dehors, avec celle de la cavité naso-pharyngienne.

Entre la couche musculaire et la muqueuse, sur les deux faces du voile du palais, on trouve une couche continue de glandes mucipares qui sont les *glandes palatines.*

Vaisseaux et nerfs. Artères. Les artères du voile du palais proviennent de l'artère palatine supérieure ou descendante (branche de la maxillaire interne), de la palatine inférieure ou ascendante (branche de la faciale), et de la pharyngienne inférieure (branche de la carotide externe).

Veines. Les veines se rendent dans la veine jugulaire interne.

Lymphatiques. Les vaisseaux lymphatiques se rendent aux ganglions profonds du cou.

Nerfs. Les *nerfs moteurs* proviennent de diverses sources : le péristaphylin externe est innervé par une branche du trijumeau; le péristaphylin interne, le palato-staphylin et le glosso-palatin reçoivent probablement leurs filets moteurs du nerf pneumo-gastrique ; le pharyngo-staphylin les reçoit du plexus pharyngien.

Les *nerfs sensibles* sont fournis par les nerfs palatins, branches du trijumeau.

Glandes annexes.

La muqueuse de la cavité buccale est riche en glandes qui ont pour fonction d'élaborer le liquide salivaire. Toutes ces glandes appartiennent au groupe des *glandes acineuses.* Elles existent dans toute l'étendue de la cavité buccale, excepté au niveau des gencives et au niveau de la partie buccale du dos de la langue caractérisée par son aspect villeux dû aux papilles linguales. Les plus petites de ces glandes sont situées dans l'épaisseur même de la muqueuse ou de la sous-muqueuse : telles les glandes *labiales*, *buccales* ou *molaires*, *rétro-molaires*, *palatines et linguales* (au moins celles de la base de la langue) ; d'autres, un peu plus volumineuses, s'enfoncent dans la couche musculaire même de la langue : telles la *glande de Nühn* ou glande de la pointe de la langue et la *glande de Weber* ou glande des bords latéraux de la langue. Les plus volumineuses enfin ne font que traverser la muqueuse buccale par leur conduit excréteur, tandis que le corps de la glande elle-même se trouve à une distance plus ou moins éloignée de la cavité buccale : ce sont les *glandes salivaires proprement dites.* Il y en a trois de chaque côté : la *glande parotide*, la *glande sous-maxillaire* et la *glande sublinguale.* Elles sont situées autour de la machoire inférieure et diminuent de volume de haut en bas. La supérieure, la parotide, est la plus volumineuse, puis vient, sous le rapport du volume, la glande sous maxillaire et enfin la glande sublinguale qui est la plus petite.

Nous avons décrit les petites glandes en étudiant la cavité buccale et la langue, il nous reste encore à étudier les glandes salivaires proprement dites.

Glande parotide. La glande parotide est la plus volumineuse des glandes salivaires. Elle est située en partie sur la face externe du muscle masséter, en partie dans une excavation profonde qui se trouve derrière le bord postérieur de la branche montante du maxillaire inférieur et qu'on appelle la *loge parotidienne.* Son conduit excréteur, appelé *conduit de* STÉNON, part de son bord antérieur, croise la face externe du muscle masséter, traverse le buccinateur pour s'ouvrir dans le vestibule de la bouche.

Loge parotidienne. La loge parotidienne n'est guère apparente sur le squelette et cela parce que ses parois sont essentiellement formées par des parties molles. Sur le squelette, elle correspond à l'espace laissé libre entre le bord postérieur de la branche montante du maxillaire inférieur en avant, le bord antérieur de l'apophyse mastoïde en arrière, la face externe de l'apophyse styloïde en dedans, la face inférieure du conduit auditif externe et de l'articulation temporo-maxillaire en haut. Mais ces différentes parties osseuses, qui interviennent dans la constitution de ses parois, ne nous permettent pas de nous en faire une idée exacte. Les parois osseuses de la loge parotidienne sont en effet complétées par des muscles et des aponévroses.

Muscles. La paroi postérieure est complétée, en bas, par le bord antérieur du muscle sterno-cléido-mastoïdien. La paroi interne est représentée par toute l'étendue de la face externe du ventre postérieur du muscle digastrique, venant s'interposer entre le muscle sterno-cléido-mastoïdien et l'apophyse styloïde, par l'extrémité supérieure du muscle stylo-glosse et du muscle stylo-hyoïdien, de même que toute l'étendue de la face externe du ligament stylo-maxillaire reliant l'apophyse styloïde à l'angle du maxillaire inférieur.

La paroi supérieure est complétée par la face inférieure de la portion cartilagineuse du conduit auditif externe.

Aponévrose. Ainsi comprise, la loge parotidienne n'est pas encore complète. Elle présente encore une lame aponévrotique qui la sépare de tous les organes sous-jacents. Cette aponévrose commence, en arrière, au bord antérieur du muscle sterno-cléido-mastoïdien où elle se continue avec l'aponévrose d'enveloppe de ce muscle dont elle n'est qu'une lame de dédoublement. Elle tapisse ensuite le bord antérieur de ce muscle, puis se jette d'arrière en avant sur la face externe du ventre postérieur du muscle digastrique, sur la face externe de l'apophyse styloïde et des muscles qui s'y insèrent, renforcée à ce niveau par le igament stylo-maxillaire. Au devant de l'apophyse styloïde elle se ette, *considérablement amincie*, sur toute l'étendue du bord postéieur de la branche montante du maxillaire inférieur fermant ainsi omplètement la loge en dedans. Elle recouvre ensuite la partie libre le la face externe de la branche montante ainsi que la face externe du nuscle masséter. En dessous de l'angle du maxillaire elle se trouve endue entre le muscle sterno-cléido-mastoïdien et le ligament stylonaxillaire. Elle constitue le *feuillet profond de l'aponévrose parotidienne.*

Parotide. Cette loge est occupée tout entière par la glande parotide ui la déborde considérablement : en avant, où la glande s'étale plus ou noins loin sur la face externe du muscle masséter ; en bas, où la glande épasse, sur une étendue variable, l'angle du maxillaire inférieur ; en edans, où elle refoule souvent la partie amincie de l'aponévrose tenue entre l'apophyse styloïde et la branche montante et cela jusque ur la face latérale du pharynx.

Cette glande est recouverte en dehors par une lame aponévrotique ui la maintient dans la loge parotidienne. Ce *feuillet superficiel de aponévrose parotidienne* commence également au bord antérieur du uscle sterno-cléido-mastoïdien, de là il se dirige en avant, en recourant la parotide et en adhérant intimement à sa face externe. Il insère en haut sur la face inférieure du conduit auditif externe et toute l'étendue du bord inférieur de l'arcade zygomatique. Il se éunit en bas, au niveau de l'extrémité inférieure de la glande, avec le uillet profond. Il se réunit également en avant, sur la face externe du uscle masséter, avec le feuillet profond en constituant l'aponévrose assétérine. Celle-ci renferme dans son épaisseur le conduit de STÉON, la parotide accessoire ainsi que les filets nerveux du nerf facial. lle se jette du bord antérieur du masséter vers la face externe du uscle buccinateur, en limitant en avant la loge de BICHAT avec la oule graisseuse qui y est contenue.

La glande parotide se trouve donc renfermée complètement dans ne loge aponévrotique qui la sépare des organes voisins.

L'aponévrose parotidienne à son tour est recouverte par le pannile adipeux et la peau.

Si nous disséquons donc la région parotidienne, nous trouverons e dehors en dedans :

1° La *peau*, épaisse, riche en follicules pileux et couverte de poils chez l'homme.

2° Le *pannicule adipeux*, d'épaisseur variable, renfermant les branches terminales du nerf auriculaire principal.

3° L'*aponévrose parotidienne superficielle*, intimement adhérente à la glande dont on ne peut que difficilement la séparer.

4° La *face externe de la parotide* avec quelques ganglions lymphatiques appelés ganglions parotidiens.

5° La parotide elle-même.

Si on enlève cette dernière, après l'avoir détachée de toutes ses connexions avec les parois de la loge, on met à découvert la paroi interne formée d'avant en arrière : par une partie de la face externe du muscle masséter, une partie de la face externe et tout le bord postérieur de la branche montante du maxillaire inférieur, la lame aponévrotique mince qui se jette de ce bord sur l'apophyse styloïde et qui recouvre ensuite la face externe de cette apophyse et des muscles qui s'y insèrent, la face externe du ventre postérieur du muscle digastrique et le bord antérieur du muscle sterno-cléido-mastoïdien.

Cette paroi interne de la loge présente, vers sa partie moyenne, un orifice dans la lame aponévrotique, orifice placé entre le tendon du muscle stylo-hyoïdien et le tendon du stylo-glosse. C'est par cet orifice qu'entre dans la loge parotidienne l'*artère carotide externe*. Un autre orifice est creusé dans le feuillet aponévrotique superficiel, un peu en dessous de l'angle du maxillaire. Il donne passage à la *veine temporo-maxillaire* devenant veine jugulaire externe.

La loge présente encore un trou à la limite de sa paroi interne et de sa paroi postérieure, tout contre la base de l'apophyse mastoïde, entre l'apophyse styloïde et le ventre supérieur du muscle digastrique. Par cet orifice entre dans la loge le *nerf facial*, après sa sortie du trou stylo-mastoïdien.

Derrière le bord postérieur de la branche montante, en dedans du col du condyle du maxillaire inférieur, la paroi aponévrotique donne passage à l'*artère et la veine maxillaires internes*.

Tout à fait en haut, entre la base de l'arcade zygomatique et le conduit auditif externe, sortent de la loge aponévrotique l'*artère et la veine temporales superficielles*.

La glande extraite de sa loge nous permet d'étudier sa forme.

La forme de la parotide répond à la forme de la loge qui

abrite. Dans son ensemble elle affecte, sur une coupe transversale, a forme d'un prisme triangulaire à base postérieure et à sommet ntérieur ; sur une coupe verticale elle présente une forme triangu-aire à base supérieure et à sommet inférieur.

On distingue à cette glande une face interne, une face externe et ne face postérieure ; une base et un sommet.

La *face postérieure*, épaisse en haut et mince en bas, répond au ord antérieur de l'apophyse mastoïde et du muscle sterno-cléido-mas-oïdien, au nerf facial, au moment où il sort du trou stylo-mastoïdien.

La *face interne*, oblique de haut en bas et de dedans en dehors, se oule sur la partie postérieure de la face externe du masséter, sur le ord postérieur de la branche montante du maxillaire inférieur, puis ır la lame aponévrotique profonde et la base de l'apophyse styloïde. lus en arrière,elle vient en contact, en bas, avec les muscles et liga-ents styliens qui la séparent des organes situés dans la partie infé-eure de la loge stylo-pharyngienne.

La *face externe* adhère à la face profonde du feuillet aponévrotique aperficiel.

La glande présente une *base* ou face supérieure en rapport avec conduit auditif externe et l'articulation temporo-maxillaire, un *mmet* dirigé en bas et qui descend plus ou moins loin en dessous l'angle de la mâchoire ; un *bord antérieur* mince qui s'avance sur la ce externe du muscle masséter, un *bord postérieur* qui touche le rd antérieur du sterno-cléido-mastoïdien.

Rapports intrinsèques. Dans l'épaisseur de la glande on trouve *rtère carotide externe.* Celle-ci vient de la carotide primitive, passe tre le muscle stylo-hyoïdien et le muscle stylo-glosse et pénètre dans loge parotidienne par le milieu de sa paroi interne. Elle parcourt suite la partie supérieure de cette loge de bas en haut, en traversant substance même de la glande et en se rapprochant insensiblement la face externe, jusqu'au niveau du col du condyle du maxillaire férieur. Pendant ce trajet elle fournit : l'artère auriculaire postérieure, transverse de la face, les artères parotidiennes et les artères auricu-ires antérieures.

Cette artère est accompagnée, dans sa partie supérieure, de la *veine nporo maxillaire* située sur sa face externe. En traversant la glande, tte veine se sépare de l'artère, passe *en dehors* du muscle stylo-hyoï-en et du digastrique pour se continuer, à l'angle de la mâchoire, après avoir traversé l'aponévrose, avec la veine jugulaire externe. A ce niveau elle envoie une anastomose à la jugulaire interne, anastomose qui traverse la parotide.

Quand on sépare la glande parotide du ventre postérieur du muscle digastrique et de l'apophyse styloïde, on voit pénétrer dans la glande entre ces deux organes, le *nerf facial* sortant du trou stylo-mastoïdien Il traverse la glande d'arrière en avant, étant toujours situé en dehors de l'artère et de la veine, et en devenant plus superficiel au fur et à mesure qu'il gagne le bord antérieur de la glande. Dans l'épaisseur même de la glande il se divise en deux branches : la branche temporo-faciale et la branche cervico-faciale.

Le *nerf auriculo-temporal*, branche du nerf maxillaire inférieur contourne le col du condyle du maxillaire inférieur, passe ensuite entre ce condyle et la face interne de la glande pour se distribuer dans la peau qui recouvre la partie antérieure de la région temporale.

Conduit de STÉNON. Le conduit excréteur de la glande parotide sort du bord antérieur, au point de réunion des deux tiers inférieurs avec le tiers supérieur. Il se dirige en dedans et en avant, en suivant le trajet d'une ligne qui relie le conduit auditif externe à la commissure de la bouche, étant situé à environ 15 millimètres en dessous de l'arcade zygomatique. Dans ce trajet il croise la face externe du muscle masséter, accompagné de l'artère transverse de la face et de quelques branches du nerf facial, contourne le bord antérieur de ce muscle et la boule graisseuse de BICHAT, étant renfermé entre les deux feuillets de l'aponévrose parotido-masséterine. Il traverse ensuite le muscle buccinateur entouré des glandes molaires et s'ouvre dans le vestibule de la bouche au niveau de la première grosse molaire supérieure.

Le long du bord supérieur du conduit de STÉNON, on trouve d'ordinaire un petit lobule glandulaire, la *parotide accessoire*, dont les canaux excréteurs se jettent dans le *conduit de Sténon*.

Vaisseaux. Les *artères* parotidiennes proviennent de l'artère auriculaire postérieure, de l'artère transverse de la face, de l'artère auriculaire antérieure et de la carotide externe. Les *veines* se jettent dans la veine temporo-maxillaire.

Nerfs. La parotide reçoit des filets nerveux du nerf auriculo-temporal, branche du nerf maxillaire inférieur.

Glande sous-maxillaire. La glande sous-maxillaire occupe en grande partie la région sus-hyoïdienne, région comprise entre le bord inférieur du corps du maxillaire inférieur, le corps et la grande corne de l'os hyoïde.

Elle est située dans un dédoublement de l'aponévrose cervicale superficielle, qui lui forme une véritable loge connue sous le nom de *oge sous-maxillaire.*

Si on dissèque les couches superficielles de la région sus-hyoïdienne et qu'on rabat successivement la peau, le pannicule adipeux et e muscle peaucier, on tombe sur la face externe de l'*aponévrose ervicale superficielle* formant en grande partie la paroi externe de la oge sous-maxillaire.

Cette aponévrose cervicale se continue, en arrière, avec l'aponé- rose d'enveloppe du muscle sterno-cléido-mastoïdien et avec l'aponé- rose parotidienne ; en avant, avec l'aponévrose d'enveloppe du ventre ntérieur du muscle digastrique ; en bas, avec l'aponévrose d'enve- oppe de la région sous-hyoïdienne, tandis qu'en haut elle s'insère en artie à la lèvre externe du bord inférieur du maxillaire, en partie se rolonge sur la face externe de cet os pour se continuer avec l'aponé- rose massétérine en arrière et se perdre, en avant, dans le tissu con- onctif qui enveloppe les muscles superficiels de la face.

Si on incise cette aponévrose superficielle, par une section verti- ale faite un peu au-devant du bord antérieur du muscle sterno-cléido- nastoïdien, et qu'on soulève les deux lambeaux en rompant les lamelles onjonctives qui unissent l'aponévrose à la face externe de la glande, n tombe dans une cavité occupée par la glande sous-maxillaire ; c'est a *loge sous-maxillaire.*

Loge sous-maxillaire. Si on enlève la glande en la détachant de tout e qui peut la retenir, on voit que la loge se prolonge, en haut, en essous du corps du maxillaire inférieur jusqu'au niveau de la partie a plus postérieure de la ligne oblique interne ; qu'elle descend, en bas, usque un ou deux centimètres en dessous de la grande corne de l'os yoïde ; qu'elle est limitée, en arrière, par le bord antérieur du muscle terno-cléido-mastoïdien et surtout par une lame aponévrotique ten- ue verticalement entre ce muscle et l'angle du maxillaire inférieur usque sur la face externe du muscle digastrique, séparant ainsi omplètement la loge sous-maxillaire de la loge parotidienne ; qu'elle 'étend, en avant, jusqu'au niveau du ventre antérieur du muscle igastrique.

Ainsi délimitée, cette loge est tapissée en dedans par une lame aponévrotique, épaisse en bas et mince en haut, le *feuillet profond de l'aponévrose cervicale superficielle.* Celui-ci recouvre, en bas, la grande corne de l'os hyoïde, la partie voisine du muscle omo-hyoïdien et du muscle thyro-hyoïdien qui s'y insèrent, le tendon mitoyen du muscle digastrique avec la partie inférieure du muscle stylo-hyoïdien qui l'accompagne. Ces deux muscles soulèvent sensiblement cette lame aponévrotique. A partir de ce point l'aponévrose commence à s'affaiblir, tout en recouvrant, *au milieu*, la face externe du muscle hyo-glosse avec le nerf hypoglosse, qui la croise en bas ; *en avant*, la partie de la face externe du muscle mylo-hyoïdien située en dehors du ventre antérieur du digastrique ; *en arrière*, la partie oblique du tendon mitoyen de ce muscle avec la partie correspondante du muscle stylo-hyoïdien

Ainsi comprise, la loge sous-maxillaire est large en haut où elle correspond à tout intervalle laissé libre entre la lèvre externe du bord inférieur du maxillaire d'une part, la face externe du muscle hyo-glosse recouvert par le muscle stylo-glosse et la partie postérieure de la face externe du muscle mylo-hyoïdien d'autre part. Elle est large en arrière, où elle répond à tout l'intervalle laissé entre le muscle sterno cléido-mastoïdien et l'angle du maxillaire d'une part, le tendon mitoyen du digastrique d'autre part. Elle est étroite en avant et en bas, où elle est bridée par la rencontre et la fusion intime des deux lames qui la délimitent.

Cette loge présente un grand nombre d'orifices :

En arrière et en bas on trouve deux orifices : l'un est situé *en dehors* du muscle digastrique et du muscle stylo-hyoïdien, il donne passage à la *veine faciale* qui quitte à ce niveau la loge sous-maxillaire pour se rendre soit dans la veine jugulaire interne, soit, plus rarement, dans la veine jugulaire externe. L'autre est situé plus profondément, *en dedans* des mêmes muscles, il donne passage à l'*artère faciale*, branche de la carotide externe, qui à ce niveau pénètre dans la loge pour aller se mettre sur la face externe de la glande elle-même.

En haut, près du bord libre du maxillaire, la loge aponévrotique se prolonge quelque peu sur la face externe de cet os en recouvrant l'*artère et la veine faciales*.

En avant, immédiatement en arrière du bord postérieur du muscle mylo-hyoïdien, la loge sous-maxillaire se continue avec la loge sublinguale.

Cette loge est occupée par la glande sous-maxillaire et par un ombre variable de ganglions lymphatiques. Elle est traversée par artère et la veine faciales.

Glande sous-maxillaire. La *glande sous-maxillaire* n'a pas de forme récise, elle se moule plus ou moins exactement sur les parties voines. Elle est généralement aplatie de dehors en dedans et présente onc à étudier deux faces et deux extrémités.

La *face externe* de la glande est en partie située sous le corps du axillaire inférieur, en grande partie elle est recouverte par le feuillet uperficiel de l'aponévrose cervicale.

Pour mettre à nu cette face externe, il faut disséquer de dehors en edans :

1°) La *peau*, mobile, riche en follicules pileux. Elle est recouerte par les poils de la barbe chez l'homme.

2°) Une couche plus ou moins épaisse de tissu conjonctif sousutané infiltré de graisse : c'est le *pannicule adipeux*.

3°) La partie supérieure du *muscle peaucier*, dont les fibres ont une irection oblique en haut et en dedans et vont se continuer avec les bres des muscles superficiels de la face.

4°) Le *feuillet superficiel de l'aponévrose cervicale* qui ferme complèement la loge sous-maxillaire. Il est traversé, vers la partie moyenne ar un mine filet nerveux (branche du nerf facial) destiné au muscle eaucier.

On tombe alors sur la face externe de la glande.

Celle-ci est croisée, dans sa partie antérieure, par la *veine faciale*, ui est sous-aponévrotique et qui se rend en ligne directe de la face xterne du maxillaire inférieur vers la partie inférieure de la loge, où lle traverse l'orifice situé en dehors du digastrique pour se rendre ans la veine jugulaire interne.

L'*artère faciale* entre dans la loge sous-maxillaire par sa partie iférieure et externe, en dessous du muscle digastrique et du muscle tylo hyoïdien. Elle traverse la loge, placée en dedans et plus profonément que la veine, en décrivant des flexuosités sur la face externe e la partie supérieure de la glande souvent creusée en gouttière. rrivée au bord inférieur du corps du maxillaire inférieur, au-devant u muscle masséter, elle contourne ce bord pour pénétrer dans la ace, immédiatement au-devant de la veine faciale.

Sous le corps du maxillaire inférieur, l'artère faciale donne une branche collatérale, l'*artère sous-mentonnière*, qui se dirige en avan avec la veine correspondante entre le corps du maxillaire et l'insertior supérieure du muscle mylo-hyoïdien.

Ganglions sous-maxillaires. Le long du bord inférieur du maxillaire dans un dédoublement du feuillet superficiel de l'aponévrose, on ren contre en nombre variable de ganglions lympathiques : les *ganglions sous-maxillaires.*

La *face interne* de la glande sous-maxillaire repose sur le feuillet aponévrotique profond. Celui-ci déborde plus ou moins en bas, la grande corne de l'os hyoïde.

Si on l'incise au-dessus de cette grande corne on rencontre, de bas en haut : la partie horizontale du tendon mitoyen du muscle digas trique avec la partie inférieure du muscle stylo-hyoïdien, la face externe du muscle hyo-glosse, la partie de la face externe du mylo-hyoï dien placée en arrière du ventre antérieur du muscle digastrique et, en arrière, la partie oblique du tendon mitoyen du digastrique La partie inférieure du muscle hyo-glosse est croisée par le ner grand hypoglosse disparaissant bientôt sous le bord postérieur du muscle mylo-hyoïdien. Ce nerf est accompagné par la veine linguale

La partie supérieure du muscle hyo-glosse en longée par le muscle stylo-glosse recouvert par la muqueuse du bord latéral de la langue A ce niveau le muscle hyo-glosse est croisé par le nerf lingual.

En dedans du muscle hyo-glosse passe l'*artère linguale*, branche de la carotide externe. Pour mettre à nu cette artère, il faut inciser le muscle hyo-glosse au niveau de l'espace triangulaire limité en haut par le nerf grand hypoglosse, en avant par le bord postérieur du muscle mylo-hyoïdien et, en arrière, par le tendon du digastrique.

L'*extrémité postérieure* du la glande est séparée de la loge parotidienne par un feuillet de l'aponévrose cervicale, placé verticalement au niveau de l'angle du maxillaire et cela depuis la face externe des muscles styliens jusqu'à l'aponévrose cervicale superficielle.

L'*extrémité antérieure* vient en quelque sorte buter contre le bord postérieur du muscle mylo-hyoïdien. Elle se bifurque en deux lobes : l'un, inférieur et très petit, recouvre une partie de la face inférieure du muscle mylo-hyoïdien ; l'autre, supérieur, généralement long et grêle, passe au-dessus du bord postérieur du muscle mylo-hyoïdien pour pénétrer dans la loge sublinguale, où il est situé le long de bord inférieur et de la face interne de la glande sublinguale.

Le *bord inférieur*, mince, déborde plus ou moins la grande corne de l'os hyoïde d'après le développement de la glande et la position de la tête en flexion ou en extension sur la colonne vertébrale.

Le *bord supérieur* se perd derrière le corps du maxillaire inférieur.

Conduit de Wharton. Le conduit excréteur ou canal de WHARTON sort de l'extrémité antérieure de la glande. Il court d'abord sur la face externe du muscle hyo-glosse entre le nerf grand hypoglosse et le nerf lingual, passe au-dessus du muscle mylo-hyoidien accompagnant le prolongement antérieur de la glande sous-maxillaire, se met sur la face interne de la glande sublinguale étant situé entre celle-ci et le muscle génio-glosse, se réunit avec le conduit excréteur de la glande sublinguale pour s'ouvrir sur le plancher de la cavité buccale, de chaque côté du frein de la langue, au sommet du tubercule salivaire. Pendant ce trajet, le conduit de WHARTON affecte un rapport spécial avec le nerf lingual; celui-ci contourne en demi-spirale le conduit, de telle sorte que, situé au-dessus de ce conduit sur la face externe du muscle hyo-glosse, le nerf passe en dehors, puis au-dessous puis en dedans du canal excréteur.

Vaisseaux et nerfs. Artères. Les artères de la glande sous-maxillaire proviennent de l'*artère faciale* et de sa branche collatérale, l'*artère sous-mentionnière*.

Veines. Les veines accompagnent les artères.

Nerfs. Les nerfs proviennent du *nerf lingual*. En dessous de la glande sous-maxillaire on trouve, le long du bord inférieur du nerf lingual, un petit ganglion nerveux, le *ganglion sous-maxillaire*, relié au nerf lingual par un grand nombre de filets nerveux. De ce ganglion partent les filets nerveux qui s'épuisent dans la glande.

Glande sublinguale. C'est la plus petite des trois glandes salivaires. Elle est située, de chaque côté de la ligne médiane, sur le plancher de la cavité buccale, dans la loge sublinguale. Nous avons vu que cette loge est limitée par le muscle génio-glosse en dedans, le muscle mylo-hyoidien en bas et la muqueuse de la cavité buccale en haut. Cette loge s'étend depuis le frein de la langue jusqu'au niveau du bord postérieur du muscle mylo-hyoidien, où elle se continue avec la loge sous-maxillaire.

La glande sublinguale forme l'organe principal de cette loge. Cette glande est aplatie de dehors en dedans. Son grand diamètre antéro-postérieur est oblique en avant et en dedans. Elle offre à étudier une face externe et une face interne, deux bords et deux extrémités.

La *face externe* est recouverte en partie par la muqueuse de la cavité buccale, en partie répond à la face interne du corps du maxillaire inférieur.

La *face interne*, recouverte par la muqueuse en haut, s'applique en bas contre la face externe du muscle génio-glosse, dont elle est séparée par le conduit de WHARTON, le nerf lingual et les ramifications du nerf hypoglosse.

Le *bord supérieur* est libre, il soulève quelque peu la muqueuse du plancher de la cavité buccale en formant le repli ou la crête sublinguale. Le *bord inférieur*, longé par le nerf et l'artère sublinguals, repose sur le muscle mylo-hyoidien.

L'*extrémité antérieure* touche, sous le frein de la langue, l'extrémité correspondante de la glande du côté opposé.

L'*extrémité postérieure* s'étend jusqu'au niveau de la dernière grosse molaire.

Conduits excréteurs. La glande sublinguale est pourvue de deux sortes de conduits excréteurs :

1) Des conduits très petits, en nombre variable, s'ouvrant directement sur le plancher de la cavité buccale : les *conduits de Rivin*.

2) Un conduit excréteur plus volumineux, le *conduit de Bartholin* qui se détache de la face interne de la glande, se dirige en avant, entre la glande et le muscle génio-glosse, se réunit avec le conduit de WHARTON pour s'ouvrir au sommet du tubercule salivaire.

Vaisseaux et nerfs. Les *artères* nourricières de la glande sublinguale viennent de l'*artère linguale* et de sa branche collatérale, l'*artère sublinguale*. Les *veines* se rendent dans les veines ranines.

Les *nerfs* proviennent du nerf lingual.

2° Pharynx.

Définition. Le pharynx est un conduit musculo-membraneux compris entre les fosses nasales et la cavité buccale d'une part, l'œsophage et le larynx d'autre part. Il appartient à la fois au tube digestif et au tube respiratoire.

Situation. Il est situé sur la ligne médiane, au devant du corps des vertèbres cervicales, en arrière des fosses nasales, de la cavité buccale et du larynx, et il s'étend depuis la base du crâne où il se terimne en cul de sac, jusqu'au niveau du corps de la 6e vertèbre cervicale en arrière, ou jusqu'au bord inférieur du cartilage cricoide en avant, où il se continue avec l'œsophage.

Le pharynx forme une partie commune au tube digestif et au tube respiratoire. Il constitue une espèce de carrefour où les deux tubes se croisent. La fusion entre les deux tubes est cependant plus apparente que réelle. Par le jeu des muscles du voile du palais et de l'épiglotte, les deux tubes se séparent nettement l'un de l'autre lors du passage de l'air, comme lors du passage du bol alimentaire. A l'état de repos, quand les maxillaires sont appliqués l'un contre l'autre, le voile du palais repose, par sa face antérieure, contre le dos de la langue et ferme de cette façon la cavité buccale ; d'autre part, les parois de la partie inférieure du pharynx et celles de l'oesophage dans la partie voisine du pharynx sont alors appliquées l'une contre l'autre fermant la cavité oesophagienne : le tube respiratoire seul fonctionne et l'air passe des fosses nasales dans le pharynx et delà dans le larynx. Au contraire, quand le tube digestif fonctionne, on voit, à chaque mouvement de déglutition, le voile du palais se soulever et par là ouvrir l'isthme du gosier, les piliers postérieurs du voile du palais se contractent et viennent former une cloison musculo-membraneuse, oblique en bas et en arrière, divisant le pharynx en deux parties momentanément séparées l'une de l'autre : une *cavité naso-pharyngienne* et une *cavité bucco-pharyngienne.* En même temps ces piliers postérieurs en se contractant soulèvent le larynx : l'épiglotte vient s'appliquer sur l'orifice supérieur de ce dernier pour fermer la cavité laryngienne. A ce moment le tube digestif se trouve nettement séparé du tube respiratoire.

Division. On distingue au pharynx trois parties :

1) Une *partie supérieure* ou *nasale* étendue de l'apophyse basilaire de l'os occipital jusqu'aux piliers postérieurs du voile du palais.

2) Une *partie moyenne* ou *buccale*, comprise entre les piliers postérieure du voile du palais et l'os hyoide.

3) Une *partie inférieure* ou *laryngienne* s'étendant de l'os hyoïde au bord inférieur du cartilage cricoïde.

Dimensions. Le pharynx, au repos, a une longueur de 12 à 14 centimètres, mais par suite de la contraction de ses muscles longitudinaux il peut se raccourcir au point de ne plus mesurer que 9 à 10 centimètres. Dans ce cas, son extrémité inférieure remonte jusqu'au niveau du corps de la 5e vertèbre cervicale.

La longueur de son diamètre transversal et de son diamètre antéro-postérieur varie aux différents endroits du pharynx et varie également avec l'état des muscles renfermés dans ses parois. Au repos, le pharynx se présente, sur des coupes transversales et dans ses deux parties inférieures, comme une simple fente transversale, par suite de l'affaissement de la paroi postérieure sur la paroi antérieure. Au contraire, dans sa partie nasale, le pharynx mesure en moyenne trois centimètres dans tous les sens.

Le pharynx offre à étudier une conformation externe et une conformation interne.

Conformation externe. Extérieurement le pharynx présente une paroi postérieure et deux parois latérales.

La *paroi postérieure* du pharynx est plane, elle descend le long de la face antérieure des six premières vertèbres cervicales, dont elle est séparée par les muscles long du cou et grand droit antérieur de la tête recouverts par l'aponévrose prévertébrale. Cette paroi postérieure est unie à cette aponévrose par un tissu conjonctif lâche, tissu cellulaire rétro-pharyngien, permettant le glissement du pharynx au devant de la colonne cervicale.

La *paroi latérale* est oblique en avant et en dedans ; elle se continue avec la paroi postérieure en formant un angle saillant dans sa partie supérieure, un angle arrondi dans sa partie inférieure. Cette paroi latérale s'insère en avant et de haut en bas :

au bord postérieur de l'aile interne de l'apophyse ptérygoïde entre le muscle péristaphylin interne et le muscle péristaphylin externe,

au crochet qui termine l'extrémité inférieure de cette aile,

au ligament ptérygo-maxillaire étendu entre le sommet de ce crochet et la face interne du maxillaire inférieur, derrière la troisième grosse molaire,

à l'extrémité postérieure de la ligne mylo-hyoïdienne,

au bord latéral de la langue en se continuant avec les fibres du muscle génio-glosse et du muscle transverse (muscle pharyngo-glosse). Toutes ces insertions se font par les fibres du muscle constricteur supérieur du pharynx.

Plus bas la paroi latérale s'insère, par les fibres du muscle constricteur moyen,

à la petite corne et à la grande corne de l'os hyoïde,

au ligament thyro-hyoïdien latéral.

Plus bas encore, la paroi du pharynx prend son insertion, par les ibres du muscle constricteur inférieur,

à la grande corne et à la face externe du cartilage thyroïde,

à la face externe et au bord inférieur du cartilage cricoïde.

Rapports. Cette paroi latérale du pharynx, ainsi tendue plus ou noins verticalement entre la colonne cervicale en arrière et les points l'attache antérieurs que nous venons d'énumérer, présente des rapports lifférents dans son tiers inférieur, dans son tiers moyen et dans son ie rs supérieur.

Dans son tiers inférieur ou dans sa *portion laryngienne*, la paroi atérale du pharynx est en rapport avec la gaine des gros vaisseaux du ou, renfermant l'artère carotide primitive en dedans, la veine jugulaire nterne en dehors, le nerf pneumo-gastrique en arrière et la branche lescendante du nerf hypoglosse en avant. En arrière et quelque peu n dehors de cette gaine, se trouve le cordon intermédiaire du sym- atique, reliant le ganglion cervical supérieur au ganglion cervical noyen. Entre l'os hyoïde et le cartilage thyroïde la carotide interne e bifurque en une branche interne, la carotidee xterne, et une branche xterne qui devient la carotide interne.

Dans son tiers moyen, ou *portion buccale*, la paroi latérale du harynx répond, de dedans en dehors, à la carotide externe et au com- nencement des branches qui en naissent : l'artère thyroïdienne supé- ieure, l'artère linguale, l'artère faciale, l'artère pharyngienne inférieure t l'artère occipitale ; à la carotide interne, au nerf pneumogastrique, à a branche descendante de l'hypoglosse et à la veine jugulaire interne ccompagnée de quelques ganglions lymphatiques.

La veine jugulaire interne reçoit à ce niveau une grosse branche, roisant transversalement la face antéro-externe de la carotide exter- e, branche qui est formée par la réunion de la veine faciale, de la eine linguale et de la veine thyroïdienne supérieure.

Entre la veine jugulaire interne et l'artère carotide interne, immé- iatement en dessous de l'origine de l'artère occipitale, on voit sortir e nerf grand hypoglosse qui devient transversal, croise la carotide xterne, pour s'enfoncer en dessous du tendon mitoyen du muscle igastrique, se mettre sur la face externe du muscle hyo-glosse recou- ert par le feuillet profond de l'aponévrose cervicale superficielle.

Dans son tiers supérieur ou *portion nasale*, la paroi latérale du pharynx présente des rapports plus compliqués. Elle forme la parc interne d'un espace triangulaire limité : en avant et en dehors, par l bord postérieur de la branche montante du maxillaire inférieur, un petite partie de la face postérieure du muscle ptérygoïdien externe e haut et toute l'étendue de la face interne du muscle ptéry-goïdie interne en bas ; en arrière, par la partie latérale de l'aponévros prévertébrale recouvrant les muscles prévertébraux ; en haut, par l base du crâne présentant l'orifice inférieur du canal carotidien, l trou déchiré postérieur, l'orifice du canal condylien, le trou sphénc épineux et le trou ovale. Cet espace est connu sous le nom de *triangl pharyngo-maxillaire*. Il est fermé, en avant, par la rencontre du muscl ptérygoïdien interne s'insérant dans la fosse ptérygoïdienne et la parc latérale du pharynx adhérant au bord postérieur de l'aile interne d apophyse ptérygoïde.

Quand on dissèque ce triangle par sa paroi postérieure et que l'o enlève tous les vaisseaux et tous les nerfs qui passent entre la parc latérale du pharynx et la face interne du muscle ptérygoïdien intern ainsi que la glande parotide, on voit que cet espace est divisé en deu arpties par le ventre postérieur du muscle digastrique, l'apophys styloïde, les muscles et les ligaments qui s'y insèrent, recouverts e dehors par le feuillet profond de l'aponévrose parotidienne ; tout cel réuni forme une cloison musculo-aponévrotique oblique en bas et e dedans, séparant l'une de l'autre : une loge externeou stylo-maxillair occupée par la glande parotide (loge parotidienne) et une log interne ou stylo-pharyngienne. La loge stylo-maxillaire est fermée e arrière par le muscle sterno-cléïdo-mastoïdien et la partie correspor dante de l'aponévrose parotidienne. En dedans de l'apophyse styloïd existe la loge stylo-pharyngienne. Sur une pièce où l'on n'a conservé qu les muscles, cette loge s'engage profondément jusqu'au point d réunion de la paroi latérale du pharynx avec le muscle ptérygoïdie interne, c'est-à-dire jusque contre la face postérieure de l'apophys ptérygoïde du sphénoïde où son fond est occupé par la portion verti cale du muscle péristaphylin externe.

Cette loge largement ouverte en arrière, y est limitée par la bas du crâne en haut, le bord postéro-latéral du pharynx en dedans et l muscle stylo-pharyngien en dehors.

Cet orifice triangulaire est fermé par une membrane aponévrotiqu se continuant, en dedans, avec l'aponévrose externe du pharynx ; e dehors, avec l'aponévrose d'enveloppe des muscles styliens et s'insérant sur la base du crâne immédiatement au devant du canal carotidien et du trou déchiré postérieur.

Cette *aponévrose stylo-pharyngienne* subdivise la loge stylo-pharyngienne en un compartiment antérieur et un compartiment postérieur.

Le compartiment antérieur, profond et anguleux, est occupé en haut, par la graisse ; il répond à la partie de la base du crâne traversée par le trou sphéno-épineux, par où passe l'artère méningée moyenne, et le trou ovale par où sort du crâne le nerf maxillaire inférieur. Ce nerf descend derrière le muscle ptérygoïdien externe pour sortir du triangle en passant au devant du muscle ptérygoïdien interne. La partie inférieure de sa paroi interne est occupée par l'amygdale.

Le compartiment postérieur, compris entre l'aponévrose stylo-pharyngienne et l'aponévrose prévertébrale, répond à la partie de la base du crâne traversée par le canal carotidien et le trou déchiré postérieur (loge stylo-pharyngo-prévertébrale). Les vaisseaux et les nerfs qui passent par ces orifices descendent dans ce compartiment postérieur en présentant des rapports variables d'après l'endroit où on les considère. Si on dissèque cette loge par sa paroi postérieure, on incise d'abord l'aponévrose prévertébrale pour tomber sur le cordon intermédiaire du sympathique reliant le ganglion cervical supérieur au ganglion cervical moyen. Après avoir relevé ce sympathique, il faut inciser la gaine aponévrotique des vaisseaux du cou ; on tombe alors sur le nerf laryngé inférieur, provenant du ganglion plexiforme du pneumo-gastrique et passant derrière la carotide interne, que l'on peut poursuivre en bas et en dedans jusqu'à la membrane thyro-hyoïdienne du larynx; puis l'artère carotide interne en dedans, le nerf pneumo-gastrique au milieu et la veine jugulaire interne tout à fait en dehors.

Si on soulève la veine jugulaire interne on tombe sur la branche externe du nerf spinal, se dirigeant obliquement en bas et en dehors pour gagner la face profonde du muscle sterno-cléido-mastoïdien. Si on soulève le nerf pneumo-gastrique on tombe sur le nerf grand hypoglosse et même, à la partie tout-à-fait supérieure, on voit ce nerf hypoglosse contourner la face postérieure du nerf vague. En soulevant l'autre carotide interne on voit la partie supérieure du nerf glosso-pharyngien. Au devant de tous ces organes on bute sur une aponévrose, reliant le bord postéro-latéral du pharynx aux muscles styliens, puis ventre postérieur du digastrique et muscle sterno-cléido-mastoïdien. C'est l'aponévrose stylo-pharyngienne.

Extrémité supérieure ou voûte du pharynx. Cette voûte s'attache, par du tissu conjonctif dense, à la base du crâne et cela sur une étendue comprise, en avant, entre la base des ailes internes des apophyses ptérygoïdes ; délimitée latéralement, par une ligne reliant la base de l'apophyse ptérygoïde à la face antérieure du canal carotidien en passant en dedans du trou sphéno-épineux et du trou ovale ; en arrière, par une ligne convexe en avant, tendue entre les deux épines du sphénoïde et passant au devant du tubercule pharyngien.

Conformation interne. Examiné par sa face interne le pharynx présente à étudier une paroi postérieure, une paroi antérieure, des parois latérales et une voûte.

La *paroi postérieure* du pharynx est lisse et régulière, recouverte par la muqueuse. On l'aperçoit en partie quand on regarde le fond de la cavité buccale.

La *paroi antérieure* n'appartient pas en propre au pharynx. Pour la voir on incise, sur la ligne médiane et de haut en bas, toute l'étendue de la paroi postérieure.

Cette paroi antérieure présente de haut en bas :

Les orifices postérieurs des fosses nasales, orifices rectangulaires à angles arrondis séparés l'un de l'autre par le bord postérieur libre du vomer. Ces orifices postérieurs laissent voir l'extrémité postérieure du cornet moyen et du cornet inférieur.

La face postérieure du voile du palais prolongeant en arrière le plancher des fosses nasales et se continuant en bas avec les piliers postérieurs. Quand ce voile du palais est relevé, il limite, par son bord inférieur, par ses piliers antérieurs et par la base de la langue, l'isthme du gosier. Quand il n'est pas relevé, ce voile du palais touche, par son bord libre, le dos de la langue ; en dessous de lui se trouve la portion verticale ou pharyngienne du dos de la langue, les replis glosso-épiglottiques avec les récessus du même nom, la base de l'épiglotte, aux bords latéraux de laquelle aboutissent les replis pharyngo-épiglottiques, l'orifice supérieur ou pharyngien du larynx, orifice triangulaire à angles arrondis, à grand diamètre antéro-postérieur oblique en bas et en arrière et enfin la face postérieure du larynx. De chaque côté de l'orifice supérieur du larynx on trouve une gouttière profonde, limitée en dehors par la face interne du cartilage thyroïde et en dedans par la face externe de la paroi latérale du larynx, ce sont les *gouttières latérales du pharynx*.

La *paroi latérale* doit être examinée dans sa portion nasale, dans la portion buccale et dans sa portion laryngienne.

Portion nasale. Dans sa *portion nasale* cette paroi latérale, tapissée par la muqueuse, présente l'orifice pharyngien du canal d'Eustache.

Cet orifice, entouré en arrière et en bas par une partie élargie de la portion cartilagineuse de la trompe d'Eustache ou pavillon de la trompe, est situé sur la même ligne horizontale que le cornet inférieur, à environ 1 centimètre au-dessus de la voûte palatine. Derrière cet orifice existe une dépression assez profonde connue sous le nom de fossette de Rosenmüller.

Portion buccale. A la limite de la portion nasale et de la portion buccale, on trouve un repli de la muqueuse formant le pilier postérieur, du voile du palais. Entre ce pilier postérieur et le pilier antérieur on voit, de chaque côté, une dépression triangulaire à base inférieure et à sommet supérieur, l'*excavation* ou la *loge amygdalienne*. La base de cette loge, oblique en bas et en arrière, correspond à la portion pharyngienne du dos de la langue ; le sommet, au bord inférieur du voile du palais. Cette loge est limitée en dehors par le muscle constricteur supérieur du pharynx recouvert par l'aponévrose. Elle répond par là à la partie inférieure de la loge pharyngo-maxillaire.

La muqueuse qui tapisse cette excavation triangulaire, modifiée dans sa constitution, forme un organe spécial appelé *amygdale*, de forme ovalaire à grand axe vertical et de dimensions variables d'après les individus. La face externe de l'amygdale repose sur le muscle constricteur supérieur dont quelques fibres se continuent avec le muscle transverse de la langue, (muscle *amygdalo-glosse)*. Elle est distante de la carotide interne d'environ 15 à 20 millimètres, cette carotide étant située plus ou moins en arrière, au niveau du bord latéral de la paroi postérieure du pharynx. Cette face externe est séparée de la carotide externe par une distance d'environ 2 centimètres. Quelquefois cependant la carotide externe, en se recourbant en crosse, peut toucher la face du pharynx vis à vis de l'amygdale et lui abandonner une artère tonsillaire.

La face interne de l'amygdale, libre, présente un grand nombre de dépressions en cul de sac, les *cryptes amygdaliennes*, dans lesquelles s'amassent des mucosités.

Portion laryngienne. La paroi latérale de la portion laryngienne du pharynx va en se retrécissant de haut en bas. Elle est formée par la muqueuse recouvrant la grande corne de l'os hyoïde, la membrane thyro-hyoïdienne avec le ligament thyro-hyoïdien-latéral, et la face interne du cartilage thyroïde ; elle limite en dehors la gouttière latérale du pharynx. Elle est soulevée par un petit repli de la muqueuse dû au passage du nerf laryngé supérieur.

La *paroi supérieure* représente un plan incliné en bas et en arrière se continuant avec la paroi postérieure en formant un angle obtus ouvert en avant. La muqueuse épaisse qui tapisse cette voûte est remarquable par sa grande richesse en tissu adénoïde ; elle est parsemée d'un grand nombre de sillons et de trous pénétrant dans la profondeur de la muqueuse en se divisant et se ramifiant. A cette partie modifiée de la muqueuse, rappelant assez bien par son aspect et sa structure l'amygdale située entre les piliers du voile du palais ou *amygdale palatine*, on donne le nom d'*amygdale pharyngienne.*

Cette amygdale pharyngienne occupe toute l'étendue de la voûte du pharynx. Elle envahit, en arrière, la partie supérieure de la paroi postérieure, et, de chaque côté, la partie supérieure des parois latérales jusqu'au niveau du pavillon de la trompe d'Eustache. Elle atteint son maximum de développement vers l'âge de 16 ans, époque à partir de laquelle elle semble soumise à un travail de régression.

Sur la ligne médiane de la voûte, un peu au devant de l'arc antérieur de l'atlas, on trouve fréquemment une petite dépression ou un petit orifice de la muqueuse conduisant dans une petite poche plus ou moins profonde, la *bourse pharyngienne*, dont on ignore la signification.

L'amygdale pharyngienne en haut, l'amygdale palatine de chaque côté, en bas l'amas des glandes folliculaires occupant la base de la langue et désigné quelquefois sous le nom d'amygdale linguale, forment par leur ensemble un anneau large et épais de tissu adénoïde (anneau lymphatique de WALDEYER), situé à la limite postérieure des fosses nasales et de la cavité buccale.

Structure du pharynx. Les parois du pharynx sont formées par une *couche de fibres musculaires striées* à direction longitudinale, (muscles stylo-pharyngien et pharyngo-staphylin), formant l'appareil dilatateur du pharynx et par une couche de muscles circulaires (muscles constricteurs supérieur, moyen et inférieur) formant l'appareil constricteur

ette couche musculaire est recouverte en dehors par un feuillet
onévrotique : l'*aponévrose péri-pharyngienne*. La face interne des
uscles est tapissée également par un feuillet aponévrotique recou-
rt lui-même par une couche glandulaire et la muqueuse.

Muscles longitudinaux.

Muscle stylo-pharyngien. C'est un des trois muscles du bouquet
RIOLAN. Il s'insère, par une extrémité rétrécie, à la face interne de
pophyse styloïde au dessus du styloglosse, puis se dirige en bas,
dedans et un peu en avant en s'élargissant insensiblement, gagne la
roi latérale du pharynx et y pénètre entre le constricteur supérieur
le constricteur moyen, pour descendre dans la paroi latérale du
arynx entre le constricteur moyen et la muqueuse. Les fibres pos-
ieures se terminent dans la paroi du pharynx, les fibres antérieures
nt s'insérer au bord latéral de l'épiglotte et au bord postérieur du
rtilage thyroïde. Ce muscle est contourné de dedans en dehors
r le nerf glosso-pharyngien. Il appartient aux muscles styliens et
ncourt à séparer la loge stylo-maxillaire de la loge stylo-pharyn-
nne.

Rapports. Il est en rapport en arrière avec les organes de la loge stylo-pharyngo-
vetébrale et surtout avec le nerf glosso-pharyngien qui le contourne, avec la
ne jugulaire interne, la carotide interne et le nerf pneumo-gastrique.

Action. Il raccourcit la partie supérieure du pharynx en même
nps qu'il la dilate transversalement ; il élève le larynx.

Muscle pharyngo-staphylin. Nous l'avons étudié avec les muscles
voile du palais.

Muscles circulaires.

Ils sont au nombre de trois. Ce sont des muscles plats présentant
bord supérieur et un bord inférieur libres, s'insérant par un bord
érieur sur les parties osseuses et cartilagineuses qui donnent
ache aux parois latérales du pharynx, tandis que par leur bord
stérieur ils s'insèrent à un raphé fibreux médian. Ces muscles sont
riqués les uns sur les autres de telle sorte que le muscle infé-
ır recouvre toujours en grande partie le muscle immédiatement
érieur.

Muscle constricteur inférieur. Le plus inférieur, le plus superficiel et
lus considérable des trois constricteurs, il a une forme membraneuse
rrégulièrement quadrilatère. Il naît au bord inférieur du cartilage
coïde, à la petite corne du cartilage thyroïde, à la face externe de

ce cartilage, derrière l'insertion du muscle sterno-thyroïdien, au bor supérieur et à la grande corne de ce cartilage et au ligament thyrc hyoïdien. De ces divers points d'insertion les fibres se dirigent e arrière : les inférieures horizontalement en arrière et en dedans, le moyennes et les supérieures obliquement en haut et en dedans, elle arrivent ainsi sur la ligne médiane de la face postérieure du pharyn où elles s'entrecroisent dans le raphé avec les fibres du côté opposé Les fibres supérieures recouvrent une grande partie du muscle con stricteur moyen.

Rapports. Ce muscle est recouvert par l'aponévrose péripharyngienne, et de plu en avant par le muscle sterno-thyroïdien et le lobe latéral du corps thyroïde. recouvre une partie du constricteur moyen et les insertions inférieures du musc stylo-pharyngien et du muscle pharyngo-staphylin. Son bord inférieur est soulev par le nerf laryngé inférieur. Son bord supérieur est séparé du constricteur moye par le nerf laryngé supérieur.

Action. Il rétrécit la partie inférieure du pharynx, élève à la fois l pharynx et le larynx.

Muscle constricteur moyen. Il a une forme triangulaire dont la bas répond au raphé médian de la paroi postérieure du pharynx, dont l sommet répond à l'os hyoïde. Son sommet naît de l'os hyoïde pa deux faisceaux distincts, l'un s'insère à la grande corne de l'os hyoïd l'autre à la petite corne et à une partie du ligament stylo-hyoïdien. D ces points d'origine les fibres vont en s'irradiant en arrière et e dedans, les inférieures obliquement en bas, les supérieures oblique ment en haut, les moyennes transversalement pour se terminer a raphé médian.

Rapports. Ce muscle est recouvert en grande partie par le constricteur inférieu il recouvre une partie du muscle constricteur supérieur, du muscle pharyngo-st phylin et stylo-pharyngien. Il est recouvert, tout près de l'os hyoïde, par les fibr les plus postérieures du muscle hyo-glosse, dont il est quelque peu séparé par passage de l'artère linguale. Son bord supérieur est séparé du constricteur supérie par le muscle stylo-pharyngien. Son bord inférieur est séparé du constricteur inf rieur par le nerf laryngé supérieur.

Action. Il rétrécit la portion buccale du pharynx en rapprochan la paroi postérieure de la paroi antérieure.

Muscle constricteur supérieur. C'est un muscle membraneux e irrégulièrement quadrilatère qui s'insère, en avant et de haut en bas au bord postérieur de l'aile interne de l'apophyse ptérygoïde entre le deux muscles péristaphylins, au bord convexe du crochet qui termin en bas cette aile interne, au ligament ptérygo-maxillaire, à l'extrémité postérieure de la ligne oblique interne du maxillaire inférieur, au bord latéral de la langue où il se continue avec quelques fibres du muscle génio-glosse (muscle pharyngo-glosse.)

De ces points d'insertion les fibres se dirigent en arrière, puis en dedans, pour s'entrecroiser dans le raphé avec les fibres du muscle du côté opposé.

Aponévrose. Le bord supérieur du muscle constricteur supérieur du pharynx n'arrive pas à la base du crâne, mais il s'en trouve séparé sur une distance d'environ 15 millimètres. Cet espace est fermé par une membrane aponévrotique, l'*aponévrose pharyngienne*, que l'on divise en deux parties : l'une correspond à la paroi postérieure du pharynx, c'est l'*aponévrose céphalo-pharyngienne ;* l'autre correspond à la paroi latérale du pharynx ou *aponévrose pétro-pharyngienne.*

L'aponévrose céphalo-pharyngienne s'insère à la base du crâne suivant une ligne transversale, à convexité antérieure, reliant les bords antérieurs des orifices carotidiens, en passant sur la face inférieure de l'apophyse basilaire de l'os occipital au devant du tubercule pharyngien. Son bord latéral se continue avec l'aponévrose pétro-pharyngienne. Celle-ci s'insère à la base du crâne suivant une ligne, oblique en avant et en dedans, reliant le bord antérieur du canal carotidien à la base du bord postérieur de la lame interne de l'apophyse ptérygoïde, en passant en dedans de l'épine du sphénoïde, du trou sphéno-épineux et du trou ovale. Le bord antérieur de cette aponévrose s'insère au bord postérieur de la lame interne de l'apophyse ptérygoïde entre les deux muscles péristaphylins. L'aponévrose pharyngienne, arrivée au bord supérieur du muscle constricteur supérieur du pharynx, se dédouble en un feuillet interne et un feuillet externe. Le feuillet interne tapisse la face profonde de la couche musculaire en diminuant insensiblement d'épaisseur, de façon à se confondre avec le tissu cellulaire sous-muqueux. Le feuillet externe recouvre les parois latérales et postérieure du pharynx en portant le nom d'*aponévrose péripharyngienne.* Celle qui recouvre la paroi postérieure peut se poursuivre jusque sur l'œsophage, elle est séparée de l'aponévrose prévertébrale par du tissu conjonctif lâche. Celle qui recouvre la paroi latérale peut se poursuivre également jusque sur l'œsophage. C'est une dépendance de cette aponévrose péripharyngienne qui forme l'*aponévrose stylo-pharyngienne.*

Muqueuse. La muqueuse du pharynx se continue avec les muqueuses des cavités voisines : en avant, par les ouvertures postérieures des fosses nasales avec la muqueuse nasale, par l'isthme du gosier avec la muqueuse buccale, par l'orifice pharyngien du larynx avec la muqueuse laryngienne ; sur la paroi latérale, la muqueuse du pharynx se continue, par la trompe d'EUSTACHE, avec la muqueuse de la caisse du tympan. Cette muqueuse est riche en tissu adénoïde : tissu réticulaire, follicules clos et glandes folliculeuses réunis en amas plus ou moins compacts formant l'*amygdale pharyngienne* et les *amygdales palatines.* Elle est riche aussi en glandes acineuses qui forment une couche continue sur la face postérieure du voile du palais et sur la partie supérieure de la paroi postérieure du pharynx.

Vaisseaux et nerfs. Artères. L'artère principale du pharynx est l'*artère pharyngienne inférieure*, branche de la carotide externe.

Comme artère accessoire on y trouve encore des ramifications de l'artère vidienne et de l'artère ptérygo-palatine (branches de la maxillaire interne), de la thyroïdienne supérieure (branche de la carotide externe) et de la palatine ascendante (branche de la faciale).

Veines. Les veines forment plexus à mailles serrées dans les parois du pharynx et se déversent finalement dans la jugulaire interne.

Lymphatiques. Les lymphatiques se rendent dans les ganglions profonds du cou.

Nerfs. Les nerfs forment plexus dans la paroi du pharynx.

A la constitution de ce plexus prennent part des filets des nerfs pneumo-gastrique, glosso-pharyngien et sympathique.

En dehors du stylo-pharyngien, qui reçoit une branche du nerf glosso-pharyngien, tous les autres muscles sont innervés par le plexus pharyngien sans qu'on puisse exactement établir la partie qui revient soit au glosso-pharyngien, soit au pneumo-gastrique.

3° OEsophage.

Définition. L'œsophage est la portion du canal digestif qui unit le pharynx à l'estomac.

Situation. C'est un conduit musculo-membraneux étendu du bord inférieur du corps de la 6e vertèbre cervicale, où il se continue avec le pharynx, jusqu'au niveau du bord inférieur de la 10e vertèbre dorsale où il se continue avec l'estomac. Il occupe successivement la partie 'érieure de la région cervicale, la région thoracique et une partie de cavité abdominale.

Dimensions. L'extrémité supérieure de l'œsophage est distante des :isives supérieures d'environ 15 centimètres. L'œsophage lui-même a moyenne, chez l'homme adulte, une longueur de 25 centimètres. Il ;ulte de là que l'orifice inférieur de l'œsophage est distant des inci-'es supérieures d'environ 40 centimètres.

Le diamètre transversal de l'œsophage est fort variable ; l'œso-age est la portion la plus rétrécie du canal digestif. Sur le cadavre ·st ordinairement affaissé sur lui-même, aussi la lumière du canal paraît-elle, sur des coupes transversales, comme une fente étoilée e à des plis longitudinaux de la muqueuse. Vers sa partie inférieure ; plis s'effacent et l'œsophage est béant. Sur le vivant, il paraît que : affaissement des parois n'a lieu que dans la portion cervicale et e la cavité œsophagienne est distendue, par la pression négative de :age thoracique et par les gaz de l'estomac, sur toute la longueur de portion thoracique. Le moule de la cavité œsophagienne est cylin-que, présentant un diamètre moyen de 25 à 30 millimètres. Ce ·ule présente cependant trois parties plus étroites : à l'origine même l'œsophage, en dessous du constricteur inférieur du pharynx (6ᵉ et vertèbre cervicale), au niveau de la bronche gauche (5ᵉ vertèbre :sale) et au niveau du diaphragme (9ᵉ vertèbre dorsale).

Direction. L'œsophage est situé, sur toute sa longueur, au devant la colonne vertébrale dont il suit plus ou moins exactement toutes courbures. Il ne conserve pas cependant, sur toute sa longueur, une sition nettement médiane. Médian à son origine, entre le bord infé-ur du cartilage cricoïde et le corps de la 6ᵉ et 7ᵉ vertèbre cervicale, il vie un peu à gauche à la partie inférieure du cou jusqu'au niveau corps de la 4ᵉ vertèbre dorsale ; là, il s'infléchit à droite pour re-gner la ligne médiane, le long de laquelle il descend jusqu'au niveau bord supérieur de la 8ᵉ vertèbre dorsale. A partir de ce point ·sophage dévie de nouveau à gauche, pour traverser l'orifice œso-agien du muscle diaphragme, pénétrer dans la cavité abdominale et continuer avec l'estomac, sur la face latérale gauche de la 10ᵉ ou vertèbre dorsale.

Rapports. Pour étudier les rapports de l'œsophage on le divise en ois parties : *cervicale*, *thoracique* et *abdominale*.

Portion cervicale. La portion cervicale de l'œsophage est située entre la trachée-artère et la colonne vertébrale, depuis le corps de 6e vertèbre cervicale jusqu'au bord supérieur du corps de la 3e ve tèbre dorsale.

En avant il répond à la trachée-artère à laquelle il est uni p un tissu conjonctif dense. Dans toute la partie inférieure de la régio cervicale, il déborde quelque peu cette trachée à gauche et vie en rapport avec les vaisseaux thyroïdiens inférieurs ; dans le sillo ainsi formé passe le nerf laryngé inférieur gauche. Au devant de partie supérieure de la trachée on trouve le corps thyroïde, du bo inférieur duquel sortent les veines thyroidiennes inférieures allant jeter dans le tronc veineux brachio-céphalique gauche.

Plus superficiellement on trouve les muscles sterno-thyroïdien omo-hyoïdiens et sterno-hyoïdiens recouverts par l'aponévrose cerv cale moyenne, l'aponévrose cervicale superficielle tendue entre l deux muscles sterno-cléïdo-mastoïdiens, puis le pannicule adipeux la peau.

En arrière, l'œsophage répond à l'aponévrose prévertébrale et au muscles longs du cou qui le séparent de la colonne cervico-dorsal

Latéralement, il répond, en haut, au lobe latéral du corps thyroïd sur toute sa longueur, à la gaine des gros vaisseaux renfermant la car tide primitive, la veine jugulaire interne et le nerf pneumo-gastriqu en bas encore à l'artère thyroïdienne inférieure. Ces rapports sont pl intimes à gauche qu'à droite. A droite la face latérale de l'œsopha est encore en rapport avec le nerf laryngé inférieur.

Portion thoracique. Dans la cage thoracique, l'œsophage est sit dans ce qu'on appelle le *médiastin postérieur*. On donne le nom *médiastin* à la cavité médiane de la cage thoracique comprise entre colonne vertébrale en arrière, le sternum en avant, la face inter des deux poumons recouverts par les plèvres en dehors. Cette cavi médiane est divisée en deux par le cœur et les gros vaisseaux q partent de sa base : au devant du cœur existe le *médiastin antérieu* en arrière du cœur se trouve le *médiastin postérieur*. C'est dans le m diastin postérieur que passe la portion thoracique de l'œsophage. Il est en rapport, *en avant, jusqu'au niveau du corps de la 5e vertèb dorsale*, immédiatement avec la face postérieure de la trachée-artèr avec la bifurcation de cette trachée et principalement avec la fac postérieure de la bronche gauche, à cause de la déviation de l'œs phage à gauche et d'une légère déviation à droite de la trachée-artè e-même. Au devant de la trachée et quelque peu en rapport immé- ıt avec l'œsophage, on trouve encore la face postérieure de la crosse l'aorte et les troncs qui en partent : le tronc artériel brachio-cépha- ue à droite, la carotide primitive et l'artère sous-clavière à gauche. ı-dessus et au-devant de la crosse aortique, passe le tronc veineux achio-céphalique gauche recouvert par le thymus chez l'enfant, et le su conjonctif qui le remplace chez l'adulte; enfin le sternum avec ısertion inférieure des muscles sterno-thyroïdien et sterno-hyoïdien.

En dessous du corps de la 5e vertèbre dorsale, l'œsophage est en ›port, en avant, avec les nombreux ganglions interbronchiques qui le ›arent de la face postérieure de l'artère pulmonaire et de sa division ; ıs, par l'intermédiaire du péricarde, avec la face postérieure de la rtion auriculaire gauche du cœur.

En arrière, l'œsophage répond à la colonne vertébrale jusqu'au 'eau du corps de la 5e vertèbre dorsale, séparé de cette colonne par artères intercostales droites ; plus bas, il quitte quelque peu cette onne, dont il est séparé par le passage du canal thoracique, de là ınche anastomotique reliant les veines azygos gauches à la grande ne azygos droite, et inférieurement par l'aorte thoracique et la grande ne azygos elle-même.

Dans cette partie inférieure de la cage thoracique, à partir du 'ps de la 5e vertèbre dorsale, l'œsophage est encore en rapport avec deux nerfs pneumo-gastriques, dont le droit occupe la face antérieure le gauche la face postérieure.

La *face latérale gauche* de l'œsophage, dans sa partie supérieure, en rapport avec la carotide primitive et l'artère sous-claviaire ıches recouvertes par la plèvre médiastine, qui la séparent de la face erne du poumon. Plus bas elle est séparée du poumon par la crosse l'aorte (au niveau du corps de la 4e vertèbre dorsale). Plus bas :ore la face latérale gauche est croisée par la bronche gauche, en- ırée de volumineux ganglions bronchiques, puis vient en rapport :c l'aorte thoracique.

La *face latérale droite* est en rapport avec la plèvre médiastine ›ite qui la sépare des poumons. Cette plèvre médiastine ne tapisse s seulement la face latérale de l'œsophage, mais elle s'engage :ore entre l'œsophage et la colonne vertébrale de manière à for- :r à ce niveau un cul de sac pleural généralement peu profond.

Portion abdominale. Arrivé dans la cavité abdominale, l'œsophage se dirige en bas et à gauche, se dilate insensiblement en forme d'e tonnoir pour se continuer, sans ligne de démarcation précise, av l'estomac. Cette portion abdominale de l'œsophage, longue d'envir 3 centimètres, est entourée par le péritoine. Elle vient en rappo en avant, avec le bord postérieur du lobe gauche du foie et le ne pneumo-gastrique droit ; en arrière, avec le pilier correspondant diaphragme, le nerf pneumo-gastrique gauche et l'aorte ; à gauche, av le grand cul de sac de l'estomac ; à droite, avec le lobule de SPIEG du foie.

Extrémité inférieure de l'œsophage. Elle se continue avec l'estoma Cette extrémité inférieure, projetée ser les parois de la cage thoraciqu correspond, *en arrière*, au ménisque interarticulaire séparant la 10e la 11e vertèbre dorsale, ou à l'apophyse épineuse de la 9e vertèb dorsale ; *en avant*, au point de réunion du 7e cartilage costal avec sternum.

Structure. Les parois de l'œsophage, épaisses d'environ 2 mil mètres, sont formées de dehors en dedans :

1°) Par une couche de *tissu conjonctif* lâche qui relie l'œsopha aux organes voisins.

2°) Par une *couche musculaire* formée de fibres *striées* en haut *lisses* en bas. Cette couche est double : l'externe est formée de fib longitudinales, l'interne de fibres circulaires. Quelques fibres reli quelquefois cette couche aux organes voisins : bronche gauche, plè médiastine, pourtour du trou œsophagien du diaphragme, etc.

3) Une *sous-muqueuse* formée de tissu conjonctif lâche permetta à la muqueuse de se plisser pendant les contractions de la couc musculaire. Ces plis s'effacent par la distension.

4) Dans l'épaisseur de la *muqueuse* on trouve une couche mus laire spéciale : la *musculaire de la muqueuse.*

Cette muqueuse est riche en *glandes* acineuses situées, soit dehors, soit dans l'épaisseur même de la musculaire de la muqueu Elles sont éparpillées sur toute la longueur de l'œsophage, mais so plus nombreuses dans le voisinage immédiat du cardia *(glandes c diaques).*

Vaisseaux et nerfs. Les *artères* de l'œsophage sont fournies p l'*artère thyroïdienne inférieure*, par les *artères œsophagiennes* provena directement de l'aorte thoracique, par l'*artère coronaire stomachique* les *artères diaphragmatiques inférieures.*

Les *veines* forment plexus dans l'épaisseur des parois de l'œsophage et autour de l'œsophage. Elles vont se déverser en partie dans la *veine porte* par la *veine coronaire stomachique*, en partie dans la *veine cave*, par les *veines thyroïdiennes*, *péricardiques*, *bronchiques*, etc. Les plexus veineux de l'œsophage établissent ainsi une anastomose entre le système de la veine porte et celui de la veine cave supérieure.

Les *lymphatiques* se rendent dans les ganglions périœsophagiens du médiastin postérieur.

Les *nerfs* proviennent de *nerfs récurrents*, des deux *nerfs pneumogastriques* et des *filets sympathiques* venant du plexus aortique.

Partie sous-diaphragmatique du canal digestif.

Cette partie remplit la presque totalité de la cavité abdominale. Elle comprend l'*estomac*, l'*intestin grêle* et le *gros intestin* avec les glandes annexes : le *foie* et le *pancréas*.

Pour faire comprendre la situation et les rapports de ces parties, les anciens anatomistes ont divisé la cavité abdominale en neuf régions, par deux plans horizontaux et par deux plans verticaux. Le plan horizontal supérieur passe par la partie la plus déclive des rebords costaux. Le plan horizontal inférieur passe par les deux épines iliaques antérieures et supérieures. Ces deux plans délimitent trois zones horizontales superposées : une supérieure ou *épigastrique*, une moyenne ou *mésogastrique* et une inférieure ou *hypogastrique*.

Chacune de ces zones est divisée à son tour en trois régions par deux plans verticaux. Pour la zone mésogastrique et la zone hypogastrique, ces plans verticaux longent le bord externe des muscles droits de l'abdomen et divisent ainsi la zone moyenne en une région médiane, *région ombilicale*, et deux régions latérales : les *flancs* ou *régions lombaires* ; ils divisent la zone inférieure également en une région moyenne : l'*hypogastre*, et deux régions latérales : les *régions iliaques*. La zone supérieure est subdivisée, en une partie médiane et en deux parties latérales, par les rebords costaux : une région médiane ou *épigastrique*, s'étendant latéralement jusqu'au rebord costal, en haut, jusqu'au sternum ; en bas, jusqu'à la région mésogastrique. Les régions latérales sont situées sous les cartilages des côtes : ce sont les *hypochondres*.

1°) Estomac.

Définition. L'estomac est la partie dilatée du tube intestinal comprise entre l'œsophage et l'intestin grêle. Il est destiné à recevoir les aliments et à leur faire subir des modifications importantes qui aboutissent à la formation du chyme.

Situation. L'estomac est situé dans la partie supérieure de la cavité abdominale, au dessus de la cloison transversale formée par le mésocolon transverse, en dessous du diaphragme. Il remplit presque à lui seul tout l'hypochondre gauche et occupe aussi une grande partie de l'épigastre.

Fixation. Il est maintenu dans cette situation par l'œsophage et le duodénum qui sort deux parties fixes, puis par des replis du péritoine qui le relient à la face inférieure du foie (*ligament gastro-hépatique*), à la face inférieure du diaphragme *(ligament phrénico-gastrique)*, à la rate *(ligament gastro-liénal)* et au colon tranverse.

Forme. La forme de l'estomac est excessivement variable et dépend de son état de réplétion. Modérement distendu, il a la forme d'un cône à base supérieure et à sommet inférieur ; celui-ci est recourbé en dedans de façon à décrire, avec la partie verticale, un angle ouvert en arrière, en haut et à droite.

Direction. Dans cet état de distension modérée l'estomac présente, dans la plus grande partie de son étendue, une direction nettement verticale. Ce cône vertical occupe presque toute l'étendue de l'hypochondre gauche ; arrivé dans l'épigastre, il se coude brusquement sur lui-même pour devenir transversal, passer au devant du corps de la 2e vertèbre lombaire et là se continuer avec la partie fixe de l'intestin grêle connu sous le nom de duodénum.

Division. On considère à l'estomac une partie moyenne appelée *corps* ; une partie gauche élargie et arrondie, espèce de calotte hémisphérique appliquée contre la base du cône stomacal : le *grand cul-de-sac* ; une partie droite présentant aussi un renflement plus ou moins apparent : l'*antre du pylore.*

Rapports. Pour décrire l'estomac on lui considère : une face antérieure, une face postérieure, un bord droit ou petite courbure, un bord gauche ou grande courbure, une extrémité supérieure ou œsophagienne (le *cardia*) et une extrémité inférieure, le *pylore.*

Face antérieure. La face antérieure de l'estomac est convexe. Dans la plus grande partie de son étendue elle est située dans l'hypochondre gauche, où elle vient en rapport avec une partie de la face inférieure concave du diaphragme qui la sépare du cœur, de la base du poumon auche, du sinus-phrénico-costal, des 6e, 7e, 8e et 9e côtes gauches et es espaces intercostaux correspondants. Dans l'épigastre, la face antéieure de l'estomac, dans sa partie voisine de la courbure droite, est intiement recouverte par la face inférieure du lobe gauche et du lobe arré du foie. La partie voisine de la courbure gauche répond directeent à la paroi abdominale antérieure (espace semi-lunaire de RAUBE). Ce dernier rapport est le plus important, il n'existe que ur un estomac modérément distendu, il s'agrandit considérablement ur les estomacs dilatés et peut disparaître complètement sur un stomac vide et revenu sur lui-même.

Face postérieure. La face postérieure de l'estomac répond, *dans sa artie verticale* et en allant de haut en bas, à la face inférieure conave du diaphragme, à la portion verticale du diaphragme, au panréas avec les vaisseaux spléniques, à la capsule surrénale gauche, la partie supérieure du rein gauche, à la face supérieure du mésocoon qui la sépare des circonvolutions intestinales. Au niveau de sa *artie horizontale*, l'estomac passe au devant du corps de la 2e verèbre lombaire et là répond à la tête du pancréas, aux piliers du iaphragme, à l'aorte abdominale, et plus à gauche à la 3e portion u duodénum, l'angle duodéno-jéjunal et le commencement de l'intesn grêle proprement dit. Cette face postérieure de l'estomac forme la aroi antérieure de l'arrière-cavité des épiploons.

Bord droit. Le bord droit ou *petite courbure* de l'estomac se continue n haut, au niveau du corps de la 10e vertèbre dorsale, avec le bord roit de l'œsophage, il descend verticalement en bas, à gauche de la olonne vertébrale, jusque près du bord inférieur de la première verèbre lombaire, là il se coude brusquement à droite, devient transveral, même un peu oblique en haut et à gauche pour se continuer vec le bord supérieur du duodénum sur la face latérale droite e la première vertèbre lombaire. Ce bord droit donne insertion au epli du péritoine qui relie l'estomac à la face inférieure du foie : *piploon gastro-hépatique*. Il est longé par l'*artère coronaire stomachique* t par l'*artère pylorique* et répond au tronc cœliaque, au lobule de PIEGEL et au plexus solaire.

Bord gauche. Le bord gauche ou *grande courbure* de l'estomac ommence au bord gauche du cardia, contourne la grosse tubérosité e l'estomac, étant en rapport avec la face inférieure du diaphragme. Cette partie de l'estomac, projetée sur la cage thoracique, correspond à la cinquième côte ou à l'articulation du cartilage de la sixième côt avec le sternum. Le bord gauche vient ensuite en rapport avec la fac interne de la rate. Il descend alors le long de la portion verticale d l'estomac, se recourbe à droite pour se continuer avec le bord inférieu du duodénum. Le bord gauche de la portion horizontale de l'estoma constitue la partie la plus déclive, ce bord descend généralement su la ligne médiane jusque à quelques centimètres au-dessus de l'ombilic Un peu avant d'arriver au pylore ce bord gauche présente un encoche, puis une partie dilatée, l'*antre du pylore.*

Le bord gauche donne insertion au *ligament gastro-liénal* et a *grand épiploon.* Il est longé par les *artères gastro-épiploïques droite* *gauche* et par les *vaisseaux courts.* Il correspond, dans la plus grand partie de son étendue, au colon transverse.

Extrémités. L'estomac présente deux extrémités : une supérieur ou *œsophagienne* et une inférieure, *duodénale* ou *pylorique.*

L'*extrémité supérieure* s'appelle *cardia;* elle se continue ave l'œsophage et est située sur la face antéro-latérale gauche de la 10e ve tèbre dorsale au devant du pilier correspondant du muscle diaphragm à environ 2 centimètres de la ligne médiane.

L'*extrémité inférieure* ou *pylore* est indiquée extérieurement pa une dépression circulaire ou *sillon pylorique.* Elle est située sur la fac latérale droite de la première vertèbre lombaire, à environ 3 ou 4 ce timètres de la ligne médiane, à environ 7 ou 8 centimètres en desso du cardia.

Ces rapports de l'estomac ne sont valables que pour autant qu l'estomac est moyennement distendu. Quand l'estomac se vide et qu ses parois s'affaissent, il est généralement refoulé en totalité dar l'hypochondre gauche par la distension des masses intestinales. L portion voisine du cardia seule est fixe ; le pylore se déplace en c sens que, dans ces conditions, il se met sur la ligne médiane direct ment au devant du corps de la 1e vertèbre lombaire. Quand au co traire l'estomac est fortement distendu, il refoule en bas les circo volutions intestinales et le colon transverse, et vient en rapport ave la paroi abdominale sur une étendue beaucoup plus considérabl De plus, le pylore, pendant ce mouvement de distension, se déplac il remonte en haut et en arrière sur la face latérale droite de la 1e ve tèbre lombaire.

Structure de l'estomac. Les parois de l'estomac sont formées pa les mêmes couches que l'œsophage. Ce sont, en allant de dehors en dedans, 1° la *conjonctive externe*, 2° la *musculaire*, 3° la *sous-muqueuse* et 4° la *muqueuse*.

Ces parois ont une épaisseur de deux millimêtres environ, même pendant une réplétion modérée. Cette épaisseur augmente de gauche à droite, de manière que le grand cul de sac est la partie la plus mince et le pylore, la partie la plus épaisse.

La *conjonctive externe* est représentée par une *séreuse*, fournie par le péritoine. Elle recouvre toute la surface de l'estomac, à l'exception de l'espace que les troncs vasculaires parcourent le long des deux courbures. Cet espace est plus étroit à la grande qu'à la petite courbure. La tunique séreuse commence à la petite courbure par les deux feuillets du *petit épiploon* qui s'écartent à la petite courbure, de manière que l'antérieur tapisse la face antérieure et le postérieur, la face postérieure de l'estomac. Arrivés à la grande courbure ils se réunissent de nouveau, pour former le *grand épiploon* ; au niveau du grand cul de sac ils vont donner naissance au *ligament gastro-splénique*. De chaque côté du cardia la séreuse forme, en se jetant sur le diaphragme, un petit repli, le *ligament phrénico-gastrique* droit et gauche.

La *tunique musculaire* a une épaisseur d'un millimètre. Son épaisseur surpasse celle qu'elle offre dans les autres régions du tube digestif, à l'exception du pharynx, de l'œsophage et du rectum.

Elle présente une structure un peu plus compliquée qu'au niveau de l'œsophage et de l'intestin. On y distingue une couche de fibres longitudinales et deux couches de fibres circulaires.

La couche de *fibres longitudinales* est la continuation immédiate de celle de l'œsophage ; elle forme le plus externe des trois plans musculaires. Ses fibres descendent en couche continue le long de la petite courbure, tandis que sur le reste de l'estomac elles s'écartent les unes des autres et descendent obliquement sur les deux faces de l'estomac en formant une couche de plus en plus faible. Elles se rapprochent à nouveau dans le voisinage du pylore et s'y continuent directement avec la couche des fibres longitudinales du duodénum, sans entrer directement dans la formation de la valvule pylorique. Elles resserrent dans ce dernier point les tuniques sous-jacentes en un repli qui constitue la valvule pylorique.

Certains auteurs admettent cependant qu'un certain nombre des fibres de cette couche se terminent au pylore. Il s'en suivrait que la contraction des muscles longitudinaux amènerait un élargissement de l'ouverture pylorique.

La *couche moyenne*, la plus forte, est formée de fibres circulaires qui entourent l'estomac perpendiculairement à son axe. Elles se portent de la petite courbure vers la grande. Cette couche est surtout épaisse au pylore où elle soulève la muqueuse et constitue la *valvule pylorique.*

La *couche profonde* ou *interne* est formée de fibres obliques. On la rencontre surtout dans la portion gauche de l'estomac. Ces fibres se mettent en quelque sorte à cheval sur la partie de la grande courbure voisine du cardia et de là s'épanouissent dans les deux parois de l'estomac, en devenant ainsi de véritables fibres ansiformes.

Sous la tunique musculaire on rencontre la *sous-muqueuse.* Epaisse et peu adhérente à la tunique musculaire, elle permet, lorsque l'estomac est revenu sur lui-même, le plissement de la muqueuse à laquelle elle est intimement unie.

La *tunique muqueuse* est très résistante mais aussi très extensible et élastique. Sa coloration varie considérablement sur le cadavre. A l'état de vacuité elle présente de nombreux plis dont la direction est longitudinale dans le voisinage du pylore, et rayonnante près du cardia.

La muqueuse comme la tunique musculaire est plus épaisse près du pylore que dans les autres parties de l'estomac. Elle forme, avec une partie épaissie de la couche des fibres musculaires circulaires, la *valvule pylorique.* Celle-ci se présente sous forme d'un repli circulaire formé par deux feuillets adossés de la muqueuse entre lesquels se rencontrent des fibres circulaires de la couche musculaire moyenne.

Cette muqueuse est riche en glandes tubuleuses qui constituent les *glandes à pepsine.* D'après certains calculs il en existerait 10.000 par centimètre carré, de telle sorte que la muqueuse d'un estomac de dimension moyenne en possèderait environ cinq millions.

Vaisseaux et nerfs. Les *artères* de l'estomac, très volumineuses et très nombreuses, viennent toutes du tronc cœliaque. Ce sont : 1° l'*artère coronaire stomachique*, 2° la *pylorique* et la *gastro-épiploïque droite*, branches de l'hépatique ; 3° la *gastro-épiploïque gauche* et les *vaisseaux courts*, fournis par la splénique.

Ces artères forment un cercle artériel presque complet autour de l'estomac. De ces artères partent des branches collatérales destinées à nourrir tous les éléments constituants des parois de l'estomac.

Les *veines* accompagnent les artères et se jettent en partie dans la *veine splénique* et la *veine mésentérique supérieure*, en partie directement dans le tronc de la *veine porte*.

Les *lymphatiques* forment un réseau superficiel et un réseau profond ; ils se réunissent le long des deux courbures en troncs plus volumineux. Ceux-ci traversent les ganglions échelonnés le long de ces courbures ; les vaisseaux efférents de ces derniers se rendent ensuite dans le canal thoracique.

Les *nerfs* proviennent des deux nerfs vagues qui se ramifient sur les deux faces de l'estomac et aussi du plexus solaire du grand sympathique.

2°) Intestin grêle.

C'est la portion du tube digestif qui relie l'estomac au gros intestin. Il est formé d'une partie supérieure profondément située dans la cavité abdominale, appliquée par le péritoine contre la face antérieure de la paroi abdominale postérieure, partie fixe et immobile, d'une longueur d'environ douze travers de doigts, appelée *duodénum;* et d'une partie inférieure, plus superficielle, enveloppée presque complètement par le péritoine, reliée à la paroi postérieure de la cavité abdominale par un long repli du péritoine, le *mésentère*, partie mobile ou flottante appelée *jéjuno-ilion*. La longueur de l'intestin grêle est variable, elle atteint en moyenne 7 à 8 mètres. Le diamètre transversal va en se rétrécissant de haut en bas, de sorte que dans son ensemble il a une forme d'entonnoir.

Duodénum.

Définition. Le duodénum est la première partie de l'intestin grêle, la partie immobile, fixée contre la colonne lombaire grâce à ses connexions avec les parties voisines.

Situation. Il commence sur la face latérale droite de la première vertèbre lombaire où il est séparé de l'estomac par la dépression et la valvule pyloriques, et se termine, après avoir décrit une courbe à concavité dirigée en haut et à gauche, sur la face latérale gauche du corps de la deuxième vertèbre lombaire près de son bord supérieur, pour se continuer sans ligne de démarcation précise avec l'intestin grêle proprement dit.

Direction. Du pylore le duodénum se dirige en arrière, en haut et à droite jusqu'à la face inférieure du col de la vésicule biliaire ; là, il change de direction et se recourbe en bas pour descendre d'abord le long de la face latérale droite de la colonne lombaire. Dans cette partie de son trajet il incline cependant légèrement en dedans, de telle sorte qu'arrivé vers l'extrémité inférieure du rein droit il se trouve situé sur la ligne médiane, au niveau de la partie supérieure du corps de la troisième vertèbre lombaire immédiatement au devant de l'aorte. Là il se recourbe une deuxième fois en haut et à gauche pour s'étendre jusque sur la face latérale gauche de la partie supérieure du corps de la deuxième vertèbre lombaire où il recourbe brusquement en bas, en formant un angle saillant, appelé angle ou courbure duodéno-jéjunale. De la partie saillante de cet angle part un faisceau de fibres musculaires lisses, qui se dirige en haut et en dedans, en dessous du pancréas, pour se terminer sur le pilier correspondant du muscle diaphragme ; c'est le *muscle suspenseur du duodénum.*

Fixation. Le duodénum est maintenu en place : par le péritoine qui passe au devant de lui et qui l'applique directement contre la face antérieure de la paroi abdominale postérieure ; par ses connexions avec le pancréas (canal de Wirsung), avec le foie (canal cholédoque), avec l'aorte (vaisseaux pancréatiques et mésentériques), et enfin par le muscle suspenseur du duodénum reliant l'angle duodéno-jéjunal à l'orifice aortique du diaphragme.

Division. D'après sa direction le duodénum a été divisé en trois portions : une première *portion horizontale*, une deuxième *portion descendante* et une troisième *portion oblique.*

Rapports. La première portion ou portion horizontale du duodénum s'étend depuis la face latérale droite de la première vertèbre lombaire jusqu'en dessous du col de la vésicule biliaire, en contournant quelque peu la face latérale de la vertèbre.

Elle est tapissée par le péritoine sur sa face antérieure et sur sa face postérieure. Son rapport principal est celui qu'elle affecte en avant et en haut, sur toute son étendue, avec la face inférieure du lobe carré du foie et avec le col de la vésicule biliaire auquel elle est unie par un repli du péritoine. Son rapport avec le foie lui a fait donner le nom de *portion hépatique.* La partie du duodénum voisine du pylore peut encore venir en rapport avec le colon transverse.

En arrière, le duodénum répond à l'artère hépatique et à l'artère astro-épiploïque droite qui en provient et qui descend verticalement errière sa partie horizontale. Il répond encore à la veine porte et à ne partie du pancréas.

En haut, il donne insertion à la partie droite de l'épiploon gastro-épatique appelée encore *ligament hépato-duodénal*.

En bas, il donne insertion à la partie droite du grand épiploon.

La deuxième portion ou *portion descendante* est en contact, sur oute sa longueur, avec la partie antéro-interne des deux tiers inférieurs du rein droit. On l'appelle encore *portion rénale*. Elle s'étend epuis la face latérale droite de la première jusque sur la face antérieure du corps de la troisième vertèbre lombaire dont elle est séparée ar l'aorte. Le péritoine passe simplement au devant de cette portion escendante et l'applique intimement contre les organes situés sur la aroi abdominale postérieure. La face antérieure est croisée par nsertion du bord postérieur du mésocolon transverse. La partie périeure de cette deuxième portion, située au-dessus du mésocolon ansverse, est en rapport avec le foie ; la partie inférieure, avec les asses intestinales.

La face postérieure longe le bord antéro-interne du rein droit et ent en rapport avec tous les organes du hile du rein : la veine rénale, rtère rénale et le bassinet. Elle est aussi en rapport en dedans avec veine cave inférieure. D'abord située à droite de cette veine, la uxième portion du duodénum passe insensiblement au devant d'elle ès de son extrémité inférieure.

A droite, le duodénum longe le colon ascendant. A gauche, il pond à la tête du pancréas. C'est par cette face gauche que pénètrent ns le duodénum le canal excréteur du foie et le canal excréteur du ncréas.

Souvent, à sa partie inférieure, cette portion descendante du duonum devient brusquement *transversale*, au devant du corps de la oisième vertèbre lombaire. Cette portion transversale répond, en rière, à la veine cave inférieure, à l'aorte abdominale et aux piliers diaphragme. En avant elle est croisée par les vaisseaux mésentéques supérieurs qui sortent en-dessous du bord inférieur du pancréas.

La troisième portion, *portion oblique ou pancréatique*, s'étend depuis troisième vertèbre lombaire jusque sur la face latérale gauche de la uxième vertèbre lombaire. Le péritoine ne fait que passer au devant elle et l'applique contre la paroi abdominale postérieure.

La face postérieure répond à la colonne vertébrale par l'intermé diaire de l'aorte et des piliers du diaphragme, puis aux vaisseau rénaux gauches.

La face antérieure est en rapport avec les masses intestinale Elle est séparée de l'estomac par le mésocolon transverse et pa l'arrière-cavité des épiploons. Cette face antérieure est recouverte e partie par le pancréas.

En haut, elle est longée par le pancréas qui lui adhère.

En bas, elle répond aux circonvolutions intestinales.

Jéjuno-ilion.

Définition. Le jéjuno-ilion comprend la partie mobile ou flottant de l'intestin grêle, celle qui s'étend depuis la courbure duodéno-jéjuna jusqu'à la valvule ilio-cœcale qui la sépare du gros intestin. C'est la parti la plus développée du tube intestinal; elle décrit un grand nombre d plis et replis appelés *circonvolutions intestinales.*

Situation. Elle occupe toutes les régions moyennes et inférieure de la cavité abdominale et principalement les régions ombilicale e hypogastrique. Le jéjuno-ilion est séparé des régions supérieures d la cavité abdominale par le repli transversal du péritoine reliant l colon transverse à la paroi abdominale postérieure et appelé *mésocolo*

Il commence sur la face latérale gauche de la deuxième vertèbr lombaire, où il se continue avec le duodénum, et s'étend jusqu dans la fosse iliaque droite, où il s'abouche dans la premièr portion du gros intestin. La ligne oblique qui relie la courbur duodéno-jéjunale à la valvule ilo-caecale indique la ligne d'insertio du repli du péritoine, appelé *mésentère*, auquel est suspendue cett partie inférieure de l'intestin. A son bord adhérent le mésentère n mesure que 16 à 18 centimètres de longueur, croisant successivemen la portion ascendante du duodénum, l'aorte abdominale, la veine cav inférieure, l'artère et la veine iliaques primitives droites. Il s'élarg considérablement en avant de telle sorte qu'à son bord antérieur correspond au bord adhérent de l'intestin grêle et mesure environ 7 8 mètres de longueur.

La grande mobilité du jéjuno-ilion est un de ses caractères le plus importants.

Direction. A partir du duodénum, l'intestin grêle proprement d se dirige d'arrière en avant et de gauche à droite ; il se replie ensuit n grand nombre de fois sur lui-même et, arrivé à sa partie inférieure, il : porte transversalement de gauche à droite et un peu de bas en haut, our s'ouvrir dans le gros intestin à la partie supérieure de la fosse iaque droite.

Division. On distingue à l'intestin grêle un *bord postérieur* adhérent u mésentérique, un *bord antérieur* libre, une *face supérieure* et une *ce inférieure.*

Rapports. Appliquées les unes contre les autres les circonvolutions testinales répondent :

en avant, à la paroi abdominale antérieure par l'intermédiaire du and épiploon ;

en arrière, à la paroi abdominale postérieure et à tous les organes acés contre cette paroi, en arrière du sac péritonéal ;

en haut, à la deuxième et à la troisième portion du duodénum, à face inférieure du mésocolon et du colon transverse ;

en bas, les circonvolutions intestinales descendent dans l'excava-on pelvienne, entre la vessie et le rectum chez l'homme ; entre le rec-m et la matrice chez la femme.

Structure de l'intestin grêle. Les parois de l'intestin grêle sont rmées de quatre couches plus ou moins nettement distinctes qui sont e dehors en dedans : la *conjonctive externe*, la *musculaire*, la *sous-mu-ueuse* et la *muqueuse.*

La *conjonctive externe* est formée en grande partie par le feuillet scéral du péritoine. Celui-ci se comporte différemment au niveau des verses portions du duodénum et du jéjuno-ilion. Le long de l'intes-n grêle proprement dit, le péritoine enveloppe presque complètement tube intestinal, à l'exception du bord postérieur adhérent où les eux feuillets du mésentère, en s'écartant l'un de l'autre, laissent une artie de l'intestin libre de toute séreuse. C'est par cette partie libre ue pénètrent les vaisseaux et les nerfs. Le long du duodénum, le éritoine ne fait que tapisser la face antérieure de la portion descen-ante et de la portion oblique, de telle sorte que, sur toute l'étendue e la face postérieure de ces deux portions, la conjonctive externe est ormée par du tissu conjonctif lâche, reliant le duodénum aux organes oisins. Nous avons vu que sur la longueur de la portion horizontale e péritoine tapisse la face antérieure et la face postérieure, en ne lais-ant libres que le bord supérieur et le bord inférieur.

La *tunique musculaire* est formée de deux plans de fibres lisses un plan superficiel composé de fibres longitudinales et un plan profon formé de fibres circulaires.

La *sous-muqueuse* est lâche ; elle adhère plus intimement à l muqueuse qu'à la musculaire.

La *muqueuse* est épaisse, elle est pourvue de *valvules connivent* et de *villosités* ; elle est de plus très riche en *glandes*.

Les *valvules conniventes* sont des replis semi-lunaires formés pa toute l'épaisseur de la muqueuse intestinale. Chacun de ces replis es large au milieu et se rétrécit vers les extrémités ; il occupe enviro les deux tiers ou les trois quarts de la circonférence du tube intestina Ces valvules conniventes commencent dans le duodénum, à quelque centimètres du pylore ; elle deviennent de plus en plus nombreuses la fin du duodénum et au commencement du jéjuno-ilion, elles dim nuent ensuite peu à peu en nombre et en volume pour manquer com plètement au niveau de la partie terminale de l'intestin grêle sur un longueur d'environ un mètre.

Les *villosités intestinales* sont des prolongements filiformes de l muqueuse intestinale, tellement nombreuses et serrées qu'elles donner à cette muqueuse un aspect velouté. Elles occupent toute la longueu de l'intestin grêle en recouvrant également les valvules connivente On les voit à l'œil nu quand la muqueuse lavée plonge dans l'eau. O en a compté en moyenne 1000 par centimètre carré, soit, pour toute l muqueuse, un total approximatif de 11 à 12 millions. Ces prolonge ments de la muqueuse baignent dans le chyle et forment les organe principaux de l'absorption intestinale. On peut les comparer à d véritables racines ; c'est ce qui a fait dire par BOERHAAVEN « qu l'homme portait ses racines dans son ventre ».

Glandes. La muqueuse de l'intestin grêle est très riche e glandes : glandes tubuleuses simples ou *glandes de Lieberkuhn* exis tant aussi bien dans le duodénum que dans le jéjuno-ilion, et glande acineuses composées, *glandes de Brunner*, existant exclusivement su toute la longueur du duodénum. Outre ces glandes peu volumineuse situées dans l'épaisseur de la muqueuse et de la sous-muqueuse, l duodénum possède encore des glandes beaucoup plus volumineuses le *foie* et le *pancréas*, dont les conduits excréteurs seuls traversent le parois intestinales.

La muqueuse de l'ntestin grêle est encore riche en tissu adénoïde i se présente sous forme de petits ilots éparpillés sur toute la lon-eur de l'intestin grêle occupant à la fois la sous-muqueuse et une par-de la musculaire. Ces ilots presque microscopiques de tissu adénoïde nt désignés sous le nom de *follicules clos.* Dans la partie inférieure jéjuno-ilion, ces follicules clos se réunissent souvent en amas plus moins considérables pour constituer ce que l'on appelle les *plaques Peyer.* Ces plaques sont elliptiques ou ovalaires à grand axe paral-e à la longueur de l'intestin, d'une étendue excessivement variable uvant atteindre de 1 à 20 centimètres de longueur sur 15 millimètres largeur. Ces plaques n'existent que le long du bord libre de l'intestin.

Vaisseaux et nerfs. Artères. L'artère principale de l'intestin grêle est *rtère mésentérique supérieure,* branche de l'aorte abdominale. Elle ît de l'aorte, derrière le pancréas, puis se dirige en bas et à gauche, sse entre le bord inférieur du pancréas et la portion transversale du odénum pour pénétrer entre les deux feuillets du mésentère. Là, e décrit une courbe à convexité dirigée à gauche et en bas. De ce rd convexe naissent une vingtaine de branches volumineuses qui se urquent bientôt, s'anastomosent l'une avec l'autre en formant des cades artérielles. De celles-ci naissent des branches plus petites et ıs nombreuses qui se comportent d'une façon identique. Il se forme ısi, entre les deux feuillets du mésentère, trois ou quatre arcades térielles superposées. De la dernière de ces arcades naissent les térioles qui gagnent le bord adhérent de l'intestin pour se distribuer ns ses diverses couches constitutives.

En passant derrière le pancréas l'artère mésentérique supérieure urnit encore quelques rameaux pancréatiques et duodénaux ; de plus, niveau du bord inférieur de cette glande, elle fournit l'*artère pan-éatico-duodénale inférieure* qui contourne la tête du pancréas et nastomose avec l'*artère pancréatico-duodénale supérieure,* branche de rtère gastro-épiploïque droite.

Veines. Le long du bord droit de l'artère mésentérique supérieure trouve une veine volumineuse, la *veine mésentérique supérieure* ou *ande veine mésaraïque.* Elle reçoit, par son bord convexe, un grand mbre de veines moins volumineuses provenant des parois de l'intes-ı grêle ; celles-ci, avant de se déverser dans la veine mésentérique, rment, entre les deux feuillets du mésentère, des arcades veineuses ont la disposition est identique à celle des arcades artérielles. La ine mésentérique supérieure croise, avec l'artère correspondante, la face antérieure de la portion transversale du duodénum, puis pass derrière la tête du pancréas où elle se réunit avec la veine spléniqu pour constituer la veine porte.

Lymphatiques. Les lymphatiques de l'intestin grêle portent le noı de *vaisseaux chylifères.* Ils sortent du bord adhérent de l'intestir courent entre les deux feuillets du mésentère pour se rendre dans le nombreux ganglions mésentériques.

Nerfs. Les nerfs proviennent du sympathique.

3° Gros intestin.

Définition. Le gros intestin est la dernière partie du tube digesti partie comprise entre l'intestin grêle et l'anus.

Situation. Il commence dans la fosse iliaque droite par une poch plus ou moins volumineuse (*coecum*) située en dessous de l'embouchur de l'intestin grêle, embouchure garnie de la valvule ilio-coecale. I monte de là verticalement en haut jusqu'à la face inférieure du lob droit du foie, en prenant le nom de *colon ascendant.* Il se recourbe er suite sur lui-même (*courbure droite* ou *hépatique* du colon) pour deven transversal, puis oblique en haut et à gauche et s'étendre jusqu' l'extrémité inférieure de la rate en longeant la grande courbure d l'estomac: c'est le *colon transverse.* Arrivé dans l'hypochondre gauch il se recourbe une seconde fois sur lui-même pour devenir descendar (*courbure gauche* ou *splénique* du colon), il parcourt de haut en bas l région du flanc gauche, sous le nom de *colon descendant*, et tout l'étendue de la fosse iliaque gauche en s'inclinant légèrement e dedans (*colon iliaque*); il arrive ainsi au niveau du détroit supérieu du petit bassin, pénètre dans l'excavation pelvienne où il décrit un courbe transversale à convexité dirigée en avant (*colon pelvien*), gagn la face antérieure du sacrum et descend au-devant de la colonn sacro-coccygienne, pour s'ouvrir au périnée par l'orifice anal ou orific inférieur du canal digestif. Cette partie rectiligne du gros intesti porte le nom de *rectum.*

Le gros intestin commence donc dans la fosse iliaque droite e s'étend jusqu'à l'extrémité inférieure de la colonne sacro-coccygienn en décrivant, dans la cavité abdominale, une circonférence presqu complète, enveloppant toute la masse des circonvolutions intestinale

Dimensions. Le gros intestin est plus court (sa longueur est e moyenne de 1m80) mais plus volumineux que l'intestin grêle. Il présent ur sa face externe et sur presque toute sa longueur, trois bandes ıusculaires longitudinales au niveau desquelles les parois sont lisses t légèrement déprimées. Entre ces bandes la paroi du gros intestin e soulève et présente un grand nombre de dépressions transversales onnant naissance à trois séries de bosselures tout à fait caractéris-ques.

Il présente encore, le long de son bord libre, des prolongements e la membrane séreuse occupés par de la graisse et connus sous le om d'*appendices épiploïques*.

Division. D'après le trajet que décrit le gros intestin on peut le iviser en plusieurs parties plus ou moins distinctes qui sont : le ɔecum, le *colon* (subdivisé lui-même en *colon ascendant*, *colon transverse*, ɔlon *descendant*, *colon iliaque* et *colon pelvien*) et le *rectum*. Le rectum 'averse le diaphragme pelvien et se trouve divisé par là en une ortion intra-pelvienne et une portion extra-pelvienne.

Coecum.

Définition. On donne le nom de *coecum* à la partie initiale du gros ıtestin, située en dessous d'une ligne horizontale passant par la val-ule ilio-coecale et séparant le coecum du colon.

Ainsi compris, le coecum se présente comme une poche volumi-euse, à surface bosselée, terminée inférieurement en cul de sac et se ontinuant en haut avec la partie inférieure du colon ascendant.

Situation. Le coecum est situé dans la fosse iliaque droite, en rrière de la moitié externe de l'arcade crurale. Son extrémité infé-ıeure se trouve approximativement sur une ligne horizontale passant ar la saillie du promontoire, à environ 4 centim. en dessous de la val-ule ilio-coecale.

Direction et fixation. Il a une direction légèrement oblique en bas t en dedans et se trouve maintenu en place par le péritoine. Celui-ci eut se comporter par rapport au coecum de deux façons différentes : antôt il tapisse simplement la face antérieure du coecum et l'applique insi contre la face antérieure du muscle iliaque : dans ces conditions ı position du coecum est fixe ; d'autres fois le péritoine recouvre le oecum sur presque toute sa circonférence et forme même en arrière e lui un repli, ou *méso-coecum*, reliant le coecum à la fosse iliaque roite ; dans ces conditions le coecum est quelque peu mobile et peut e déplacer de sa position normale. C'est là la disposition la plus réquente.

Rapports. Les rapports de la face antérieure du coecum varien d'après son état de distension. Quand le coecum est distendu, sa fac antérieure est en rapport immédiat avec la paroi abdominale ; quan le coecum est vide, des masses intestinales viennent s'interposer entr lui et la paroi abdominale.

Les rapports de la face postérieure varient d'après la façon don se comporte le péritoine. Quand il n'y a pas de mésocoecum, la fac postérieure, dégarnie de séreuse, est en contact immédiat avec l muscle iliaque recouvert de son aponévrose. Quand il existe un rep péritonéal, la face postérieure est en rapport avec le muscle iliaqu par l'intermédiaire du péritoine pariétal, du tissu conjonctif sous péritonéal et de l'aponévrose.

En dehors le cœcum répond à l'arcade crurale.

En dedans, il est en rapport avec les circonvolutions intestinales Il présente, à sa partie inférieure, la continuation avec l'appendic vermiculaire ; à sa partie supérieure, la continuation avec l'intesti grêle.

Appendice vermiculaire. Cet appendice se présente sous la form d'un tube grêle, d'une longueur de 8 à 10 centimètres, se détachant d coecum à la partie postérieure de sa face interne et terminé en cul d sac. Ce tube, généralement flexueux, ne présente pas de situation n de direction constantes. Quelquefois le péritoine le recouvre incomplè tement et l'applique contre la face interne du coecum ; d'autres fois l péritoine l'enveloppe complètement en le reliant par un repli ou u méso à la face interne du coecum ; dans ces conditions l'appendic vermiculaire est libre et ne présente pas de position absolument fixe

Cet appendice est creusé d'une cavité très étroite se terminant e bas en cul de sac et s'ouvrant, en haut, dans la cavité même du coecum

Valvule ilio-coecale. Cette valvule est produite par l'invaginatio de l'intestin grêle dans le gros intestin. Elle est située vis-à-vis d ménisque interarticulaire séparant la 4e de la 5e vertèbre lombaire, environ 3 ou 4 centim. au-dessus de l'épine iliaque antérieure e supérieure. Examinée sur un coecum durci en état de distension, ell se présente formée de deux replis de la muqueuse, inclinés l'un ver l'autre de manière à circonscrire une fente antéro-postérieure faisan communiquer la cavité de l'intestin grêle avec celle du gros intestin Les deux lèvres de cette fente proéminent dans la cavité du gro intestin, de telle sorte qu'elles s'écartent naturellement l'une dan 'autre quand les matières pénètrent de l'intestin grêle dans le gros ntestin, tandis qu'elles s'appliquent l'une contre l'autre quand les natières veulent refluer du gros intestin dans le jéjuno-ilion.

Le coecum présente, sur sa face externe, les trois bandes longitudinales lisses séparant les trois séries de bosselures qui caractérisent e gros intestin. Examiné par sa face interne, on voit qu'aux dépressions externes correspondent des saillies longitudinales et aux saillies xternes, des dépressions profondes formant ce qu'on appelle les *ellules du coecum.*

Colon ascendant.

Définition. On donne le nom de *colon ascendant* à la partie du gros ntestin qui s'étend depuis le cœcum jusqu'à la face inférieure du foie.

Direction et situation. Ce colon a une direction verticale et traverse le bas en haut toute la région du flanc droit. Il présente les mêmes lépressions et les mêmes bosselures que le cœcum.

Fixation. Il est maintenu en place par le péritoine qui, venant de a face interne de la paroi latérale de l'abdomen, recouvre la partie ostérieure de la face antéro-externe du rein droit, puis passe sur la ace latérale externe, la face antérieure et la face latérale interne du olon ascendant et l'applique ainsi, par sa face postérieure, directement contre la face antérieure de la paroi abdominale correspondante.

Rapports. En arrière, le colon ascendant répond, de bas en haut, la partie supérieure du muscle iliaque, au bord externe du muscle soas, à la partie voisine du muscle carré des lombes et à la partie nférieure de la face antéro externe du rein droit, par l'intermédiaire l'une lame plus on moins épaisse de tissu conjonctif infiltré de raisse.

En avant et en dehors, il répond aux masses intestinales.

A gauche, il est en rapport avec la portion descendante du duodénum.

Arrivé à la face inférieure du foie, le colon ascendant se recourbe t forme sa *courbure droite* ou *courbure hépatique.* Celle-ci est en apport avec la face inférieure du lobe droit du foie, sur laquelle elle aisse son empreinte, et avec la face inférieure du corps de la vésicule iliaire. En arrière elle répond au tiers moyen de la face antéro-externe u rein. Elle est située sur une ligne horizontale passant par le corps e la deuxième vertèbre lombaire,

Colon transverse.

Définition. Le colon transverse commence dans l'hypochondre droit, à la face inférieure du foie, au niveau de la courbure hépatique il se dirige transversalement en dedans jusqu'au niveau de la ligne médiane, puis il devient oblique en haut et à gauche, longe la grande courbure de l'estomac et s'étend profondément dans l'hypochondre gauche jusqu'au niveau de l'extrémité inférieure de la rate où le colon se recourbe en bas pour se continuer avec le colon descendant.

Fixation. Le colon transverse est la partie la plus mobile du gros intestin. Il est relié à la paroi abdominale postérieure par un large repli de péritoine appelé *mésocolon.* Celui-ci divise en quelque sorte la cavité abdominale en une région supérieure, occupée par le foie l'estomac et la rate, et une région inférieure occupée principalement par les circonvolutions intestinales. Il est relié à la grande courbure de l'estomac par le grand épiploon.

Les deux extrémités de ce colon transverse sont situées dans le voisinage immédiat de la paroi abdominale *postérieure*, tandis que la partie moyenne du colon touche directement la paroi abdominale *antérieure.* Le colon transverse décrit donc dans son ensemble une courbure à concavité postérieure appelée *arc du colon.*

Rapports. En avant, le colon transverse répond à la paroi abdominale antérieure dont il est séparé simplement par le grand épiploon

En arrière, il n'a pas de rapport fixe. Il donne insertion au mésocolon. C'est seulement près de ses deux extrémités, au niveau des courbures droite et gauche, que les rapports du colon transverse sont constants. Il répond là, à droite, au tiers moyen du rein ; à gauche, à l'extrémité inférieure de la rate.

En bas, il répond aux masses intestinales.

En haut, le colon transverse répond, de droite à gauche, à la face inférieure de la vésicule biliaire, à la grande courbure de l'estomac et à l'extrémité inférieure de la rate. Ces rapports ne sont pourtant pas constants. A cause de la grande mobilité qu'il doit au mésocolon, le colon transverse, surtout quand il est fortement distendu par les gaz quitte sa position transversale et décrit, en arrière de la paroi abdominale antérieure, des replis qui descendent quelquefois jusqu'au niveau des pubis. Les seuls rapports constants sont ceux que présentent ses deux extrémités.

Dans la profondeur de l'hypochondre gauche, le colon présente sa *courbure gauche* ou *courbure splénique*. Celle-ci est située en dehors de l'extrémité supérieure du rein gauche, en dehors et en arrière du corps de l'estomac, en dessous de l'extrémité inférieure de la rate. Cette courbure se fait dans une dépression angnleuse formée par le rein en dedans et la moitié inférieure du bord postérieur de la rate au-dessus. Elle est reliée à cette dernière et surtout à la face inférieure du diaphragme par un repli du péritoine appelé *repli phrénico-colique*.

Colon descendant.

Définition. Le colon descendant s'étend depuis l'extrémité inférieure de la rate jusqu'au niveau de la partie supérieure de la fosse iliaque gauche.

Situation et fixation. Il est profondément situé dans la cavité abdominale, appliqué contre la paroi abdominale postérieure par le péritoine qui passe au-devant de lui et ne le tapisse que dans ses 3/4 antérieurs.

Rapports. Le colon descendant est situé plus profondément que le colon ascendant. Il ne passe pas au devant du rein gauche, mais il longe ce rein en dehors de telle sorte que sa face postérieure répond directement à une petite partie du muscle diaphragme et du muscle transverse et à presque toute la face antérieure du muscle carré lombaire.

En avant, il répond aux masses intestinales.

A gauche, il touche directement la paroi abdominale quand il est distendu ; ce rapport se fait par l'intermédiaire des masses intestinales quand le colon descendant est vide.

A droite il longe le bord de gauche et une partie de la face antéro-externe du rein gauche, puis le bord externe du muscle psoas.

Colon iliaque.

Il commence à la crète iliaque, où il se continue avec le colon descendant, et se termine au bord interne du muscle psoas où il prend le nom de colon pelvien. Il traverse donc la partie supéro-interne de la fosse iliaque gauche en s'inclinant obliquement en bas et en dedans.

Rapports. Recouvert sur les trois quarts antérieurs par le péritoine, il se trouve en rapport, en arrière, avec l'aponévrose iliaque recouvrant le muscle iliaque ; en dedans, en avant et en dehors, avec les circonvolutions intestinales.

Colon-pelvien.

Arrivé à la partie inférieure de la fosse iliaque gauche, le colon iliaque se dirige en dedans, croise le bord interne du muscle psoas, pénètre dans l'excavation pelvienne et prend le nom de *colon pelvien.* Celui-ci descend quelque peu sur la face latérale gauche de l'excavation pelviene, puis devient transversal, passe derrière la vessie chez l'homme, derrière la matrice chez la femme, se recourbe en arrière, en dedans et en bas, arrive ainsi jusqu'au niveau du corps de la troisième vertèbre sacrée où il se continue avec le *rectum.*

Le colon pelvien est remarquable par sa grande mobilité. Il est relié à la paroi postérieure de l'excavation pelvienne par un repli du péritoine qui forme le *mésocolon pelvien.*

Le colon pelvien n'occupe l'excavation pelvienne que lorsqu'il est vide et que les organes du petit bassin lui font place. Quand il est distendu par les matières fécales ou par les gaz, ou bien quand le rectum, la vessie ou la matrice occupent presque toute l'excavation pelvienne, le colon pelvien, refoulé en haut, vient en rapport avec la paroi abdominale antérieure, soit directement, soit par l'intermédiaire des masses intestinales.

Le colon iliaque et le colon pelvien réunis portent encore le nom de *S iliaque.*

Le colon, dans son ensemble, depuis le cœcum jusqu'au rectum, va en se rétrécissant insensiblement de haut en bas.

Rectum.

Le rectum est la partie terminale du tube digestif.

Il commence au niveau de la 3e vertèbre sacrée où il se continue avec le colon pelvien, traverse le diaphragme uro-génital et se termine au périnée par l'orifice anal.

Il présente, à son origine, le même diamètre que le colon pelvien, se dilate ensuite considérablement vers sa partie moyenne pour former l'*ampoule rectale*, puis se rétrécit brusquement et se termine par l'anus.

Division. Le diaphragme pelvien divise le rectum en deux parties : une partie supérieure ou *intra-pelvienne* et une partie inférieure ou *extra-pelvienne.*

Fixation. Le rectum intra-pelvien est maintenu en place par le péritoine qui tapisse simplement sa face antérieure et l'applique ainsi, par sa face postérieure, contre la face antérieure du sacrum.

Le rectum extra-pelvien est immobile grâce à ses connexions avec les muscles et les aponévroses de la région périnéale.

Direction. Le rectum est placé sur la ligne médiane, au-devant de la colonne sacro coccygienne et suit, dans le sens antéro-postérieur, les courbures de cette colonne ; il décrit donc, dans sa partie supérieure, une courbure à concavité antérieure analogue à la courbure du sacrum ; dans sa partie inférieure, il contourne la pointe du coccyx en décrivant une courbe à concavité postérieure.

Rectum intra-pelvien.

Rapports. A l'état de vacuité, le rectum est aplati d'avant en arrière, et présente à étudier une face antérieure et une face postérieure.

La *face postérieure*, dégarnie de péritoine, présente les mêmes rapports chez l'homme et chez la femme. Elle répond à la face antérieure des dernières pièces du sacrum, aux branches inférieures des plexus sacrés et à l'insertion sacrée des deux muscles pyramidaux. Plus bas, elle répond à la face antérieure du coccyx.

Latéralement, le rectum est recouvert par le péritoine, mais seulement dans son tiers supérieur. Dès que le péritoine a quitté le rectum pour se jeter sur la face supérieure du muscle releveur de l'anus, la face latérale du rectum vient en rapport avec une couche cellulo-graisseuse interposée entre la séreuse et le muscle, c'est le tissu conjonctif sous-péritonéal.

En avant, le péritoine descend sur la face antérieure du rectum beaucoup plus bas que latéralement. Les rapports de cette face antérieure varient chez l'homme et chez la femme.

Chez l'*homme*, le péritoine quitte le rectum pour se jeter sur la face postérieure de la vessie en recouvrant les extrémités supérieures des vésicules séminales ; il forme ainsi le cul de sac recto-vésical. Le fond de ce cul de sac descend, quand la vessie est vide, jusque 10 à 12 millimètres au-dessus de la base de la prostate et jusque 5 à 6 centimètres au-dessus du périnée. Quand la vessie est distendue, le fond de ce cul de sac remonte quelque peu jusque 7 ou 8 centimètres au-dessus du périnée.

Par l'intermédiaire de ce cul de sac, la face antérieure du rectum répond à la face postérieure de la vessie ; ce rapport est direct quand ces deux organes sont distendus ; dans le cas contraire, le cul de sac recto-vésical est occupé par le colon pelvien et par des circonvolutions intestinales.

En dessous du cul de sac péritonéal, le rectum se distend considérablement en présentant l'ampoule rectale. Il occupe à ce niveau presque toute l'excavation pelvienne en même temps qu'il présente une direction nettement horizontale d'arrière en avant. Sa face antérieure et supérieure. dans sa partie intra-pelvienne, répond au bas-fond de la vessie et, latéralement, aux canaux déférents et aux vésicules séminales. Plus bas encore, elle répond à la face postérieure de la prostate. Elle se trouve séparée de ces organes par une mince lamelle conjonctive, appelée *aponévrose prostato-péritonéale*, qui se continue en bas avec le bord postérieur de l'*aponévrose périnéale moyenne* ou *aponévrose de Carcassonne* et s'étend, en haut, jusqu'au cul de sac péritonéal recto-vésical,

Chez la *femme*, la partie supérieure de la face antérieure du rectum est recouverte également par le péritoine. Celui-ci quitte le rectum, à environ 6 ou 7 centimètres au dessus du périnée, pour se jeter sur la face postérieure du tiers supérieur du vagin, et sur toute l'étendue de la face postérieure de la matrice et pour constituer, de chaque côté de la matrice, le feuillet postérieur du ligament large. La partie supérieure de ce cul de sac recto-utérin est occupée par le colon pelvien et par des circonvolutions intestinales quand les organes du petit bassin sont vides. Quand ceux-ci sont distendus, le rectum touche directement la face postérieure de la matrice et la partie supérieure du vagin.

Ce cul de sac péritonéal est beaucoup plus important chez la femme que chez l'homme à cause de ses rapports intimes avec la partie supérieure du vagin. La partie inférieure de ce cul de sac, partie jamais occupée par les masses intestinales, s'appelle *cul de sac de Douglas.*

En dessous du péritoine, le rectum touche directement la face postérieure du vagin au niveau de son tiers moyen ; les parois des deux organes unies forment une cloison épaisse recto-vaginale.

Rectum extra-pelvien.

La portion extra-pelvienne du rectum comprend toute la partie située en dessous de l'insertion du muscle releveur sur le rectum ; elle une longueur d'environ 2 à 3 centimètres et se trouve entourée en artie par les fibres du muscle releveur, en partie aussi par les fibres u muscle constricteur.

Rapports. Elle répond, *en arrière*, à la face antérieure du coccyx ; *téralement* elle est en rapport avec l'excavation ischio-rectale dont le est séparée en partie par le muscle releveur de l'anus.

En avant, ses rapports varient chez l'homme et chez la femme.

Chez l'*homme*, le rectum, accollé d'abord contre l'extrémité infé- eure de la prostate, quitte les organes génito-urinaires ; il se recourbe arrière, tandis que le canal de l'urèthre s'incline en avant. Il se rme ainsi entre les deux organes un espace triangulaire, *triangle cto-uréthral*, à base inférieure ou s'entrecroisent les muscles du dia- agme pelvien et qui constitue le périnée.

Chez *la femme*, la paroi antérieure du rectum est accollée, avons- us vu, à la partie moyenne de la paroi postérieure du vagin en for- nt la cloison recto-vaginale. Dans sa partie extra-pelvienne le rec- m se dirige en arrière tandis que le vagin s'incline en avant ; les deux ganes délimitent ainsi un espace triangulaire, *triangle recto-vaginal*, i constitue le périnée.

Anus.

L'anus est l'orifice inférieur du tube digestif, situé sur la ligne mé- ne à environ 20 à 25 millim. au-devant de la pointe du coccyx. Il formé par le muscle constricteur recouvert par la peau en dehors par la muqueuse en dedans.

Autour de l'orifice anal, la peau présente des plis radiés qui ffacent par la distension. Cette peau est recouverte de poils chez omme ; elle est glabre chez la femme. Elle s'enfonce dans le rectum une longueur d'environ un centimètre pour se continuer avec la queuse rectale.

Structure du gros intestin. Les parois du gros intestin sont for- es des quatre tuniques que nous avons décrites sur toute la lon- eur du tube intestinal.

) *Tunique séreuse.* La couche la plus externe est formée par le péri- ne. Nous avons vu que celui-ci se comporte d'une façon différente long des divers segments du gros intestin : tantôt il l'enveloppe sque complètement comme au niveau du cœcum, du colon trans- se et du colon pelvien ; tantôt il ne le recouvre que sur une étendue plus ou moins grande de sa face antérieure (colon ascendant, colon descendant, colon iliaque et rectum intra-pelvien). Il fait complètement défaut le long du rectum extra-pelvien où la couche externe est formée par du tissu conjonctif reliant le rectum aux parties voisines.

2) *Tunique musculaire.* Cette tunique est double, elle est formée d'une couche superficielle de fibres longitudinales et d'une couche profonde de fibres circulaires.

La couche superficielle ne forme pas une couche continue. Sur toute la longueur du cœcum et du colon, les fibres qui la constituent sont réunies en trois faisceaux qui forment les bandelettes lisses dont nous avons signalé l'existence. Vers la partie inférieure du colon pelvien, les fibres du faisceau antérieur et du faisceau externe se réunissent, de telle sorte qu'à la partie supérieure du rectum il n'existe plus que deux bandes de fibres longitudinales : une antérieure et une postérieure. Ces bandes se réunissent insensiblement de manière à former bientôt une couche continue et épaisse de fibres longitudinales.

La couche profonde de fibres musculaires circulaires est continue. Elle s'épaissit vers la partie inférieure du colon pelvien et forme, sur toute la longueur du rectum, un plan épais intimement adhérent à la couche des fibres longitudinales. Cette couche de fibres circulaires s'épaissit encore considérablement à l'extrémité inférieure du rectum, où elle forme un anneau musculaire, épais de 5 à 6 millimètres et haut de 3 à 4 centimètres, connu sous le nom de *sphincter interne* de l'anus.

3) *Tunique sous-muqueuse.* Elle est lâche et permet à la muqueuse de se détacher quelque peu de la musculaire et de former ainsi des plis longitudinaux quand le gros intestin est vide.

4) *Muqueuse.* La muqueuse est pâle et épaisse ; elle est lisse, ne présentant ni valvules conniventes, ni villosités. Elle est riche en glandes tubuleuses. Elle présente, sur toute la longueur du colon, des replis transversaux qui font saillie dans la cavité intestinale. Ces replis du gros intestin ne sont pas seulement formés par des replis de la muqueuse comme les valvules conniventes de l'intestin grêle, mais par toutes les tuniques intestinales à l'exception du plan musculaire superficiel. Ces plis disparaissent quelque peu sur un gros intestin distendu après section préalable des bandes de fibres musculaires longitudinales.

Des replis analogues existent aussi au niveau du rectum. On en retrouve généralement deux, l'un à droite et l'autre à gauche, au niveau de l'ampoule rectale ; on les désigne quelquefois sous le nom de *valvules rectales.*

Vers la partie inférieure du rectum, à environ 15 millim. au-dessus e l'orifice anal, la muqueuse présente une série de petits plis vertiaux : les *colonnes rectales de Morgagny*. Les bases de ces colonnes ectales sont reliées les unes aux autres par de petits plis transversaux isant saillie dans la cavité intestinale, les *valvules de Morgagny*, délimitant de petites dépressions en forme de nid de pigeon.

Vaisseaux des nerfs. Les *artères* du gros intestin viennent de deux ources différentes : de l'aorte abdominale par l'*artère mésentérique périeure* et l'*artère mésentérique inférieure* ; de l'artère iliaque interne ar l'*artère hémorrhoïdale moyenne* et l'*artère honteuse commune*.

Nous avons vu que l'*artère mésentérique supérieure* naît de l'aorte arrière du pancréas, qu'elle passe entre le bord inférieur de cette ande et la face antérieure de la portion oblique ou transverse du iodénum, pour pénétrer dans le mésentère, où elle décrit une courbe convexité tournée en bas et à gauche.

De son bord concave naissent généralement trois branches lumineuses, les *artères coliques droites*, destinées à irriguer la oitié droite du gros intestin. L'*artère colique inférieure* ou *ilio-colique* dirige vers le cœcum et les parties voisines de l'ilion et du colon cendant. L'*artère colique moyenne* et l'*artère colique supérieure* naissent néralement d'un tronc commun. L'une se rend vers le colon ascennt, l'autre pénètre dans le mésocolon transverse pour se rendre vers bord adhérent du colon transverse. Arrivées dans le voisinage du lon ces artères se bifurquent : la colique supérieure s'anastomose, à uche, avec l'artère colique gauche née de la mésentérique inférieure ; droite elle s'anastomose avec la branche de bifurcation supérieure de colique moyenne. La branche inférieure de cette dernière s'anasnose à son tour avec la colique inférieure. Il se forme ainsi des cades artérielles qui longent le bord adhérent du colon et d'où issent les artères nourricières pour la moitié droite du gros intestin.

L'*artère mésentérique inférieure* naît de l'aorte abdominale, un peu dessus de la bifurcation de cette dernière en iliaques primitives. le se dirige en bas et à gauche, puis se divise en une branche inféure ou *artère hémorrhoïdale supérieure* et une branche supérieure *tronc commun des artères coliques gauches*.

Le tronc commun des artères coliques gauches pénètre d'abord is le mésocolon pelvien, puis se recourbe en haut et se divise en ıx ou trois branches, les *artères coliques gauches*, qui se bifurquent à leur tour, s'anastomosent entre elles et forment, le long du bord adhèrent de la moitié gauche du gros intestin, des arcades artérielles d'où naissent les artères pénétrant dans les parois du gros intestin. La branche supérieure de la colique gauche s'anastomose avec la branche correspondante de la colique supérieure droite. La branche inférieure des coliques gauches s'anastomose avec une branche de l'hémorrhoïdale supérieure.

L'*artère hémorrhoïdale supérieure* descend dans l'épaisseur du mésocolon pelvien et gagne ainsi la face postérieure du rectum. Au niveau de l'ampoule rectale, elle se divise en deux branches qui descendent sur les côtés du rectum jusqu'à l'anus.

Outre cette artère hémorrhoïdale supérieure, le rectum reçoit encore des branches artérielles des *artères hémorrhoïdales moyennes et inférieures* et de l'*artère sacrée moyenne.*

L'*artère hémorrhoïdale moyenne* provient directement du tronc antérieur de l'artère iliaque interne, souvent d'un tronc commun avec l'artère vésicale inférieure. De son origine elle se dirige en dedans, pour se distribuer sur les faces latérales de l'ampoule rectale où elle s'anastomose avec l'artère hémorrhoïdale supérieure et avec les artères hémorrhoïdales inférieures.

Les *artères hémorrhoïdales inférieures*, au nombre de 2 ou 3 de chaque côté, proviennent de l'artère honteuse commune pendant son trajet sur la paroi externe de l'excavation ischio-rectale. Elles traversent le tissu graisseux qui occupe cette excavation, pour se terminer dans les parois de la partie inférieure du rectum et des parties voisines de l'anus.

L'*artère sacrée moyenne* donne quelques petites branches à la paroi postérieure du rectum.

Veines. Les veines du gros intestin naissent dans les parois intestinales, sortent par le bord adhèrent des diverses parties du colon et suivent alors le trajet des artères correspondantes. Les veines venant de la partie droite du gros intestin (cœcum, colon ascendant et partie droite du colon transverse) se rendent dans la *veine mésentérique supérieure.*

Les veines venant de la partie gauche du gros intestin (moitié gauche du colon transverse, colon descendant, colon iliaque. colon pelvien) se rendent dans la *veine mésentérique inférieure.* Celle-ci commence à la partie supérieure du rectum, où elle se continue avec la veine hémorrhoïdale supérieure, reçoit les veines coliques gauches et rme alors un tronc volumineux qui monte, en arrière du péritoine, gauche de la troisième portion du duodénum, passe au devant des isseaux rénaux gauches, pour pénétrer sous le pancréas où elle se verse dans la veine splénique.

Les veines du rectum naissent dans la profondeur des parois ctales, elles s'anastomosent les unes avec les autres en formant des exus hémorrhoïdaux. De la partie supérieure de ces plexus naissent ; *veines hémorrhoïdales supérieures*, au nombre de deux ; celles-ci se unissent bientôt en un tronc unique qui constitue l'origine de la veine ésentérique inférieure.

De la partie moyenne du plexus hémorrhoïdal naît, de chaque té, la *veine hémorrhoïdale moyenne* qui va se déverser dans la veine aque interne.

De la partie inférieure ou partie extra-pelvienne du plexus hémor- oïdal naissent les *veines hémorrhoïdales inférieures*, qui traversent le eux ischio-rectal pour se rendre dans la veine honteuse commune.

Par les plexus hémorrhoïdaux, les veines hémorrhoïdales sont nc toutes largement anastomosées les unes avec les autres. De ces ines hémorrhoïdales, les supérieures se rendent dans la veine porte ar les veines mésentériques), les inférieures se rendent dans la veine ve inférieure (par les veines iliaques). Il s'en suit que les plexus hé- orrhoïdaux établissent une anastomose entre le système de la veine rte et le système de la veine cave inférieure.

Lymphatiques. Les lymphatiques du gros intestin se rendent dans ; ganglions qui longent son bord adhérent.

Les lymphatiques du rectum accompagnent généralement les ines correspondantes. Les supérieurs se rendent dans les ganglions mésocolon pelvien ; les moyens gagnent les ganglions hypogas- ques et les lymphatiques inférieurs sont destinés aux ganglions guinaux.

Nerfs. Les nerfs du gros intestin proviennent du sympathique ; ux du rectum et de l'anus proviennent à la fois du sympathique et du exus sacré. Le muscle sphincter de l'anus est innervé par le *nerf al*, branche du nerf honteux commun.

Glandes annexes.

A la partie sous-diaphragmatique du tube intestinal sont annexées ux glandes volumineuses : le *foie* et le *pancréas*.

Foie. *Définition.* Le foie est une glande tubuleuse composée, annexe de la partie sous-diaphragmatique du tube intestinal. C'est la plus volumineuse de toutes les glandes du corps.

Situation. Il est situé dans les régions supérieures de la cavité abdominale, où il occupe presque tout l'hypochondre droit, une partie de l'épigastre et de l'hypochondre gauche.

Fixation. Le foie est maintenu en place :

1° Par des replis du péritoine qui le relient à la face inférieure du diaphragme : le *ligament falciforme* étendu entre la face convexe du foie et la face concave du diaphragme ; le *ligament coronaire* et les *ligaments triangulaires* reliant la face postérieure du foie au diaphragme.

2° Par ses connexions avec la veine cave inférieure.

3° Par le cordon fibreux qui remplace la veine ombilicale et qui relie l'ombilic à la branche gauche de la veine porte en passant en dessous du foie.

4° Par les organes de la cavité abdominale situés en dessous du foie et qui forment une espèce de coussinet sur lequel le foie repose par sa face inférieure.

Couleur et consistance. Le foie a une couleur d'un brun foncé, sa consistance est assez ferme.

Forme. Le foie n'a pas de forme précise ; c'est un organe excessivement malléable qui se moule sur les parties voisines et qui prend en conséquence la forme que lui donnent les organes qui l'entourent.

Quant on examine un foie isolé du cadavre, il s'affaisse considérablement sur lui-même et prend une forme plus ou moins rectangulaire, présentant à étudier une face supérieure convexe, une face inférieure plane, un bord antérieur mince, un bord postérieur épais et deux extrémités : une extrémité droite très volumineuse et une extrémité gauche mince et effilée.

Examiné, au contraire, en place, sur des sujets congelés ou bien après fixation dans la cavité abdominale, le foie présente une tout autre configuration.

Moulé sur les organes voisins, comprimé quelque peu dans le sens antéro-postérieur, il présente, sur une section sagittale, une forme triangulaire à base postérieure et, sur une coupe frontale, également une forme triangulaire dont la base est tournée à droite.

Ainsi considéré, le foie présente à étudier une face supérieure, une face inférieure et une face postérieure.

La *face supérieure* et quelque peu antérieure est convexe. Elle se oule sur la face concave du diaphragme et en partie aussi, dans la gion épigastrique, sur la paroi abdominale antérieure. Quand on carte le foie du diaphragme, on voit, sur la ligne médiane du corps, repli du péritoine à direction antéro-postérieure tendu entre le ie et le diaphragme : c'est le *ligament falciforme* improprement appe- *ligament suspenseur du foie.* Dans les conditions normales, ce ligament suspend pas le foie, puisque celui-ci se trouve moulé sur le dia- ıragme.

Le ligament falciforme divise la face convexe du foie en deux ırties appelées *lobes* : un *lobe droit* et un *lobe gauche.*

Rapports. Cette face antéro-supérieure du foie répond, dans la plus ande partie de son étendue, au muscle diaphragme et, par là, à la ıse du poumon gauche, à la face inférieure de la partie ventriculaire cœur (lobe gauche), à la face inférieure de l'oreillette droite, à la ıse du poumon droit et à la face interne des dernières côtes droites nsi que des espaces intercostaux correspondants (lobe droit). Dans creux épigastrique, une partie de cette face déborde, en bas, le bord costal et vient en rapport immédiat avec la paroi abdominale térieure.

La partie la plus convexe de cette face supérieure, projetée sur la ge thoracique, correspond, en avant, à l'articulation du cinquième rtilage costal avec le sternum ; en arrière, au bord supérieur de la uvième vertèbre dorsale.

Face inférieure. Sur un foie isolé et affaissé, la face inférieure du ie, plane, présente deux sillons à direction antéro-postérieure éten- ıs depuis le bord antérieur du foie jusqu'à son bord postérieur.

L'un de ces sillons, *sillon antéro-postérieur gauche,* correspond à nsertion, sur la face convexe du foie, du ligament falciforme. Il tend, sans interruption, du bord antérieur au bord postérieur. Sa oitié antérieure, souvent transformée en canal par un pont de sub- ance hépatique, est parcourue, chez l'embryon, par une veine volu- ineuse et importante, la *veine ombilicale,* allant se jeter dans la anche gauche de la veine porte. Dans sa moitié postérieure se trouve *veine d'Arantius,* unissant la branche gauche de la veine porte à la ine sus-hépatique gauche et, par là, à la veine cave inférieure. Au oment de la naissance, ces veines cessent de fonctionner ; elles oblitèrent et se transforment en cordons fibreux que l'on trouve chez adulte.

Le *sillon antéro-postérieur droit* ne s'étend pas d'une façon ininterrompue du bord antérieur au bord postérieur. Il est formé de deux parties séparées l'une de l'autre par une traînée de substance hépatique. La partie antérieure s'étend du bord antérieur jusque vers la partie moyenne de la face inférieure, là elle est reliée par un *sillon transverse* à la partie moyenne du sillon antéro-postérieur gauche. Cette partie du sillon droit est très large, elle est occupée par la vésicule biliaire.

La partie postérieure du sillon droit, beaucoup plus courte, est occupée par la veine cave inférieure.

Ces deux parties sont séparées l'une de l'autre par une bande saillante de substance hépatique, qui relie le lobe droit du foie au lobule de Spiegel, le *tubercule caudé*.

L'extrémité postérieure du sillon de la vésicule biliaire est reliée au sillon antéro-postérieur gauche par un sillon à direction transversale : le *sillon transverse* ou le *hile du foie*. Ce sillon transverse est plus rapproché du bord postérieur que du bord antérieur de la face inférieure du foie.

Par ce sillon on voit pénétrer dans le foie : la veine porte, l'artère hépatique et les plexus nerveux ; par là sortent du foie les canaux hépatiques et les vaisseaux lymphatiques.

Ce sillon transverse donne insertion à l'épiploon gastro-hépatique.

Ces divers sillons, en forme de *h*, délimitent, sur la face inférieure du foie, différents lobes ;

1° le *lobe gauche* situé à gauche du sillon correspondant,

2° le *lobe droit* situé à droite du sillon de la vésicule biliaire,

3° l'*éminence porte antérieure* ou *lobe carré du foie* délimité par le sillon transverse et les deux sillons antéro-postérieurs,

4° l'*éminence porte postérieure* ou *lobule de Spiegel* situé derrière le sillon transverse. Il présente, en avant, deux tubercules : le *tubercule caudé* qui le relie à la face inférieure du lobe droit et le *tubercule papillaire*.

Rapports. Cette face inférieure du foie présente encore les empreintes des organes les plus importants avec lesquels elle arrive en contact :

1° l'*empreinte colique* située sur la face inférieure du lobe droit, a droite de la vésicule biliaire ;

2° l'*empreinte rénale* située en arrière de l'empreinte colique, dont elle est séparée par un rebord plus ou moins saillant;

3° l'*empreinte capsulaire* en arrière de la précédente.

Sur la face inférieure du lobe gauche on trouve l'*empreinte stomacale*.

La face inférieure du lobe carré n'a pas d'empreinte ; elle répond la première portion du duodénum.

Quand on examine maintenant le foie dans sa position normale dans la cavité abdominale, on voit que la face inférieure du foie est beaucoup moins étendue que nous ne venons de la décrire. Elle comprend seulement la face inférieure du lobe gauche, la face inférieure du lobe carré jusque un peu en arrière du sillon transverse et la partie antérieure de la face inférieure du lobe droit jusqu'au rebord saillant qui sépare l'empreinte colique de l'empreinte rénale. Tout le reste de la face inférieure d'un foie affaissé appartient en réalité à la face postérieure.

La *face postérieure* du foie se continue avec la face inférieure par un rebord assez saillant formé, de droite à gauche, par la légère saillie séparant l'empreinte colique de l'empreinte rénale et par les deux tubercules du lobule de Spiegel.

Cette face postérieure, très épaisse dans sa partie moyenne, s'amincit considérablement des deux côtés, mais surtout du côté gauche où elle devient bientôt un véritable bord.

Elle présente, un peu à droite de la ligne médiane, vis-à-vis de la face antéro-latérale droite de la colonne vertébrale, un sillon : le *sillon verticale gauche* (partie postérieure du sillon antéro-postérieur gauche de la face inférieure) renfermant le cordon fibreux de la veine d'Arantius. Dans ce sillon s'insère la partie postérieure de l'épiploon gastro-hépatique.

A droite de ce sillon vertical se trouve l'éminence porte postérieure ou lobule de Spiegel, Ce qui, sur un foie affaissé, paraît être la face inférieure du lobule de Spiegel est, en réalité, sa face postérieure. Ce lobule est limité à droite par un sillon vertical, le *sillon vertical droit*, occupé par la veine cave inférieure. Cette veine cave adhère intimement au foie parce que, en parcourant ce sillon (quelquefois transformé en canal par un pont de substance hépatique), elle reçoit un grand nombre de veines venant de la profondeur du foie : les *veines sus-hépatiques*.

En dehors de ce sillon vertical droit, une grande partie de la face postérieure du foie, non recouverte par le péritoine, répond directement, par du tissu conjonctif ordinaire, à la face concave du diaphragme. Au bord supérieur et au bord inférieur de cette partie dégarnie de séreuse, on voit le péritoine se jeter, en haut, sur le diaphragme ; en bas, sur la paroi abdominale postérieure en formant ainsi les deux feuillets du *ligament coronaire*. En dessous de ce ligament coronaire se trouve alors, sur la face postérieure, l'empreinte capsulaire et l'empreinte rénale.

A gauche du sillon vertical gauche, la face postérieure du foie, reduite à un veritable bord, passe au-devant de la colonne vertébrale, dont elle est séparée par l'aorte, puis présente une légère échancrure au niveau du cardia.

Les deux extrémités de la face postérieure, considérablement amincies, sont reliées à la face concave du muscle diaphragme par un repli du péritoine, le *ligament triangulaire droit* et le *ligament triangulaire gauche* qui ne sont que les parties latérales du ligament coronaire.

Bord antérieur. Le bord antérieur du foie, formé par la réunion de la face supérieure et de la face inférieure, est un bord mince et tranchant. Il présente deux dépressions au niveau de l'extrémité antérieure des deux sillons antéro-postérieurs de la face inférieure.

Ce bord longe d'abord le rebord des fausses côtes droites, puis le rebord de la 10e et de la 9e côtes ; arrivé vers le bord externe du muscle grand droit, il quitte le rebord costal et passe directement derrière la paroi abdominale antérieure, suivant une direction oblique en haut et à gauche, croisant la ligne médiane environ au point de réunion du tiers supérieur avec les deux tiers inférieurs de l'espace compris entre l'ombilic et la base de l'appendice xiphoïde. Il gagne le rebord costal gauche, un peu au-dessus de l'extrémité antérieure du cartilage de la 8e côte, puis pénètre dans l'hypochondre gauche où il vient en rapport avec la face antérieure de l'estomac.

Le *bord postérieur et inférieur* du foie est situé un peu au dessus du rebord des fausses côtes.

Structure du foie. Le foie est formé par un tissu propre, le *tissu hépatique*, entouré d'une enveloppe conjonctive recouverte elle-même par le péritoine.

Le *péritoine hépatique* entoure complètement le foie, excepté sur une certaine étendue de sa face postérieure, où le foie se trouve en contact immédiat avec le diaphragme par l'intermédiaire d'un peu de issu conjonctif. Cette partie de la face postérieure du foie dégarnie le péritoine correspond à l'espace laissé libre entre les deux feuillets du ligament coronaire et des ligaments triangulaires, qui relient cette ace postérieure à la face concave du diaphragme.

Le péritoine manque encore suivant un espace linéaire correspon- ant à l'insertion du ligament falciforme. Ensuite, sur la face inférieure lu foie, il fait défaut dans le sillon antéro-postérieur droit, là où la ésicule biliaire est intimement unie au foie par du tissu conjonctif. Il ait encore défaut au niveau du sillon transverse et du sillon vertical auche de la face postérieure. Là, le feuillet qui tapisse la face infé- ieure du lobe gauche et du lobe carré se réunit avec le feuillet qui apisse le lobule de Spiegel pour former l'*épiploon gastro-hépatique* et se endre du foie vers la courbure droite de l'estomac et le bord supé- ieur de la première portion du duodénum. Entre les deux feuillets de et épiploon courent l'artère hépatique, la veine porte, le canal hépa- que, le canal cystique et le canal cholédoque.

Enveloppe fibreuse. En dessous du péritoine existe, sur toute l'éten- ue de la face externe du foie, une mince couche de tissu conjonctif nvoyant, dans l'intérieur du tissu hépatique, des fines cloisons con- onctives. Arrivée au hile du foie, cette enveloppe conjonctive se éfléchit sur les vaisseaux qui pénètrent à l'intérieur du foie et les ac- ompagne dans leurs divisions et leurs subdivisions. Cette partie éfléchie de l'enveloppe conjonctive forme ce qu'on appelle la *capsule e Glisson.*

Tissu propre du foie. Le tissu propre du foie est formé de lobules épatiques. Entre ces lobules arrivent les ramifications terminales de a veine porte constituant les *veines interlobulaires*, veines anastomosées s unes avec les autres en formant un réseau veineux périlobulaire. e ce réseau veineux partent des veinules qui pénètrent dans les bules hépatiques, s'y divisent en capillaires veineux serpentant entre s cellules hépatiques pour se réunir finalement, au centre du lobule, n une veine un peu plus volumineuse : la *veine intralobulaire.*

Autour de chaque lobule arrivent aussi les ramifications de l'artère ourricière du foie : l'*artère hépatique.* De ces ramifications artérielles artent des capillaires qui pénètrent dans le lobule hépatique, s'y éunissent avec les capillaires de la veine porte, pour aboutir également la veine centrale ou intralobulaire.

Toutes les veines centrales ou intralobulaires se réunissent insensiblement en des troncs veineux plus volumineux appelés *veines sus-hépatiques.* Celles-ci sortent par le sillon vertical droit de la face postérieure du foie pour se réunir à la veine cave inférieure.

Entre les lobules hépatiques on trouve encore le réseau interlobulaire formé par les *conduits biliaires* qui sortent des lobules. De ce réseau partent les canaux biliaires qui, en se réunissant les uns aux autres, vont constituer, au niveau du hile de foie, deux troncs plus volumineux : les *conduits hépatiques.*

Vaisseaux et nerfs. Le foie est un organe très vasculaire ; il est irrigué par le sang veineux que lui amène la *veine porte* et par le sang artériel de l'*artère hépatique.*

L'*artère hépatique* est l'artère nourricière du foie. Elle provient du tronc coeliaque, passe au-devant du pilier droit du diaphragme, en dessous du lobule de Spiegel, pour pénétrer dans l'épaisseur de l'épiploon gastro-hépatique, au devant de la veine porte avec laquelle elle gagne le hile du foie. Arrivée là, elle se divise en deux branches terminales, l'une pour le lobe droit et l'autre pour le lobe gauche du foie. Ces branches pénètrent dans la profondeur du foie, s'y divisent, s'y subdivisent et forment finalement un réseau artériel périlobulaire. De ce réseau partent les capillaires artériels qui pénètrent dans les lobules hépatiques, s'y mettent en contact intime avec les cellules hépatiques pour aboutir ensuite, par l'intermédiaire de capillaires veineux, aux veines intralobulaires.

La *veine porte* amène au foie tout le sang veineux de la partie sous-diaphragmatique du tube intestinal. Elle se forme derrière la tête du pancréas, par la réunion de la veine splénique avec la veine mésentérique supérieure, passe entre les deux feuillets du ligament hépato-duodénal et gagne ainsi le hile du foie. Là elle se bifurque en deux branches qui pénètrent dans les deux lobes du foie, s'y divisent et s'y subdivisent, en accompagnant les ramifications de l'artère hépatique, pour aller constituer finalement les veines et les plexus veineux interlobulaires.

Chez l'embryon, le foie reçoit encore la *veine ombilicale.* Celle-ci amène au foie le sang artériel venant du placenta. Cette veine parcourt la partie antérieure du sillon antéro-postérieur gauche de la face inférieure du foie ; arrivée au sillon transverse, elle se bifurque en une branche qui se jette dans la veine porte et une autre, appelée *veine d'Arantius*, qui se rend, par le sillon vertical gauche de la face postérieure, dans la veine cave inférieure.

Les *lymphatiques* du foie se divisent en lymphatiques superficiels t en lymphatiques profonds. Les lymphatiques superficiels de la face onvexe du foie passent le long du ligament falciforme, traversent diaphragme pour se jeter dans les ganglions du médiastin postérieur. eux de la face inférieure se rendent dans les ganglions lymphatiques tués au niveau du hile.

Les lymphatiques profonds accompagnent en partie les ramifica-ons de la veine porte pour se rendre aux ganglions du hile ; en partie s accompagnent les ramifications des veines sus-hépatiques pour se endre dans les ganglions sus-diaphragmatiques.

Les *nerfs* du foie proviennent du pneumo-gastrique gauche et du lexus solaire. On ignore leur mode de terminaison.

Appareil excréteur du foie. Les canalicules biliaires, nés dans la rofondeur des lobules hépatiques, se réunissent en conduits de plus n plus volumineux qui accompagnent les ramifications de l'artère épatique et de la veine porte et arrivent ainsi au hile de foie, où ils rment deux conduits volumineux appelés *conduits hépatiques*. Ces onduits, sortis l'un du lobe gauche et l'autre du lobe droit du foie, ont renfermés, au niveau du hile, entre les deux feuillets du petit piploon. Ils se réunissent bientôt en un conduit unique : le *canal épatique*.

A la face inférieure du foie, dans le sillon antéro-postérieur droit, trouve la *vésicule biliaire* à laquelle fait suite le *conduit cystique*. elui-ci va se réunir avec le canal hépatique pour former le *canal olédoque* qui va s'ouvrir dans la portion descendante du duodénum.

L'appareil excréteur du foie comprend donc : le *canal hépatique*, *vésicule biliaire* avec le *conduit cystique* et le *canal cholédoque*.

Canal hépatique. Le canal hépatique commence au hile du foie par réunion des deux conduits hépatiques ; il se dirige alors obliquement n bas et en dedans, étant situé, dans l'épaisseur du petit épiploon, u devant de la veine porte, à droite de l'artère hépatique. Après un ajet de quelques centimètres, il se réunit avec le conduit cystique our former le canal cholédoque.

Vésicule biliaire. La vésicule biliaire est un réservoir membraneux nexé à l'appareil excréteur du foie et situé, à la face inférieure de ce ernier, dans le sillon antéro-postérieur droit appelé encore *fossette stique*. La vésicule biliaire est maintenue en place par du tissu con-nctif dense qui unit sa face supérieure à la face inférieure du foie.

A ce niveau, en effet, le péritoine hépatique fait défaut, il passe directement du lobe droit du foie sur le lobe carré en passant en dessous de la vésicule biliaire.

La vésicule biliaire est pyriforme à grosse extrémité dirigée en bas et en avant, débordant quelque peu le bord antérieur du foie en dessous du rebord costal.

On distingue à la vésicule biliaire une partie moyenne appelée *corps* une partie inférieure ou *fond* et une partie rétrécie, le *col*, se continuant avec le canal cystique.

Le *fond* de la vésicule biliaire touche directement la paroi abdominale au niveau de l'extrémité antérieure du dixième cartilage costal, approximativement au point où le rebord costal est croisé par le bord externe du muscle grand droit.

Le *corps* de la vésicule biliaire présente une face supérieure, intimement adhérente à la face inférieure du foie, et une face inférieure recouverte par le péritoine Cette face répond au colon transverse et, plus en arrière et en dedans, dans le voisinage du col, à la première portion du duodénum. Cette première portion du duodénum se dirige en arrière et à droite, la vésicule biliaire se dirige en arrière et à gauche de telle sorte que les deux organes se croisent sous un angle aigu.

Le *col*, ou partie rétrécie de la vésicule biliaire, est recourbé sur lui-même en forme de S. Il se continue, sans ligne de démarcation précise, avec le canal cystique.

La *muqueuse* de la vésicule biliaire offre un aspect tout à fait caractéristique. Elle présente de petits plis ou saillies linéaires disposées dans tous les sens et qui, en se réunissant, donnent à cette muqueuse un aspect de mosaïque. Ces saillies linéaires délimitent de petits polygones à l'intérieur desquels des replis plus faibles dessinent des polygones plus petits.

Canal cystique. Le canal cystique continue le col de la vésicule biliaire. Il se dirige en arrière et à gauche et, après un trajet de 2 à 3 centimètres, se réunit avec le canal hépatique pour former le canal cholédoque. La muqueuse de ce canal présente de petites valvules disposées dans tous les sens et correspondant chacune à 1/3 ou à la 1/2 de son pourtour.

Canal cholédoque. C'est le conduit excréteur définitif de la bile. Il résulte de la réunion du canal hépatique avec le canal cystique. A partir de son origine il se dirige en bas et à gauche, dans l'épaisseur du ligament hépato-duodénal ou partie droite de l'épiploon gastro-hépatique. D'abord situé sur la face latérale gauche de la première courbure du duodénum, il passe derrière la portion descendante, puis court dans une gouttière oblique que lui forme la tête du pancréas. Il se réunit alors au canal excréteur du pancréas, traverse les parois du duodénum, vers la partie moyenne de sa face interne, en descendant pendant un court trajet entre la muqueuse et la musculaire, pour s'ouvrir dans un petit réservoir, appelé *ampoule de Vater*, qui fait une légère saillie dans la cavité duodénale.

Structure. Tout l'appareil excréteur du foie est formé de deux couches : une muqueuse en dedans, riche en glandes mucipares, et une couche fibreuse en dehors.

Vaisseaux et nerfs. La vésicule biliaire reçoit deux *artères cystiques*, branches de l'artère hépatique. Les *veines* se jettent dans la veine-porte. Les *nerfs* proviennent du plexus solaire.

Pancréas. *Définition*. Le pancréas est une glande acineuse composée annexe de la partie sous-diaphragmatique du tube intestinal.

Situation. Il est situé dans la cavité abdominale, intimement appliqué contre la face antérieure de la paroi abdominale postérieure, au devant du corps des deux premières vertèbres lombaires, en arrière de l'estomac, au-dessus du mésocolon transverse. Il s'étend depuis la concavité du duodénum jusqu'à l'extrémité inférieure de la rate. Sa direction est nettement transversale, excepté au niveau de son extrémité gauche qui remonte quelque peu le long de la face postéro-interne de la rate.

Fixation. Le pancréas est maintenu dans sa position :

1°) par son adhérence intime à la deuxième portion du duodénum qui est immobile.

2°) par le péritoine qui passe au-devant de lui et qui l'applique contre la face antérieure de la paroi abdominale postérieure.

Forme. Le pancréas est allongé dans le sens transversal, aplati d'avant en arrière ; il présente une extrémité droite renflée, une extrémité gauche plus mince. On le divise généralement en trois parties appelées *tête*, *corps* et *queue*.

Le corps et la queue ne présentent pas de ligne de démarcation. La tête est séparée du corps par une gouttière qui existe sur la face postérieure et par une échancrure que présente son bord inférieur, gouttière et échancrure qui correspondent aux vaisseaux mésentériques supérieurs.

Rapports. La *face antérieure* du pancréas est revêtue par le péritoine qui tapisse la paroi postérieure de l'arrière-cavité des épiploons. Ce péritoine se continue, en bas, avec le feuillet supérieur du mésocolon et, en haut, avec le péritoine qui tapisse la face inférieure du diaphragme.

Cette face antérieure est en rapport avec la première portion du duodénum, le pylore, la face postérieure de l'estomac et la courbure duodéno-jéjunale de l'intestin grêle.

La *face postérieure* du pancréas répond de droite à gauche :

1° Au niveau de la *tete*, à la face antérieure de la colonne lombaire dont elle est séparée par deux plans vasculaires : profondément par la veine cave inférieure et la veine rénale gauche, croisant transversalement la face antérieure de l'aorte et le pilier gauche du diaphragme ; plus superficiellement par la veine porte, la veine mésentérique supérieure et la veine splénique ainsi que l'origine de l'artère mésentérique supérieure. Inférieurement elle répond quelque peut à la face antérieure de la partie transverse du duodenum.

2° Au niveau du *corps*, le pancréas répond en arrière à la veine splénique et à la veine mésentérique inférieure qui vient s'y déverser, à la face antérieure du rein gauche, de la capsule surrénale gauche et à l'extrémité inférieure de la rate.

La *queue* remonte le long de la face interne de la rate, en arrière du hile, entre l'estomac et le rein.

Le *bord supérieur* du pancréas répond à la première portion du duodénum, au tronc cœliaque et au plexus solaire ; plus en dehors il est longé par l'artère splénique.

Le *bord inférieur* répond à la troisième portion du duodénum et aux vaisseaux mésentériques supérieurs. Il est recouvert par le mésocolon et, par là, répond aux circonvolutions intestinales.

Le bord droit de la tête est uni au bord gauche de la portion descendante du duodénum. Il présente une gouttière par où passe le canal cholédoque.

L'extrémité gauche est unie à la face interne de la rate par un repli du péritoine appelé *ligament pancréatico-linéal*.

Conduit excréteur. Le pancréas est parcouru dans toute sa longueur, de la queue à la tête, par un canal situé dans l'épaisseur même de la

lande, à égale distance du bord supérieur et du bord inférieur, dans
voisinage immédiat de la face postérieure. C'est le *conduit de Wirung*. En traversant la glande, ce canal reçoit continuellement de etits canalicules qui lui viennent des acinis de la glande. Arrivé dans épaisseur de la tête, ce canal se rapproche du canal cholédoque ; les eux canaux accolés traversent les parois du duodénum pour s'ouvrir ans l'ampoule de VATER.

Outre ce conduit excréteur principal, le pancréas possède un conıit excréteur accessoire qui naît du conduit principal, traverse la te du pancréas et vient s'ouvrir dans le duodénum, 2 ou 3 centimètres ı-dessus de l'ampoule de VATER, au sommet d'un petit tubercule.

Vaisseaux et nerfs. Artères. Le pancréas reçoit ses artères nourricières de l'*artère splénique* qui longe son bord supérieur, de l'*artère épatique* et de l'*artère mésentérique supérieure* qui fournissent chacune e branche contournant la tête du pancréas et s'anastomosant l'une ec l'autre : l'*artère pancréatico-duodénale supérieure* et *inférieure*.

Veines. Les veines se rendent dans les veines mésaraïques, la ine splénique ou la veine porte.

Lymphatiques. Les lymphatiques se rendent dans les ganglions isins.

Nerfs. Les nerfs proviennent du plexus solaire.

Rate.

La rate est un organe hématopoïétique, annexe du système circuoire. On la décrit communément avec les organes digestifs à cause ses rapports étroits avec l'estomac.

La rate est généralement unique.

Situation. Elle est située dans les régions supérieures de la cavité lominale, profondément cachée dans l'hypochondre gauche, auıssus de la courbure gauche du colon, entre la face concave du scle diaphragme et la partie convexe de la grosse tubérosité de tomac, au-devant du rein et de la capsule surrénale gauches.

Fixation. La rate est maintenue en place par des replis du péritoine la relient à l'estomac (*ligament gastro-liénal*) au pancréas (*ligament créatico-liénal*) et à la face concave du diaphragme (*ligament phrénico-al.*)

Forme. La forme de la rate est difficile à définir. On la compare ontiers à une graine de café présentant une face externe convexe, une face interne plus ou moins concave, un bord antérieur mince, un bord postérieur épais et deux extrémités. Son grand axe mesure environ 11 centimètres, son diamètre antéro-postérieur 8. Elle a en moyenne 3 centimètres d'épaisseur.

Direction. La direction de la rate est oblique en bas et en dehors (direction parallèle à celle des côtes), de telle sorte que son extrémité supérieure est interne et son extrémité inférieure, externe.

Rapports. La *face externe* convexe de la rate, recouverte par le péritoine, s'applique sur la face concave du muscle diaphragme *(face phrénique)*. Par l'intermédiaire de celui-ci, elle répond à la face antérieure de la 9e, 10e et 11e côtes gauches. La face convexe de la rate est en quelque sorte à cheval sur la 10e côte, son bord supérieur et antérieur longe le bord inférieur de la 9e côte ; son bord inférieur et postérieur longe le bord supérieur de la 11e côte.

Entre le diaphragme et les côtes descend le sinus phrénico-costal du sac pleural et une partie du bord inférieur du poumon gauche.

La *face interne*, concave, est divisée en deux par une série linéaire de petites fossettes dont l'ensemble constitue le *hile de la rate*. C'est par là que pénètrent dans la rate les ramifications de l'artère splénique et les filets nerveux et par où sortent les veines et les lymphatiques.

La partie de la face interne située au devant du hile se moule en grande partie sur la grosse tubérosité de l'estomac. En bas elle vient en rapport avec la courbure splénique du colon. La partie située en arrière du hile est en rapport avec l'estomac et le rein gauche en haut, avec la queue du pancréas, en bas.

Le bord antérieur et supérieur est mince ; il présente deux ou trois incisures très caractéristiques.

Le bord postérieur et inférieur est épais ; il répond à la dépression formée par la réunion du diaphragme avec le bord postéro-externe du rein.

L'extrémité supérieure touche la face inférieure du diaphragme, vis-à-vis du corps de la 10e vertèbre dorsale.

L'extrémité inférieure ne dépasse jamais le rebord costal. Elle est située un peu en arrière de l'extrémité libre de la 11e côte.

Structure. La rate est formée d'un tissu propre, le *tissu splénique*, entouré d'une enveloppe conjonctive recouverte par le péritoine.

Le *péritoine splénique* entoure complètement la rate ; il forme trois replis unissant la rate à l'estomac (*ligament gastro-splénique*), au ancréas (*ligament pancréatico-splénique*) et au diaphragme (*ligament hrénico-splénique*).

Le *ligament gastro-splénique* est un repli du péritoine qui relie le le de la rate à la grande courbure de l'estomac.

Nous avons vu, en étudiant l'estomac, que les deux feuillets de épiploon gastro-hépatique, arrivés à la courbure droite de l'estomac, écartent pour recouvrir les deux faces de l'estomac. Arrivés à la ande courbure, ces deux feuillets se réunissent pour former le and épiploon. Au niveau de la grosse tubérosité, ces deux feuillets rendent vers le hile de la rate en formant le ligament gastro-lénique. C'est entre les deux feuillets de ce ligament que courent les isseaux courts. Au hile de la rate, le feuillet antérieur de ce ligament dirige en avant ; il recouvre la partie antérieure de la face interne, ntourne le bord antérieur, tapisse toute l'étendue de la face externe, ntourne le bord postérieur, puis recouvre la partie postérieure de face interne jusqu'au hile de la rate. Là, ce feuillet se jette du hile la rate sur la face antérieure de la paroi abdominale postérieure en mant le *feuillet postérieur du ligament pancréatico- splénique*.

Au hile de la rate, le feuillet postérieur du ligament gastro-splé-que se recourbe en arrière vers la paroi abdominale postérieure en mant le *feuillet antérieur du ligament pancréatico-splénique*, puis il se échit en dedans pour se continuer avec le péritoine qui recouvre ace antérieure du pancréas et les parties voisines (paroi postérieure l'arrière cavité des épiploons).

Le hile de la rate se trouve ainsi relié au pancréas par le ligament ncréatico-splénique. C'est entre les deux feuillets de ce ligament passent les vaisseaux spléniques. Ce ligament pancréatico-splénique ite en dehors l'arrière-cavité des épiploons.

A sa partie supérieure, ce ligament arrive à la face inférieure du phragme où il se continue avec le péritoine phrénique en formant igament phrénico-splénique.*

Tunique conjuctive. En dessous de la tunique séreuse on trouve enveloppe résistante, fibreuse, riche en fibres élastiques et en es musculaires lisses. Cette tunique enveloppe toute la rate. Au de cet organe elle se jette sur les vaisseaux spléniques pour péné-avec eux dans la profondeur même de la rate en formant ce qu'on elle la *capsule de Malpighi*. De la face profonde de cette enveloppe jonctive partent des lamelles qui pénètrent dans le tissu propre de ate.

Le tissu propre de la rate a une couleur rouge foncée, il est exces sivement délicat et fragile,

Vaisseaux et nerfs. Artères. La rate reçoit le sang artériel de l'*artèr splénique*, artère volumineuse qui provient du tronc coeliaque, pass derrière l'estomac en longeant le bord supérieur du pancréas, cour entre les deux feuillets du ligament pancrético-splénique et gagne ains le hile de la rate. Là, elle se divise en 7 ou 8 branches qui pénètren dans la profondeur même de la rate. Ce qui caractérise ces artères c'est que une fois entrées dans le tissu splénique, elles se divisent e se subdivisent sans jamais s'anastomoser entre elles si ce n'est par l réseau capillaire, de telle sorte que ces artères nées du tronc de l splénique sont de véritables *artères terminales* dans le sens de Cohnheim

Veines. Les veines qui sortent du hile de la rate se réunissent e une veine volumineuse : la *veine splénique*. Celle-ci reçoit sur son traje la veine mésentérique inférieure puis se réunit à la veine mésentériqu supérieure pour former la veine porte.

Lymphatiques. Les lymphatiques superficiels et profonds de la rat se rendent dans un groupe de ganglions situés dans le ligament pan créatico-splénique.

Nerfs. Les nerfs proviennent du plexus solaire.

ORGANES RESPIRATOIRES

Les organes respiratoires ont pour fonction de mettre le sang vei-
eux en rapport avec l'air extérieur afin de faciliter les échanges ga-
eux qui doivent se produire entre ces deux milieux.

Ce contact entre l'air extérieur et le sang veineux se fait dans la rofondeur des *poumons*. Ceux-ci, situés dans la cage thoracique, se rouvent reliés à l'extérieur par un long *canal aérifère* qui commence ux narines et comprend successivement les *fosses nasales*, le *pharynx*, e *larynx*, la *trachée-artère* et les *bronches*.

La respiration est la fonction principale de tous ces organes, à exception du pharynx qui forme aussi une partie constituante du :anal digestif.

Mais toutes les parties du tube respiratoire n'ont pas une part galement active dans la fonction de respiration. Les échanges gazeux ntre le sang veineux et l'air atmosphérique, c'est-à-dire la véritable onction de respiration, s'effectuent exclusivement dans les poumons, andis que tout le reste du tube respiratoire sert uniquement de voie le passage à l'air pendant l'inspiration et l'expiration.

La fonction de respiration n'est pas la fonction unique du tube espiratoire. L'air mis en circulation par les mouvements d'inspiration t d'expiration devient une force mécanique dont l'organisme se sert our la production de la voix. A un niveau donné le tube aérifère, nodifié profondément dans sa structure, devient un organe ayant pour onction essentielle de servir à la production des sons : c'est le *larynx*.

Le tube respiratoire comprend donc comme parties constituantes : es fosses nasales, le pharynx, le larynx, la trachée-artère, les bronches t les poumons.

Nous avons étudié le pharynx comme partie constituante du canal ligestif, il nous reste donc encore à étudier toutes les autres parties.

Fosses nasales.

Définition. Les fosses nasales sont des cavités situées au milieu de a face, au-dessus de la cavité buccale, en dessous et en dedans des :avités orbitaires. Elles sont surmontées en avant par le *nez*, organe de protection de la membrane olfactive.

Nez. Le nez a la forme d'une pyramide à base inférieure et à som met supérieur. Le sommet de cette pyramide s'appelle encore la *racin du nez.* Le bord antérieur libre forme le *dos du nez.* La base présent une cloison médiane, la *sous-cloison du nez*, séparant l'un de l'autr deux orifices à direction antéro-postérieure : les *orifices inférieurs de narines.*

Structure. Le nez est formé d'une *charpente osseuse* résultant de l réunion des os propres du nez et des branches montantes des maxi laires supérieurs. Cette charpente osseuse est complétée par des *lame cartilagineuses* et par des *lames fibreuses.* Elle est recouverte en dehor par des *muscles* et la *peau* ; en dedans, par la *muqueuse.*

Os. Nous les avons étudiés avec le système osseux.

Cartilages. Les cartilages qui concourent à la formation de l charpente du nez sont au nombre de cinq. Il y a un cartilage impai le *cartilage de la cloison*, et deux cartilages pairs : le *cartilage triangu laire* et le *cartilage de l'aile du nez.*

Cartilage de la cloison. Ce cartilage complète en bas et en avant l cloison des fosses nasales. Il se trouve compris, en arrière, dans l'angl rentrant formé par la partie antérieure du bord inférieur de la lam perpendiculaire de l'ethmoïde et le bord antérieur du vomer, bord creusés en gouttière pour recevoir cette lame cartilagineuse. Il repré sente la partie non ossifiée de la cloison cartilagineuse primitive.

Le bord antérieur, convexe, prolonge en bas les os propres du ne et s'unit aux cartilages latéraux.

Le bord inférieur, libre, est longé de chaque côté par le prolon gement interne du cartilage de la cloison avec lesquels il constitue l sous-cloison du nez.

Le cartilage de la cloison a rarement une direction nettement ver ticale. Le plus souvent il est dévié soit à droite, soit à gauche en produi sant ainsi une saillie plus ou moins volumineuse.

Cartilage latéral. Ce cartilage, de forme triangulaire à base tourné du côté du dos du nez, est situé dans l'épaisseur de la paroi latéral du nez. Il est relié par une membrane conjonctive au bord inférieu de l'os propre du nez, au bord antérieur du cartilage de la cloison e au bord supérieur du cartilage de l'aile du nez.

Cartilage de l'aile du nez. Il circonscrit, de chaque côté, le pour tour de l'orifice antérieur des narines. C'est une lame cartilagineus repliée sur elle-même en forme de fer à cheval à concavité postérieure ésentant un prolongement externe, large, situé dans l'épaisseur de ile du nez, et un prolongement interne, beaucoup plus mince, lonant de chaque côté le bord inférieur du cartilage de la cloison.

Ce cartilage se trouve relié, par son bord supérieur, au cartilage iangulaire et au bord antérieur de l'apophyse montante du maxillaire périeur. Son bord inférieur est libre et circonscrit l'orifice inférieur s narines.

Muscles et peau. Cette charpente, à la fois osseuse, cartilagieuse et reuse, se trouve recouverte en dehors par des muscles que nous ons décrits antérieurement. On y trouve, de chaque côté, le *muscle ramidal* situé au niveau de la racine du nez ; le *muscle transverse du z* ou muscle constricteur des narines et le *muscle releveur de l'aile du z et de la lèvre supérieure* ou muscle dilatateur des narines.

Ces muscles sont recouverts par la *peau.* Celle-ci est excessiveent riche en glandes sébacées surtout sur le pourtour de la base du z. Mince et mobile au niveau de la racine du nez, elle s'épaissit vers base et y adhère intimement à la couche sous-jacente. Arrivée au veau des orifices antérieurs des fosses nasales, elle se réfléchit à ntérieur et tapisse la face interne des cartilages de l'aile du nez pour continuer brusquement avec la muqueuse.

Narines. On donne le nom de *narines* à la partie antérieure des sses nasales, partie limitée, en dehors, par le cartilage de l'aile du z et, en dedans, par la partie correspondante du cartilage de la cloin, ainsi que le prolongement interne du cartilage de l'aile du nez. s narines se continuent, en haut, avec les fosses nasales ; en bas, es s'ouvrent au dehors par les orifices à direction antéro-postérieure. face interne des narines est tapissée par la peau riche en follicules eux. Elle est garnie, dans le voisinage immédiat de l'orifice inférieur, ne rangée de longs poils que l'on désigne sous le nom de *vibrisses.* s narines forment une partie dilatée des fosses nasales. Elles comniquent avec les fosses nasales proprement dites par une partie plus récie. En dessous de cette partie rétrécie, on trouve, sur la paroi erne et sur la paroi externe des narines, une légère saillie produite r le bord libre du cartilage de l'aide du nez soulevant quelque peu le vêtement cutané.

Fosses nasales proprement dites. Les fosses nasales, divisées en deux r une cloison médiane complète, sont formées par une *charpente seuse* excessivement complexe, que nous avons étudiée antérieurement avec le système osseux. Cette charpente est recouverte par un membrane muqueuse, la *muqueuse pituitaire* qui recouvre les différentes parois des fosses nasales en faisant disparaître les multiple inégalités et rugosités que ces parois présentent sur le squelette.

Cette muqueuse est épaisse dans la plus grande partie de son étendue. Arrivée au niveau des nombreuses cavités qui communiquent avec les fosses nasales, elle en rétrécit généralement l'ouverture, puis s'amincit au point de devenir une mince membrane et pénètre dans ces diverses cavités pour en tapisser toutes les parois.

Le long de la *paroi supérieure* ou de la voûte des fosses nasales, la muqueuse des fosses nasales rétrécit l'orifice de communication avec le sinus sphénoïdal, en même temps qu'elle fait disparaître complètement les orifices de la lame criblée de l'ethmoïde donnant passage aux filets olfactifs.

Au niveau de la *paroi inférieure* elle rencontre l'orifice supérieur du canal palatin antérieur dans lequel elle s'engage et où elle se termine en cul de sac,

Le long de la *paroi interne* la muqueuse est lisse et régulière.

Le long de la *paroi externe* elle rencontre les cornets et les méats qu'elle recouvre et dont elle fait disparaître les nombreuses inégalités. Elle s'enfonce en même temps dans un grand nombre d'orifices qui font communiquer les fosses nasales avec les cellules ethmoïdales, le sinus frontal, le sinus maxillaire et le canal lacrymo-nasal.

Dans le *méat supérieur*, la muqueuse se prolonge dans les *cellules ethmoïdales postérieures* par deux ou trois petits orifices en même temps qu'elle ferme complètement, en arrière, le trou sphéno-palatin.

Dans le *méat moyen*, elle rétrécit considérablement l'ouverture du *sinus du maxillaire supérieur*, puis se réfléchit dans le sinus et en tapisse, considérablement amincie, toutes les parois. Elle se prolonge également dans le *sinus frontal* par le canal fronto-nasal et dans les *cellules ethmoïdales antérieures*.

L'orifice de communication avec le sinus frontal, appelé *infundibulum*, se trouve à la partie antérieure et supérieure du méat moyen. Quand on enlève le cornet moyen pour mettre à nu la paroi externe du méat correspondant, on trouve sur cette paroi une gouttière oblique en haut et en avant ; cette gouttière est limitée par deux saillies de la muqueuse dont la postérieure porte le nom de *promontoire des fosses nasales* ou *bulle ethmoïdale*. C'est dans cette gouttière que s'ouvr 'orifice (large de 4 à 5 millimètres) de communication avec le *sinus du naxillaire* et les orifices qui mettent en communication les fosses asales avec les *cellules ethmoïdales antérieures*. Cette gouttière se coninue avec le canal fronto-nasal qui s'ouvre sur le plancher du sinus ontal.

Dans le *méat inférieur* se trouve l'orifice de communication avec canal lacrymo-nasal. Cet orifice, situé près de l'extrémité antéieure du méat inférieur, est généralement rétréci par un petit repli e la muqueuse.

Quand on examine la cavité des fosses nasales sur une coupe frontale, on voit u'elle présente un diamètre vertical assez considérable et un diamètre transversal ariant considérablement d'un niveau à l'autre. Chaque fosse nasale est formée en uelque sorte d'un canal commun longeant la cloison et de trois diverticulums corspondant aux méats et dont les plus développés sont les méats moyen et inférieur.

Chez les enfants nouveau-nés, les fosses nasales sont beaucoup plus étroites on seulement suivant le diamètre vertical, mais surtout suivant le diamètre transersal. De plus jusqu'à l'âge de deux ans, le cornet inférieur touche la paroi inférieure es fosses nasales de telle sorte que la respiration doit se faire exclusivement par le anal commun et par le méat moyen. Le méat inférieur n'est donc pas utilisé chez enfant à la mamelle et la partie respiratoire des fosses nasales y est peu développée. ette disposition est en rapport avec le peu de développement du maxillaire supéeur. Celui-ci croît lentement pendant les deux premières années de la vie à cause travail de la dentition. L'enfant respire pendant tout ce temps par le canal ommum et par une petite partie du méat moyen. Les fosses nasales, très étroites, peuvent donc donner passage qu'à très peu d'air et, chose importante, le moindre onflement de la muqueuse les oblitère presque complètement. La partie respiraire des fosses nasales, chez l'enfant à la mamelle, existe plutôt virtuellement e réellement. A partir de l'âge de 2 ans, elle commence à se développer et c'est ulement vers l'âge de 7 ans qu'elle a acquis un développement analogue à celui de adulte.

Orifices antérieurs des fosses nasales. Ils sont représentés par les orices postérieurs des narines ; à leur niveau la peau se continue plus ou oins brusquement avec la muqueuse.

Orifices postérieurs. Les orifices postérieurs ont été décrits avec système osseux. Ils sont au nombre de deux. Ce sont des orifices us ou moins rectangulaires, à grand axe vertical, un peu obliques en as et en avant. Ils s'ouvrent dans la partie nasale du pharynx.

A ce niveau, la muqueuse des fosses nasales se continue avec la uqueuse de la voûte et des parois latérales du pharynx et avec celle la face postérieure du voile du palais.

Muqueuse. La muqueuse qui tapisse toute l'étendue des fosses asales est molle, épaisse et peu résistante. Elle adhère intimement ux parois osseuses. Elle est pourvue, surtout au niveau du cornet inférieur, d'un riche lacis veineux qui lui donne toutes les apparence d'un tissu caverneux ou d'un tissu érectile. Elle se prolonge dan toutes les cavités qui dépendent des fosses nasales, en s'amincissar considérablement, de façon à ne former qu'une mince membrane for mant le périoste interne des os.

Au niveau de la partie moyenne du cornet supérieur, de la parti correspondante de la cloison et de la partie intermédiaire de la voût elle présente les *cellules olfactives* ou cellules d'origine des fibres de nerfs olfactifs. Cette partie seule de la muqueuse mérite le nom d *muqueuse olfactive.*

Vaisseaux et nerfs. Artères. Les artères qui se distribuent dans le parois des fosses nasales proviennent de plusieurs sources différente Ce sont :

1° les *artères ethmoïdales antérieure et postérieure* venant de l'artèr ophthalmique ;

2° l'*artère sphéno-palatine* venant de l'artère maxillaire interne e passant par le trou sphéno-palatin ;

3° l'*artère nasale postérieure*, destinée au cornet inférieur, branch de l'artère palatine supérieure ;

4° l'*artère sous-orbitaire*, l'*artère ptérygo-palatine* et l'*artère de sous-cloison.*

Veines. Les veines se divisent en plusieurs groupes. Les *vein antérieures* se rendant, par l'orifice antérieur des fosses nasales, dar la veine faciale.

Les *veines postérieures* passent par le trou sphéno-palatin pour s jeter dans la veine maxillaire interne.

Les *veines moyennes* se rendent, par les conduits orbitaires interne dans la veine ophtalmique.

Lymphatiques. Les lymphatiques se dirigent en arrière et se rende soit dans un ganglion situé au devant de l'axis, soit dans des ganglio voisins de la grande corne de l'os hyoïde.

Nerfs. A côté des *filets olfactifs* (nerfs sensoriels) dont les cellule d'origine se trouvent dans la muqueuse de la partie supérieure de fosses nasales, il existe encore dans cette muqueuse des nerfs d sensibilité générale qui sont tous des branches du *nerf trijumeau.*

Pharynx.

Cette partie du tube respiratoire a été étudiée avec le canal digesti

Larynx.

Définition. Le larynx est la partie du tube respiratoire comprise entre le pharynx et la trachée-artère.

Situation. Il est situé dans la région sous-hyoïdienne, occupant la partie moyenne et antérieure du cou, au devant de la colonne vertébrale dont il est séparé par la partie inférieure du pharynx, recouvert par les muscles de la région sous-hyoïdienne.

Forme. C'est un conduit solide, ayant la forme d'une pyramide triangulaire à base supérieure. La base s'ouvre sur la paroi antérieure du pharynx. Le sommet se continue avec la trachée-artère.

C'est un organe mobile qui exécute des mouvements d'élévation et d'abaissement pendant la déglutition et pendant la formation des sons de la voix.

Dimension. Ses dimensions varient d'après l'âge et d'après le sexe. Généralement petit pendant les premières années de la vie et de dimensions presque égales dans les deux sexes, il se développe considérablement à l'époque de la puberté. Ce développement est plus prononcé chez l'homme que chez la femme.

Chez l'homme adulte son diamètre vertical, compris entre le bord inférieur du cartilage cricoïde et le bord supérieur du cartilage thyroïde, varie d'après SAPPEY entre 42 et 48 millimètres. Il est en moyenne de 44 millimètres.

Le diamètre transversal peut varier de 40 à 51 millimètres. Il atteint en moyennne 43 millimètres.

Le diamètre antéro-postérieur peut varier de 33 à 40 millimètres. Il mesure en moyenne 36 millimètres.

Chez la femme, le diamètre vertical varie de 34 à 40 millimètres, avec une moyenne de 36 millimètres.

Le diamètre transversal varie de 37 à 46 millimètres, avec une moyenne de 41 millimètres.

Le diamètre antéro-postérieur mesure de 24 à 28 millimètres, avec une moyenne de 26 millimètres.

Constitution du larynx. Le larynx est formé : 1°) d'une série de pièces cartilagineuses appelées les *cartilages du larynx* ; elles forment le squelette ou la charpente ;

2°) d'*articulations* et de *ligaments* qui unissent ces cartilages les uns aux autres ;

3°) de *muscles* qui servent à les faire mouvoir l'un sur l'autre ;
4°) d'une *muqueuse* et de *glandes*.

Cartilages du larynx.

Les cartilages du larynx se divisent en cartilages pairs et en cartilages impairs.

Les cartilages impairs, au nombre de trois, sont de bas en haut : le *cartilage cricoïde*, le *cartilage thyroïde* et l'*épiglotte*.

Les cartilages pairs, également au nombre de trois, sont : les *cartilages aryténoïdes*, les *cartilages de Wrisberg* et les *cartilages de Santorini*.

Cartilage cricoïde. C'est le plus inférieur des cartilages du larynx. Il a la forme d'un anneau, rétréci en avant et sur les côtés et très élevé en arrière. Cette partie postérieure, ou châton du cartilage cricoïde, forme la plus grande partie de la paroi postérieure du larynx.

Le cartilage offre à étudier deux faces et deux bords.

La *face externe* présente, en avant et sur la ligne médiane, une petite saillie donnant insertion à l'aponévrose cervicale ; de chaque côté se trouve une petite dépression pour l'insertion inférieure du muscle crico-thyroïdien. Plus en arrière on observe une petite surface articulaire par laquelle le cartilage cricoïde s'articule avec la petite corne du cartilage thyroïde. Sur la face postérieure du châton on trouve une crête verticale médiane, donnant insertion à quelques faisceaux musculaires de l'œsophage, et, de chaque côté, une dépression plus ou moins profonde dans laquelle s'insère le muscle crico-aryténoïdien postérieur.

La *face interne* est lisse et tapissée par la muqueuse.

Le *bord inférieur*, mince et horizontal, est uni au premier cerceau cartilagineux de la trachée-artère par une membrane conjonctive : la *membrane crico-trachéale.* Ce bord est quelque peu irrégulier. Il présente deux petites saillies auxquelles s'insère le muscle constricteur inférieur du pharynx.

Le *bord supérieur* est plus épais que le bord inférieur. Horizontal en avant, il s'élève obliquement en arrière pour gagner le bord supérieur du châton.

En avant il donne insertion à la membrane crico-thyroïdienne, et latéralement, au muscle crico-aryténoïdien latéral. Au point de réunion de la partie oblique avec le bord supérieur du châton, il existe une acette articulaire ovalaire, obliquement dirigée en bas et en dehors et lestinée à l'articulation du cartilage cricoïde avec le cartilage arytéıoïde. Entre ces deux faces articulaires le bord supérieur répond au ›ord inférieur du muscle ary-aryténoïdien.

Cartilage thyroïde. C'est le plus grand des cartilages du larynx dont l occupe la partie antérieure et supérieure. Il est formé de deux lames]uadrilatères réunies en avant, ces lames formant un angle ouvert en ırrière embrassant le cartilage cricoïde. Ce cartilage offre à étudier ıne face antérieure, une face postérieure, un bord supérieur, un bord nférieur et deux bords latéraux.

La *face antérieure* présente, sur la ligne médiane, une saillie longiudinale, aiguë en haut et arrondie en bas. Cette saillie, plus déveoppée chez l'homme que chez la femme, est désignée encore sous le ıom de *pomme d'Adam*. De chaque côté de cette saillie on voit une urface plane, qualilatère, pourvue de deux tubercules, reliés par une igne oblique en bas et en avant. A cette ligne et aux tubercules qui la erminent s'insèrent le muscle sterno-thyroïdien et le muscle thyroıyoïdien. Cette ligne divise cette face externe en deux parties inégales : ıne postérieure, petite, recouverte par le muscle constricteur inférieur u pharynx ; une antérieure, plus étendue, recouverte par le muscle hyro-hyoïdien.

La *face postérieure* du cartilage thyroïde présente, sur la ligne méıiane, un angle rentrant qui donne insertion, de haut en bas, au ligaıent thyro-épiglottique, aux ligaments thyro-aryténoïdiens supérieurs t inférieurs et aux muscles thyro-aryténoïdiens.

De chaque côté de la ligne médiane, la face postérieure de chacune es lames du cartilage thyroïde s'écarte du cartilage cricoïde, des gaments et des muscles thyro-aryténoïdiens et du muscle crico-aryénoïdien latéral, pour former la paroi externe de la gouttière latérale u larynx. Cette face postérieure est recouverte en grande partie par a muqueuse du pharynx, qui se jette de là sur la face externe du musle et des ligaments thyro-aryténoïdiens et tapisse ainsi toute l'étendue e la gouttière latérale.

Le *bord supérieur*, plus ou moins horizontal, présente en avant et ur la ligne médiane une forte échancrure surmontant la pomme 'Adam. Il donne insertion à la *membrane thyro-hyoïdienne*. Il se termine n arrière par une petite saillie, oblique en haut et en arrière : la *corne upérieure* ou *grande corne* du cartilage thyroïde reliée à la grande corne de l'os hyoïde par le *ligament thyro-hyoïdien latéral*. Dans l'épaisseur de ce ligament existe un petit nodule cartilagineux appelé *cartilage triticé*.

Le *bord inférieur*, moins long que le supérieur, présente au milieu un petit relief auquel s'insère le ligament crico-thyroïdien. Plus en dehors, il donne insertion au muscle crico-thyroïdien et se termine par une petite saillie verticale : la *corne inférieure* ou *petite corne* du cartilage thyroïde qui va s'articuler avec le cartilage cricoïde.

Les *bords postérieurs*, arrondis et mousses, dépassent en arrière les autres pièces du larynx. Ils donnent attache à l'aponévrose du pharynx, et aux muscles constricteur inférieur du pharynx, pharyngo-staphylin et stylo-pharyngien.

Epiglotte. L'épiglotte est une lame fibro-cartilagineuse, impaire et médiane, située en arrière de la base de la langue, au-devant de l'orifice supérieur du larynx, dans l'épaisseur d'un repli muqueux séparant la langue de la cavité laryngienne. Considérée en place, elle a généralement une direction verticale. Pendant la déglutition elle s'abaisse sur l'orifice pharyngé du larynx et sépare momentanément le tube digestif du tube respiratoire.

Isolée des parties voisines mais recouverte par la muqueuse, l'épiglotte a une forme triangulaire à angles arrondis et à base supérieure. Elle présente à étudier deux faces, deux bords, une base et un sommet.

La *face antérieure* offre une partie libre qui regarde la base de la langue. Cette partie est recouverte par la muqueuse qui se jette de la face antérieure de l'épiglotte sur la base de la langue en formant les trois *replis glosso-épiglottiques*, un médian et deux latéraux, délimitant les récessus glosso-épiglottiques.

En dessous de cette partie libre, l'épiglotte répond : 1° à l'extrémité postérieure de la langue à laquelle elle est unie par un *ligament glosso-épiglottique* situé dans l'épaisseur du repli glosso-épiglottique médian ; 2° à l'os hyoïde à laquelle la relie la *membrane hyo-épiglottique ;* 3° à la membrane thyro-hyoïdienne par l'intermédiaire d'un paquet de tissu cellulo-adipeux appelé quelquefois mais très improprement *glande de Morgagni*. Ce tissu adipeux occupe la *loge hyo-thyro-épiglottique* délimitée par la membrane hyo-épiglottique en haut, l'épiglotte en arrière et la membrane thyro-hyoïdienne en avant.

La *face postérieure*, lisse dans toute son étendue, est recouverte par la muqueuse du larynx.

Le *bord latéral*, légèrement convexe, donne naissance au *repli épi-*

lotti-pharyngien reliant transversalement l'épiglotte à la paroi latérale u pharynx, et au *repli épiglotti-aryténoïdien* se rendant de l'épiglotte u sommet du cartilage aryténoïde.

La *base* est libre et légèrement échancrée ; elle est quelque peu éjetée en avant.

Le *sommet*, rétréci, se fixe, par le *ligament thyro-épiglottique*, dans angle rentrant du cartilage thyroïde, au-dessus de l'insertion des usses cordes vocales.

Débarrassée de la muqueuse qui lui adhère intimement, la lame bro-cartilagineuse se présente comme une lame triangulaire, mince t plane, creusée sur sa face postérieure d'un grand nombre de trous ans lesquels se logent de petites glandes mucipares.

Cartilages aryténoïdes Ces cartilages sont au nombre de deux. Ils ont situés, de chaque côté de la ligne médiane, à la partie postérieure t supérieure du larynx, reposant sur les faces articulaires que nous vons décrites sur le bord supérieur du cartilage cricoïde.

Ils ont une forme prismatique triangulaire à base inférieure. On leur onsidère trois faces, une base et un sommet.

La *face postérieure*, légèrement excavée, donne insertion au muscle ry-aryténoïdien.

La *face interne*, tapissée par la muqueuse du larynx, est lisse.

La *face antéro-externe* présente deux fossettes séparées par une rête mousse : la fossette supérieure, la plus volumineuse, donme inser-on au ligament thyro-aryténoïdien supérieur ; dans la fossette infé-ieure s'insère le muscle thyro-aryténoïdien.

La *base* présente une face articulaire oblongue et concave, à grand xe oblique en avant et en dedans pour son articulation avec le carti-age cricoïde. Aux deux extrémités de cette face articulaire on trouve ne apophyse : l'une, antérieure et interne, fait saillie dans le larynx ; lle donne insertion au ligament thyro-aryténoïdien inférieur ou vraie orde vocale ; on l'appelle l'*apophyse vocale*. L'autre, dirigée en arrière t en dehors, donne insertion aux deux muscles crico-aryténoïdiens postérieur et latéral) et porte le nom d'*apophyse musculaire*.

Le *sommet*, mince et légèrement recourbé en dedans, se trouve relié par quelques tractus conjonctifs au cartilage de SANTORINI.

Cartilage corniculé ou de Santorini. Ce sont deux petits nodules cartilagineux reliés au sommet des cartilages aryténoïdes par quelques ractus fibreux. Ils sont situés dans l'épaisseur du repli épiglotti-aryténoïdien qu'ils soulèvent légèrement et se trouvent inclinés l'un vers l'autre jusqu'à se toucher.

Cartilages cunéiformes ou de Wrisberg. Ils sont situés dans l'épaisseur du repli épiglotti-aryténoïdien au-devant et en dehors des cartilages de Santorini. Ils ont la forme d'un petit cylindre aplati dont l'extrémité antérieure soulève quelque peu la muqueuse du repli, tandis que l'extrémité postérieure se trouve reliée par des tractus fibreux au bord antérieur du cartilage aryténoïde.

Cartilages sésamoïdes. Ce sont de petits nodules cartilagineux situés de chaque côté du bord latéral du cartilage aryténoïde auquel ils sont unis par des tractus fibreux.

Articulations du larynx.

Les articulations du larynx se divisent en *articulations extrinsèques*, reliant le larynx soit à la trachée-artère soit à l'os hyoïde ; et en *articulations intrinsèques* reliant l'une à l'autre les diverses pièces cartilagineuses que nous venons de décrire.

Articulations extrinsèques. Articulation thyro-hyoïdienne. Le cartilage thyroïde est uni à l'os hyoïde par trois ligaments : le *ligament thyro-hyoïdien médian* ou *membrane thyro-hyoïdienne* et les *ligaments thyro-hyoïdiens latéraux.*

La *membrane thyro-hyoïdienne* s'insère au bord supérieur du cartilage thyroïde, de là elle se dirige en haut, passe derrière le corps de l'os hyoïde, dont elle est séparée par la *bourse séreuse sous-hyoïdienne*, pour s'insérer à toute l'étendue du bord supérieur du corps et des grandes cornes de l'os hyoïde. Elle est séparée, en arrière et sur la ligne médiane, de l'épiglotte par le tissu graisseux préglottique, et répond, de chaque côté, à la muqueuse des gouttières latérales du larynx.

Le *ligament thyro-hyoïdien latéral* n'est que la partie postérieure épaissie de la membrane thyro-hyoïdienne. Il se présente sous la forme d'un petit cordon fibreux reliant le sommet des grandes cornes du cartilage thyroïde à l'extrémité renflée des grandes cornes de l'os hyoïde. Dans l'épaisseur de ce ligament on trouve généralement un petit nodule cartilagineux : le *cartilage triticé.*

Articulation crico-trachéale. Le cartilage cricoïde est uni au premier anneau cartilagineux de la trachée-artère par une membrane fibreuse appelée *membrane crico-trachéale.*

Articulations intrinsèques. Articulation crico-thyroïdienne. C'est l'articulation qui se passe entre la face interne des petites cornes du cartilage thyroïde et la facette articulaire qui se trouve sur la face externe du cartilage cricoïde. Une *capsule fibreuse* quelque peu renforcée en avant et en arrière maintient les deux facettes en contact. Elle est tapissée par une *membrane synoviale.*

Dans cette articulation se passent des mouvements de glissement dans le sens vertical et dans le sens antéro-postérieur, ainsi que des mouvements de bascule autour d'un axe transversal reliant les deux articulations.

Outre cette articulation mobile à surfaces libres, il existe encore entre les deux cartilages une articulation mobile à surfaces fixes. Cette articulation se passe entre le bord inférieur du cartilage thyroïde et la partie antérieure du bord supérieur du cartilage cricoïde. Comme moyen d'union, nous avons une membrane conjonctive de coloration jaunâtre, la *membrane crico-thyroïdienne*, à base inférieure et à sommet supérieur, percée d'un grand nombre de trous vasculaires.

Articulation crico-aryténoïdienne. Le bord supérieur du châton du cartilage cricoïde présente, de chaque côté de la ligne médiane, une facette articulaire oblongue à grand axe dirigé obliquement en bas et en dehors. La base du cartilage aryténoïde présente une facette articulaire analogue, mais à grand axe dirigé en avant et en dedans. Ces deux facettes sont maintenues en contact par une *capsule fibreuse* tapissée par une *membrane synoviale.* Le cartilage aryténoïde est très mobile sur le cartilage cricoïde. Il peut se déplacer dans sa totalité soit en dedans, soit en dehors et, de plus, il peut pivoter autour d'un axe vertical passant par les faces articulaires.

Outre cette articulation mobile, ces deux cartilages sont encore reliés l'un à l'autre par le *ligament crico-aryténoïdien moyen* ou *ligament en Y.* La branche inférieure de ce ligament s'insère au bord supérieur du cartilage cricoïde, entre les deux facettes articulaires, de là il se dirige en haut et se divise bientôt en deux languettes qui vont s'insérer au sommet recourbé du cartilage aryténoïde recouvert par le cartilage de Santorini. Ce ligament se trouve interposé entre le muscle ary-aryténoïdien et la muqueuse du larynx.

Articulation ary-corniculée. Ces deux pièces cartilagineuses sont unie l'une à l'autre par un disque fibro-cartilagineux adhérent intimement au périchondre.

Articulation thyro-épiglottique. Le sommet de l'épiplotte est relié à l'angle rentrant du cartilage thyroïde par un petit cordon fibreux, le *ligament thyro-épiglottique.*

Ligaments du larynx.

Ligament épiglotti-aryténoïdien. La partie supérieure du bord latéral de l'épiglotte est reliée au sommet du cartilage aryténoïde par une mince lamelle de tissu conjonctif et élastique, le *ligament épiglotti-aryténoïdien*, renfermé dans le repli muqueux du même nom.

Ligaments internes du larynx. Toute l'étendue de la face interne des cartilages du larynx, pour autant que ces cartilages limitent la cavité laryngienne, est recouverte par une couche continue de fibres élastiques constituant la *membrane élastique du larynx.* Elle est le plus développée dans la partie sous-glottique où on la désigne quelquefois sous le nom de *ligament crico-thyro-aryténoïdien.*

Ce ligament s'insère au bord supérieur de la partie horizontale du cartilage cricoïde et à la partie inférieure de l'angle rentrant du cartilage thyroïde pour se rendre, de là, au bord supérieur de la partie oblique du cartilage cricoïde et à l'apophyse vocale du cartilage aryténoïde.

Au niveau de son bord supérieur, ce ligament s'épaissit considérablement par des faisceaux élastiques tendus directement entre l'angle rentrant du cartilage thyroïde et l'apophyse vocale du cartilage aryténoïde. Cette partie épaissie fait fortement saillie dans l'intérieur même du larynx et constitue le *ligament thyro-aryténoïdien inférieur*, partie essentielle de la vraie corde vocale. Ce ligament présente, sur une section transversale, une forme triangulaire à base supérieure. La face supérieure, horizontale, correspond au ligament thyro-aryténoïdien supérieur dont il est séparé par une fente à direction antéro-postérieure conduisant dans le cul de sac de Morgagni.

La face externe, plane, est recouverte par le muscle thyro-aryténoïdien. La face interne, oblique en bas et en dehors, se continue insensiblement en bas avec la membrane élastique.

Un peu au-dessus de ce ligament thyro-aryténoïdien inférieur, il en existe un autre, moins saillant et moins nettement délimité. C'est le *ligament thyro-aryténoïdien supérieur* qui, recouvert par la muqueuse, constitue la fausse corde vocale. Il s'insère, en avant, dans l'angle entrant du cartilage thyroïde au-dessus du précédent et se termine, n arrière, sur la face antéro-externe du cartilage aryténoïde, dans la ›ssette supérieure.

Muscles du larynx.

Les muscles du larynx se divisent en *muscles extrinsèques* et en *uscles intrinsèques.*

Les *muscles extrinsèques* comprennent certains muscles du pharynx, t du cou qui prennent insertion sur l'une ou l'autre pièce cartilagineuse u larynx. Nous les avons étudiés antérieurement.

Les *muscles intrinsèques* du larynx sont ceux qui font mouvoir l'une ı l'autre les diverses pièces cartilagineuses que nous avons décrites.

Muscle crico-thyroïdien. C'est un muscle pair de forme triangulaire, tué à la partie antérieure et inférieure du larynx. Il naît, par une ‹trémité rétrécie. sur la face antérieure du cartilage cricoïde, de ıaque côté de la ligne médiane. De là, ses fibres se dirigent en haut en arrière et vont, en divergeant, s'insérer au bord inférieur et à la ce interne du cartilage thyroïde ainsi qu'au bord antérieur de la :tite corne.

Action. Ce muscle en se contractant prend son point fixe sur l'un :s deux cartilages sur lesquels il s'insère et rapproche l'une de l'autre ; parties antérieures de ces deux cartilages, soit en abaissant le rtilage thyroïde, soit en relevant le cartilage cricoïde. Ce mouvement passe autour d'un axe transversal passant par l'articulation des tites cornes du cartilage thyroïde avec le cartilage cricoïde. Il en sulte que la partie supérieure de l'angle rentrant du cartilage thyroïde, s'insèrent les vraies cordes vocales, s'écarte du bord supérieur du âton du cartilage cricoïde et de la base du cartilage aryténoïde. Ce placement amène nécessairement la tension des cordes vocales en :me temps qu'une légère constriction de la glotte.

Muscle crico-aryténoïdien postérieur. Ce muscle est situé sur la face stérieure du larynx, il a une forme triangulaire à base inférieure. lle-ci s'insère sur la face postérieure du châton du cartilage cricoïde, ıs la dépression que présente cette face de chaque côté de la crête diane. De là, les fibres convergent les unes vers les autres en se igeant en haut et en dehors, elles passent derrière l'articulation :o-aryténoïdienne et vont s'insérer à l'apophyse musculaire du carge aryténoïde. Il est recouvert dans toute son étendue par la queuse du pharynx.

Action. En se contractant ce muscle attire l'apophyse musculair en arrière, en bas et en dedans en faisant pivoter en même temps tou le cartilage aryténoïde autour d'un axe vertical. Ce déplacement d l'apophyse musculaire entraîne un déplacement en sens contraire d l'apophyse vocale ; celle-ci est poussée en haut et en dehors entrainan la vraie corde vocale. Il s'ensuit que la contraction du muscle criro aryténoïdien postérieur élève la glotte, ouvre la glotte interligamen teuse et la partie antérieure de la glotte interaryténoïdienne et ten les cordes vocales.

L'élévation de la corde vocale inférieure la rapproche du ligamen thyro-aryténoïdien supérieur et rétrécit ainsi l'orifice du ventricule d larynx.

Muscle crico-aryténoïdien latéral. Muscle de forme triangulaire situé en dessous de la lame latérale du cartilage thyroïde. Il naît de l partie latérale du bord supérieur du cartilage cricoïde, de là se dirig en haut et en arrière pour s'insérer sur l'apophyse musculaire du car tilage aryténoïde au-devant de l'insertion du muscle crico-aryténoïdie postérieur.

Action. En se contractant, ce muscle attire l'apophyse musculair en bas, en avant et en dehors. L'apophyse vocale se trouve don reportée en haut, en dedans et en arrière, ce qui amène l'élévation d la glotte, la fermeture de la glotte interligamenteuse et de la parti antérieure de la glotte intercartilagineuse et la tension des corde vocales.

Muscle thyro-aryténodïien inférienr. Muscle large et épais situé a dessus du muscle précédent, dans l'épaisseur de la corde vocale infé rieure et de la paroi externe du ventricule du larynx. Il s'insère, e avant, dans la partie inférieure de l'angle rentrant du cartilage thyroïd et à la partie voisine de la membrane crico-thyroïdienne. De là, il s dirige en arrière, en haut et en dedans pour aller s'insérer dans la fos sette inférieure de la face antéro-externe du cartilage aryténoïde. Il es formé d'une couche de fibres superficielles et d'une couche de fibre profondes ; celles-ci sont renfermées dans l'épaisseur même du lig ment thyro-aryténoïdien inférieur. Il combine son action avec celui d crico-aryténoïdien latéral avec lequel il est souvent confondu.

Muscle thyro-aryténoïdien supérieur. Muscle inconstant, générale ment mince et aplati ; il naît au-dessus du précédent, à la partie sup rieure de l'angle rentrant du cartilage thyroïde ; de là se dirige e rière et en bas pour s'insérer à l'apophyse musculaire du cartilage ytéonoïde.

Action. En se contractant, ces deux muscles thyro-aryténoïdiens nt pivoter le cartilage aryténoïde sur son axe de façon à porter pophyse vocale en bas, en dedans et en arrière ; ils abaissent donc glotte, ferment la glotte et tendent les cordes vocales.

Muscle ary-aryténoïdien. C'est un muscle impair, court et épais ué à la partie postérieure des deux cartilages aryténoïdes. Il est nstitué d'une partie superficielle et d'une partie profonde.

La partie superficielle est formée de deux faisceaux de fibres qui ntrecroisent en sautoir et qui s'insèrent, en bas, à l'apophyse muslaire du cartilage aryténoïde et, en haut, au sommet recourbé de ce me cartilage. A ce niveau, quelques-unes des fibres se continuent t avec le muscle thyro-aryténoïdien supérieur, soit avec le muscle -épiglottique. C'est le *muscle ary-aryténoïdien oblique.*

La partie profonde est formée de fibres transversales qui s'insèt à toute l'étendue de la face postérieure concave des deux cartilages téonoïdes. C'est le *muscle ary-aryténoïdien transverse.*

Action. En se contractant, ce muscle rapproche l'un de l'autre les x cartilages aryténoïdes. Il les fait de plus quelque peu pivoter sur r axe vertical, de telle sorte que leur face postérieure se tourne quele peu en dedans. Cette rotation du cartilage aryténoïde a pour conquence de pousser l'apophyse vocale en dehors et d'ouvrir la glotte.

Les quatre muscles que nous venons de décrire : muscles cricotéonoïdien postérieur, crico-aryténoïdien latéral, thyro-aryténoïdien éral et ary-aryténoïdien, sont donc les muscles qui agissent sur la tte.

Les uns sont *dilatateurs de la glotte* ; ce sont les deux muscles cés sur la face postérieure du larynx : le muscle crico-aryténoïdien stérieur et le muscle ary-aryténoïdien. Les autres sont *constricteurs la glotte*, ce sont les deux muscles placés sur la face latérale du ynx : le muscle crico-aryténoïdien latéral et le muscle thyro-aryoïdien.

On peut encore les diviser en *muscles élévateurs de la glotte* (muscles co-aryténoïdien postérieur et crico-aryténoïdien latéral) et en *muscles isseurs de la glotte* (muscles thyro-aryténoïdien et ary-aryténoïdien).

Les quatres muscles ont une action commune : ils sont tous, *tenrs des cordes vocales.*

Muscle thyro-ary-épiglottique. Ce muscle n'agit par sur la glott mais doit être considéré comme le muscle constricteur de l'orifi supérieur du larynx. Il se compose du muscle thyro-épiglottique et d muscle ary-épiglottique.

Le *muscle thyro-épiglottique* est représenté par quelques fibres c muscle thyro-aryténoïdien latéral. Celles-ci s'insèrent dans l'angle re trant du cartilage thyroïde, de là se dirigent en haut et en dehors po se perdre sur le bord latéral de l'épiglotte.

Le *muscle ary-épiglottique* est renfermé dans l'épaisseur du re épligiotti-aryténoïdien. Il commence au sommet du cartilage aryt noïde, où il se continue avec quelques fibres du muscle ary-aryténoïdie oblique, puis se dirige en haut et en avant pour se terminer sur le bo latéral de l'épiglotte.

Action. Ce muscle rétrécit l'orifice supérieur du larynx en mê temps qu'il abaisse l'épiglotte.

Larynx en général.

Considéré dans son ensemble, le larynx présente à étudier u conformation extérieure et une conformation intérieure.

Conformation extérieure. On peut distinguer au larynx deux face une antérieure et une postérieure.

La *face antérieure* présente, de bas en haut et sur la ligne médian l'anneau antérieur du cartilage cricoïde, la membrane crico-thyr dienne, l'angle saillant du cartilage thyroïde. Toutes ces parties so recouvertes par l'aponévrose cervicale, le pannicule adipeux et peau.

De chaque côté de la ligne médiane, on trouve la partie latér du cartilage cricoïde, l'articulation crico-thyroïdienne avec le mus crico-thyroïdien, la lame latérale du cartilage thyroïde. Ces parti sont recouvertes par le corps thyroïde, les muscles profonds de région sous-hyoïdienne et le muscle constricteur inférieur du phary

La *face postérieure* du larynx forme la partie inférieure de la pa antérieure du pharynx. On peut la diviser en trois parties : une par médiane et deux parties latérales.

La partie médiane présente de haut en bas :

1° La base libre de l'épiglotte.

2° L'orifice supérieur du larynx, orifice ovalaire à grand diamè antero-postérieur, oblique en bas et en arrière. Cet orifice est circ crit : en avant, par la base de l'épiglotte, latéralement par le repli épi-lotti-aryténoïdien présentant, près de son extrémité postérieure, deux etites saillies formées par les deux nodules cartilagineux, le cartilage le WRISBERG et le cartilage de SANTORINI. En arrière, cet orifice se rolonge quelque peu entre les deux cartilages aryténoïdes en formant a *fente inter-aryténoïdienne.*

3° La face postérieure des cartilages aryténoïdes avec le muscle nter-aryténoïdien.

4° La face postérieure du châton du cartilage cricoïde recouverte ar les muscles crico-aryténoïdiens postérieurs.

De chaque côté de cette partie médiane existe une gouttière angu-euse, large et profonde en haut, rétrécie en bas où elle se perd insen-iblement sur la paroi latérale du pharynx : ce sont les *gouttières du rynx*, appelées encore *sinus pyriformes* ou *gouttières pharyngo-laryngées.*

Elles sont limitées, en dehors, par la lame latérale du cartilage yroïde ; en dedans, par le repli épiglotti-aryténoïdien, les liga-ents thyro-aryténoïdiens et la face antéro-externe du cartilage cri-oïde avec les muscles qui s'y insèrent.

Toute l'étendue de la face postérieure du larynx est tapissée par la uqueuse pharyngienne. Cette muqueuse est légèrement soulevée en aut et en dehors, sur la paroi externe de la gouttière du larynx, par le assage du nerf laryngé supérieur.

Par cette face postérieure, le larynx répond à la partie inférieure e la colonne cervicale depuis le bord supérieur de la 4ᵉ vertèbre cer-icale jusqu'au bord supérieur de la 7ᵉ vertèbre cervicale chez l'homme, usqu'à la partie moyenne du corps de la 6ᵉ vertèbre cervicale chez la emme.

Conformation intérieure. Vu par sa face interne, le larynx peut être ubdivisé en trois régions : une région moyenne, considérablement étrécie, ou *région glottique* ; une région supérieure et une région infé-ieure évasées ou *région sus-* et *sous-glottiques.*

Région glottique. C'est la région moyenne du larynx, celle où la ca-ité du larynx, considérablement rétrécie, se trouve réduite à une fente direction antéro-postérieure appelée la *fente glottique* ou plus simple-ent encore la *glotte.*

Cette partie du larynx est limitée, de chaque côté, par les cordes ocales supérieures, les cordes vocales inférieures et par l'orifice du diverticulum de MORGAGNI compris de chaque côté entre les deu cordes vocales.

Cordes vocales. On les divise en *cordes vocales supérieures* ou *fausse cordes vocales* et en *cordes vocales inférieures* ou *vraies cordes vocales.*

La *corde vocale supérieure* est formée par le ligament thyro-aryté noïdien supérieur recouvert par la muqueuse laryngée. Elle s'éten depuis l'angle rentrant du cartilage thyroïde jusque sur la face antéro externe du cartilage aryténoïde. Cette corde fait saillie dans la cavit laryngée. Sur une coupe transversale elle a une forme triangulaire base supérieure adhérente et à sommet libre. Sa face interne, obliqu en bas et en dedans, continue la paroi latérale de la région sus-glot tique. Sa face inférieure, également oblique en bas et en dedans, es tournée du côté de la corde vocale inférieure avec laquelle elle limit l'orifice d'entrée dans le ventricule du larynx. Son bord libre limit avec celui de la corde du côté opposé, une fente à direction antéro postérieure, large en arrière et rétrécie en avant, c'est la *fausse fen glottique* ou la *fausse glotte.*

La *corde vocale inférieure* est formée par le ligament thyro-aryténoï dien inférieur et une partie du muscle thyro-aryténoïdien recouver par la muqueuse. Elle s'étend depuis l'angle rentrant du cartilage thy roïde jusqu'à l'apophyse vocale du cartilage aryténoïde.

Sur une coupe transversale, la corde vocale inférieure présent une forme triangulaire à base externe et à sommet interne. La fac supérieure, libre et plane, limite en bas l'orifice d'entrée du ventricul de MORGAGNI ; la face inférieure, oblique en bas et en dehors, se conti nue insensiblement avec la paroi latérale de la région sous-glottiqu

Le bord interne, libre, fait fortement saillie dans la cavité d larynx. Il déborde en dedans le bord correspondant de la corde voca supérieure, parce que son extrémité antérieure s'insère plus près de l ligne médiane que celle du ligament supérieur. Il s'en suit que si l'o regarde l'intérieur du larynx par l'orifice pharyngé on voit, de chaqu côté, les deux cordes vocales : l'inférieure étant plus saillante que l supérieure. Si on regarde, au contraire, par l'orifice trachéal, on n voit que la corde vocale inférieure.

Ces cordes vocales inférieures mesurent en moyenne 20 à 25 milli mètres chez l'homme, 16 à 20 millimètres chez la femme. Elles déli mitent un espace triangulaire à base postérieure et à sommet antérieu qui contitue la *fente glottique inférieure* ou la *vraie glotte.*

Cette fente glottique inférieure n'est pas seulement limitée, de haque côté, par la corde vocale correspondante, elle se prolonge ıcore, en arrière, entre la face interne des deux cartilages aryténoïdes. lles se trouve donc formée de deux parties : d'une *partie interliga-enteuse* et d'une *partie intercartilagineuse*. La partie interligamenteuse ›rt seule à la production de la voix, on l'appelle encore la *glotte vocale*. a forme est excessivement variable et dépend exclusivement des ıouvements que les cartilages aryténoïdes impriment aux cordes ›cales. Elle peut se rétrécir et s'élargir, s'élever, s'abaisser et même fermer complètement.

La partie intercartilagineuse se modifie aussi pendant les dépla-ments des cartilages aryténoïdes ; elle ne se ferme cependant jamais ›mplètement. Elle permet toujours le passage à l'air de la respiration s'appelle encore pour ce motif *glotte respiratoire*.

Ventricule de Morgagni. Entre les deux cordes vocales d'un même ›té du larynx se voit une fente elliptique à direction antéro-posté-eure : c'est l'orifice de communication du larynx avec la cavité entriculaire. Celle-ci n'est qu'un diverticulum de la cavité du larynx ıi s'enfonce en haut entre la corde vocale supérieure et le muscle ıyro-aryténoïdien. Il s'y termine en cul de sac plus ou moins profond.

Région sus-glottique. La partie de la cavité du larynx comprise ıtre l'orifice pharyngé et les cordes vocales supérieures s'appelle ıcore *vestibule du larynx*. Elle est formée, en avant, par toute l'éten-ıe de la face postérieure de l'épiglotte et par le ligament thyro-épi-ottique recouverts par la muqueuse.

Sa paroi postérieure, beaucoup moins élevée, correspond simple-ent à la partie supérieure des cartilages aryténoïdes séparés l'un de ıutre par la fente inter-aryténoïdienne.

Les parois latérales, formées par la face interne des replis epiglot-aryténoïdiens, s'inclinent légèrement en bas et en dedans de façon à continuer insensiblement avec la face interne des cordes vocales ıpérieures.

Région sous-glottique. Cette région comprend la partie du larynx tuée en dessous des cordes vocales inférieures. Elle a, dans son ısemble, une forme d'entonnoir, à base inférieure.

Sa paroi postérieure est formée par la muqueuse du larynx couvrant le châton du cartilage cricoïde. Sa paroi antérieure corres-›nd à la partie inférieure de l'angle rentrant du cartilage thyroïde, la face interne du ligament crico-thyroïdien et la face interne de l'a antérieur du cartilage cricoïde. Latéralement, la muqueuse recouv la face inférieure de la corde vocale inférieure, le muscle crico-ary noïdien latéral et la partie latérale du cartilage cricoïde.

Muqueuse du larynx. Toute l'étendue de la cavité du larynx e tapissée par la muqueuse. Celle-ci se continue, en haut, avec muqueuse du pharynx et, en bas, avec celle de la trachée-artère. Ce muqueuse est riche en glandes disséminées ou réunies en amas pl ou moins compacts, parmi lesquels on distingue: les *glandes épiglottiq* occupant la face postérieure de l'épiglotte, les *glandes interaryténo diennes* occupant la gouttière interaryténoïdienne et la muqueuse d parties voisines, les *glandes des cordes vocales supérieures* situées da l'épaisseur de la muqueuse depuis le repli épiglotti-aryténoïdie enfin les *glandes des cordes vocales inférieures* situées sur la face sup rieure et sur la face inférieure de ces cordes.

Vaisseaux et nerfs. Artères. Le larynx reçoit, de chaque côté, tro artères : l'*artère laryngée supérieure* provient de l'artère thyroïdien supérieure ; elle traverse la membrane crico-thyroïdienne, desce en dessous de la muqueuse qui tapisse la gouttière latérale du lary pour se terminer dans le voisinage du cartilage cricoïde. Elle four des rameaux ascendants à l'épiglotte et des ramifications aux muscl latéraux du larynx.

L'*artère laryngée inférieure* provient également de l'artère thyro dienne supérieure. Elle traverse la membrane crico-thyroïdienne et distribue à la partie sous-glottique du larynx.

L'*artère laryngée postérieure* naît de l'artère thyroïdienne inférieur Elle accompagne quelque peu le nerf laryngé inférieur et se termi généralement dans le muscle crico-aryténoïdien postérieur.

Veines. Les veines accompagnent les artères et se rendent da la veine jugulaire interne, soit directement, soit par l'intermédiai d'une veine thyroïdienne.

Lymphatiques. Les lymphatiques forment un réseau très serré da la profondeur de la partie sus-glottique, se réunissent en 2 ou 3 tron plus volumineux qui accompagnent l'artère et la veine thyroïdienn supérieures, pour se rendre dans les ganglions profonds du cou situ en dessous du muscle sterno-cléïdo-mastoïdien. Les lymphatiques n de la région sous-glottique traversent la membrane crico-thyroïdienn pour se rendre dans les ganglions situés sur la face latérale de la trachée-artère. On rencontre quelquefois, surtout chez les enfants, un ganglion au-devant de la membrane crico-thyroïdienne, dans l'espace circonscrit par les deux muscles crico-thyroidiens : c'est le *ganglion pré-laryngé.*

Nerfs. Les nerfs du larynx proviennent des deux nerfs laryngés supérieurs et inférieurs, branches des nerfs pneumo-gastriques. On admet généralement que le nerf laryngé supérieur innerve le muscle crico-thyroïdien et donne la sensibilité à presque toute l'étendue de la muqueuse du larynx, tandis que le nerf laryngé inférieur innerve tous les muscles intrinsèques du larynx à l'exception du muscle crico-thyroïdien.

D'après les recherches de Exner, le larynx recevrait encore une troisième branche : le nerf laryngé moyen, provenant du pneumo-gastrique par l'intermédiaire du plexus pharyngo-laryngé et innervant également le muscle crico-thyroïdien.

Trachée-artère.

Définition. La trachée-artère est la partie du conduit aérifère qui fait suite au larynx. Elle commence donc au niveau du corps de la septième vertèbre cervicale, pour se terminer au niveau de la partie supérieure du corps de la cinquième vertèbre dorsale où elle se bifurque en deux branches appelées *bronches.*

Elle a, en moyenne chez l'adulte, une longueur de 11 à 12 centimètres.

Situation. Située sur la ligne médiane, elle suit la direction de la colonne vertébrale ; elle a, dans son ensemble, une direction oblique en bas et en arrière de telle sorte qu'elle devient de plus en plus profonde au fur et à mesure qu'on approche de sa bifurcation. A son extrémité proximale elle est très superficielle et n'est distante de la surface cutanée que de 15 à 20 millimètres. Près de la fourchette du sternum, elle est déjà plus profonde et se trouve écartée de la peau par une distance de 30 à 35 millimètres. Au moment où elle se bifurque elle est beaucoup plus profonde encore et se trouve séparée de la surface antérieure du tronc par une longueur de 7 à 8 centimètres.

Forme. La forme de la trachée-artère est très caractéristique : cylindroïde en avant dans ses trois quarts antérieurs, elle est aplatie et membraneuse dans son quart postérieur. La surface externe est très irrégulière : elle présente, en avant et sur les côtés, une série de reliefs qui correspondent aux cerceaux cartilagineux.

Un peu au-dessus de sa bifurcation, elle est croisée, sur sa face latérale gauche, par la crosse de l'aorte qui y laisse une légère empreinte et qui rétrécit quelque peu son diamètre transversal.

Rapports. La trachée-artère traverse la partie inférieure de la région cervicale et la partie supérieure de la cage thoracique. Ses rapports doivent être étudiés séparément dans ces deux régions.

Région cervicale. Dans cette région la trachée-artère est assez superficielle.

En avant et sur la ligne médiane, elle est recouverte, au niveau du 2e et 3e cerceaux cartilagineux, par l'isthme du corps thyroïde ; en dessous de celui-ci elle est en rapport avec les veines thyroïdiennes inférieures en nombre variable, qui se rendent du corps thyroïde dans le tronc veineux brachio-céphalique gauche, et avec l'artère de NEUBAUER qnand elle existe. Puis viennent : la ligne blanche cervicale renfermant dans son épaisseur, de chaque côté, la veine jugulaire antérieure, le pannicule adipeux et la peau.

La ligne blanche cervicale est formée par trois feuillets : l'aponévrose cervicale moyenne, tendue entre les deux muscles omo hyoïdiens, l'aponévrose cervicale superficielle fermant l'espace laissé libre entre les deux muscles sterno-cléïdo-mastoïdiens, et le fascia superficialis reliant l'un à l'autre les bords antérieurs des deux muscles peauciers.

Dans le voisinage de la fourchette du sternum, ces trois feuillets s'écartent l'un de l'autre : le fascia superficialis se continue avec le tissu conjonctif sous-cutanè de la paroi antérieure du thorax, l'aponévrose cervicale superficielle se perd sur la face antérieure du sternum, tandis que l'aponévrose cervicale moyenne se perd sur sa face postérieur.

De chaque côté de la ligne médiane la trachée-artère est recouverte : 1° par le muscle sterno-thyroïdien délimitant, avec celui du côté opposé, un espace triangulaire à base supérieure ;

2° par le muscle sterno-hyoïdien délimitant, avec son congénère, un espace triangulaire à base inférieure ;

3° par l'extrémité inférieure du muscle sterno-cléïdo-mastoïdien, enveloppé par l'aponévrose cervicale supérficielle ;

4° par le muscle peaucier, le pannicule adipeux et la peau.

En arrière, la trachée-artère répond directement à l'œsophage qui la déborde légèrement à gauche ; dans la gouttière ainsi formée se trouve le nerf laryngé inférieur gauche, tandis que le nerf droit se trouve en arrière de la trachée, sur la face latérale droite de l'œsophage.

Latéralement, la trachée-artère répond, en haut, au lobe du corps thyroïde ; plus bas, elle vient en rapport avec les gros troncs vasculaires du cou accompagnés du nerf pneumo-gastrique.

Région thoracique. La trachée-artère est située dans le médiastin postérieur, c'est-à-dire dans la partie postérieure de la cavité médiane de la cage thoracique comprise entre les deux sacs pleuraux. Elle y est en rapport :

En avant et de haut en bas, avec le tronc veineux brachio-céphalique gauche qui la croise ; plus bas et à droite, avec le tronc artériel brachio-céphalique ; à gauche, avec la carotide primitive gauche ; ces deux artères forment un angle ouvert en haut, dans lequel se voit la trachée-artère ; plus bas encore elle est croisée par la crosse de l'aorte.

Au devant de ce plan vasculaire se trouve le thymus chez l'enfant, ou le tissu conjonctif qui occupe sa place chez l'adulte ; puis l'insertion inférieure des muscles sterno-thyroïdiens avec le sternum.

En arrière, la trachée-artère conserve son rapport avec l'œsophage et avec le nerf laryngé inférieur gauche.

Latéralement elle répond, à droite, à la plèvre médiastine dont elle est séparée par de nombreux ganglions lymphatiques et qui la sépare de la face interne du lobe supérieur du poumon, à la veine cave supérieure et à la grande veine azygos qui passe au-dessus de la bronche droite. A gauche, elle répond à l'œsophage, à la crosse de l'aorte et aux artères qui en proviennent : la carotide primitive gauche et la sous-clavière gauche.

Au niveau de sa bifurcation, elle répond à la division de l'artère pulmonaire, surtout à la branche droite de cette dernière, et à la face supérieure de l'oreillette gauche dont elle est séparée par le péricarde.

L'angle que forment les deux bronches est occupé par de nombreux ganglions lymphatiques ; quand on les a enlevés on tombe sur l'œsophage passant derrière le commencement de la bronche gauche.

Structure. La trachée-artère est formée par des cartilages, du tissu fibreux, des fibres musculaires et des fibres élastiques ; sa face interne est recouverte par une muqueuse.

Cartilages. Les cartilages de la trachée-artère, au nombre de 16 à 20, se présentent sous la forme de cerceaux occupant environ les trois quarts antérieurs des parois de la trachée. Ils sont placés horizontalement les uns au-dessus des autres et sont séparés l'un de l'autre par une membrane fibreuse d'environ 2 millimètres de hauteur. Le quart postérieur des parois de la trachée est membraneux, complètement dépourvu de pièce cartilagineuse. Les cerceaux cartilagineux ont une hauteur variable de 2 à 5 millimètres.

Tissu fibreux. Ces cerceaux cartilagineux sont entourés complètement par une enveloppe de tissu conjonctif, le *périchondre.* Celui-ci s'étend d'un cerceau à l'autre en même temps qu'il relie l'une à l'autre les deux extrémités de toutes les pièces cartilagineuses. Il forme ainsi une membrane fibreuse continue enveloppant toutes les pièces cartilagineuses. Cette membrane fibreuse relie, en haut, le premier cerceau cartilagineux de la trachée au bord inférieur du cartilage cricoïde en formant la membrane crico-trachéale. En bas elle se prolonge sur les bronches.

Fibres musculaires. Ce sont des fibres lisses étendues transversalement entre les extrémités des pièces cartilagineuses et formant, en dedans de la tunique fibreuse, une couche plus ou moins continue constituant le *muscle trachéal.*

Fibres élastiques. Elles forment une couche continue de fibres longitudinales immédiatement en dedans du muscle trachéal.

Muqueuse. Tout l'intérieur de la trachée est tapissé par une membrane muqueuse mince et très adhérente, riche en glandes muqueuses composées : les *glandes trachéales.* Ces glandes occupent surtout les intervalles intercartilagineux et toute l'étendue de la partie membraneuse de la trachée. Ces dernières glandes sont les plus volumineuses, les acinis qui les constituent occupent la sous-muqueuse, la musculaire et s'étendent même jusque contre la tunique fibreuse.

Vaisseaux et nerfs. Artères. Les artères de la trachée proviennent des *artères thyroïdiennes inférieures*, des *artères thymiques* et des *artères bronchiques.*

Veines. Les veines accompagnent les artères pour se rendre dans les veines voisines : les veines œsophagiennes et les veines azygos.

Lymphatiques. Ces vaisseaux se rendent dans les ganglions du médiastin postérieur.

Nerfs. Les nerfs proviennent du pneumo-gastrique et du sympathique.

Bronches.

Définition. On appelle *bronches* les deux conduits qui résultent de la bifurcation de la trachée-artère. A partir de leur origine, ces bronches s'écartent l'une de l'autre, en formant un angle aigu, pour se diriger en bas et en dehors et se rendre au hile du poumon correspondant.

Forme. Les bronches ont la même forme qne la trachée-artère. Elles représentent des cylindres creux, aplatis dans le cinquième postérieur.

Les deux bronches diffèrent l'une de l'autre :

1° par leur *direction* : la plupart des auteurs admettent que la bronche droite se rend presque horizontalement vers le hile du poumon droit, tandis que la bronche gauche se dirige obliquement vers le hile du poumon correspondant. Si l'on examine cependant des moules de l'arbre bronchique pris sur le poumon en place, on voit que la disposition est tout autre : les deux bronches sont obliques et c'est la droite qui est généralement plus oblique que la gauche, de manière à se rapprocher presque de la verticale.

2° par leur *longueur* : la bronche droite est plus courte que la gauche.

3° par leur *calibre* : la bronche droite est plus volumineuse que la gauche.

Rapports. La bronche gauche passe en avant de l'aorte descendante ; elle vient en rapport, en arrière, avec l'œsophage.

La bronche droite passe derrière l'aorte ascendante et la veine cave supérieure. Elle se trouve entourée, en arrière et en haut, par la grande veine azygos qui contourne la bronche droite pour s'ouvrir dans la face postérieure de la veine cave supérieure.

Au niveau du hile des poumons, les deux bronches, recouvertes, en arrière, par le plexus pulmonaire, viennent en rapport avec l'artère et la veine bronchiques. En avant, elles répondent aux vaisseaux pulmonaires : l'artère, placée sur un plan antérieur et supérieur, et les deux veines.

L'artère pulmonaire en venant du tronc unique suit une direction oblique en haut et en dehors, la bronche a une direction oblique en bas et en dehors ; les deux organes se croisent donc, aussi les rapports changent-ils d'un point à l'autre : au niveau du hile l'artère est au-dessus de la bronche.

Structure. Les bronches présentent la même structure que la trachée-artère.

Vaisseaux et nerfs. Les *artères bronchiques* viennent directement de l'aorte.

Les *veines* se rendent, à droite, dans la veine azygos ; à gauche, dans la petite azygos ou dans le tronc veineux brachio-céphalique.

Les *lymphatiques* se rendent dans les ganglions voisins.

Les *nerfs* proviennent des plexus pulmonaires.

Poumons.

Définition. Les poumons sont les organes essentiels du tube respiratoire. C'est dans la profondeur des poumons que s'effectuent, en effet, les échanges gazeux entre le sang veineux et l'air atmosphérique, échanges qui amènent la transformation du sang veineux en sang artériel.

Situation. Au nombre de deux, l'un droit et l'autre gauche, les poumons sont situés dans la cage thoracique, au-dessus du muscle diaphragme qui les sépare des organes de la cavité abdominale. Ils sont séparés l'un de l'autre par les organes occupant le médiastin et se trouvent suspendus aux bronches.

Volume. Le volume des poumons est en rapport étroit avec la capacité de la cage thoracique. Le poumon se trouve, en effet, appliqué par sa face externe contre la face interne des parois thoraciques et cela à cause du vide qui existe normalement dans la cavité pleurale. Le poumon suit donc régulièrement les dilatations et les rétrécissements de la cavité thoracique : il se dilate pendant les mouvements d'inspiration et revient sur lui-même pendant les mouvements d'expiration.

Le volume des poumons est sujet à des variations dues, en dehors de causes pathologiques, à un certain nombre de causes physiologiques parmi lesquelles l'âge et le sexe jouent le rôle le plus important.

Pour ce qui concerne l'*âge*, il est d'observation vulgaire que chez le nouveau-né, qui n'a pas encore respiré, les poumons sont excessivement petits et se trouvent refoulés, par la voussure diaphragmatique, vers les parties supérieures de la cage thoracique.

Dès que la respiration s'établit les poumons se dilatent dans tous les sens.

Pour ce qui concerne l'influence du *sexe*, les poumons de la femme sont plus petits que ceux de l'homme à cause du développement moins considérable de la cage thoracique.

Poids. Le poids des poumons varie suivant que l'on considère le poids absolu ou le poids spécifique.

Le *poids absolu* augmente d'une manière uniforme jusqu'à la naissance. A ce moment, la respiration s'établit entrainant à sa suite la mise en jeu de la circulation pulmonaire ; ce qui détermine brusquement une augmentation notable de poids. Celui-ci est en moyenne de 55 à 65 gr. chez l'enfant mort-né, il est de 80 à 90 gr. chez l'enfant qui a respiré.

Chez l'adulte le poids des poumons varie de 900 à 1300 gr.

Le *poids spécifique* des poumons est beaucoup moins considérable chez l'enfant qui a respiré et chez l'adulte, que chez l'enfant qui n'a pas respiré et cela parce que, chez le premier, l'air que renferment les alvéoles pulmonaires donne aux poumons une légèreté considérable. Le poumon d'un enfant qui a respiré, plongé dans l'eau, surnage ; tandis que le poumon d'un enfant qui n'a pas respiré tombe au fond de l'eau.

Couleur. La couleur des poumons varie considérablement avec l'âge. Chez le fœtus, elle est d'un rouge foncé ; après la naissance, à la suite de l'établissement de la circulation pulmonaire et de la fonction de respiration, le poumon prend une coloration rosée.

A l'époque de la puberté, on voit se développer, à la face des poumons, des taches pigmentaires qui se multiplient lentement et qui donnent aux poumons une teinte grisâtre entrecoupée de marbrures d'un gris bleuâtre. Ces marbrures deviennent plus foncées encore avec l'âge, elles deviennent brunes, puis noires, et donnent aux poumons du vieillard une coloration grise ardoisée ou même une coloration d'un bleu noirâtre.

Consistance. Crépitation. Elasticité. Le poumon a une consistance assez molle, un peu spongieuse. Comprimés entre les doigts, ils donnent naissance à une crépitation spéciale comparable au bruit produit par le froissement du papier ou du parchemin.

Les poumons sont très élastiques ; ils ont une tendance naturelle à revenir sur eux-mêmes.

Forme. Les poumons présentent la forme d'un cône irrégulier, aplati sur sa face interne, à base inférieure et à sommet supérieur. Pour le décrire on y distingue : une face externe, une face interne, une base, un sommet, un bord postérieur, un bord antérieur et un bord inférieur.

La *face externe* du poumon est convexe ; elle est lisse et se moule sur la concavité des parois thoraciques ; elle répond, dans toute son étendue, à la plèvre costale qui la sépare de la face interne des côtes et des espaces intercostaux. A cause de sa grande élasticité, le poumon ne conserve pas les traces de ces rapports, mais si on le solidifie sur place en remplissant sa cavité par une substance quelconque (cire, paraffine, etc.), on voit nettement que sa face externe conserve les empreintes des côtes. Cette face externe du poumon s'appelle encore la *face costale*.

Elle est parcourue par une scissure profonde, la *scissure interlo-bulaire*, qui commence le long du bord postérieur du poumon, à gauche, à environ 6 à 7 centimètres en dessous du sommet, approximativement au niveau du corps de la 3e vertèbre dorsale ou au niveau de l'extrémité interne de l'épine de l'omoplate ; de là, elle se dirige obliquement en bas, en contournant toute l'étendue de la face externe, pour se terminer le long du bord inférieur du poumon, au niveau de la sixième côte. Cette scissure est très profonde et s'étend jusque dans le voisinage du hile du poumon, aussi divise-t-elle le poumon gauche en deux lobes : un lobe supérieur et un lobe inférieur.

Cette même scissure se rencontre sur le poumon droit. Elle y commence, le long du bord postérieur, généralement un peu plus bas qu'à gauche et se termine le long du bord inférieur. Au moment où elle croise le cinquième espace intercostal, on voit partir de cette scissure oblique, une scissure horizontale qui se dirige directement en avant pour se terminer le long du bord antérieur, au niveau du cartilage de la 4e côte. Ces deux scissures divisent le poumon droit en trois lobes : un lobe supérieur, un lobe moyen et un lobe inférieur.

La *face interne* du poumon présente, au point de réunion de son tiers postérieur avec les deux tiers antérieurs, le *hile du poumon* par où pénètrent dans l'intérieur de l'organe les éléments constituants du pédicule, à savoir : la bronche au milieu, l'artère et les veines pulmonaires en avant, l'artère et la veine bronchiques, les vaisseaux lymphatiques et les nerfs en arrière.

La partie de la face interne située au-devant du hile est concave ; cette concavité est plus grande pour le poumon gauche que pour le poumon droit. Par cette partie concave le poumon répond à la face correspondante du cœur. Le poumon droit est spécialement en rapport avec l'oreillette droite et les deux veines caves qui y aboutissent, tandis que le poumon gauche répond surtout au ventricule gauche et à la crosse de l'aorte. Ce rapport se fait par l'intermédiaire de la plèvre et du péricarde, entre lesquels descend le nerf phrénique accompagné des vaisseaux diaphragmatiques supérieurs. La partie de la face interne située derrière le hile du poumon est convexe ; elle répond, par l'intermédiaire de la plèvre pariétale ou médiastine, à la face latérale des vertèbres dorsales et à tous les organes renfermés dans le médiastin postérieur. Ces organes sont, pour le poumon gauche, l'aorte descendante laissant souvent son empreinte, la partie supérieure du canal thoracique et la petite veine azygos ; pour le poumon droit, l'œsophage, la grande veine azygos et la partie inférieure du canal thoracique.

Base. La base du poumon, large et concave, se moule sur la voussure du muscle diaphragme qui la sépare, à droite, du lobe droit du foie ; à gauche, du lobe gauche du foie, de la grosse tubérosité de l'estomac et de la face convexe de la rate. A sa périphérie, la base du poumon forme, en se réunissant avec la face externe, une partie amincie, qui s'insinue dans le sinus phrénico-costal : gouttière plus ou moins profonde qui résulte de la réunion du diaphragme avec la face interne des côtes et des muscles intercostaux.

Sommet. On désigne généralement sous le nom de *sommet* du poumon toute la partie située au-dessus d'un plan horizontal passant par le bord supérieur de la 2e côte. Ainsi compris le sommet se présente sous la forme d'un cône à base inférieure. Il offre à étudier une face antéro-externe convexe et une face interne plane.

La face antéro-externe présente, en avant, un sillon transverse dû au passage de l'artère sous-clavière et, en arrière, un sillon oblique de bas en haut due à la première côte. L'artère sous-clavière croise le poumon à environ un centimètre au dessous de sa pointe. Elle sépare le poumon du muscle scalène antérieur.

La face interne présente un sillon oblique en haut et en arrière produit par la partie correspondante de l'artère sous-clavière. A droite, on trouve encore un second sillon dû au passage du tronc veineux brachio-céphalique droit.

Ce sommet du poumon déborde en avant la clavicule et la première côte sur une étendue de 2 1/2 à 3 centimètres. En arrière, le sommet du poumon ne dépasse pas le col de la première côte. Par la face antéro-externe de son sommet le poumon appartient donc à la région inférieure et latérale du cou. Il est recouvert dans toute son étendue par le cul de sac de la plèvre.

Bord postérieur. Le bord postérieur, large et épais, se moule dans la gouttière costo-vertébrale.

Le *bord antérieur*, formé par la réunion de la face costale avec la face médiastine, est mince. Il présente, à gauche, entre la 4e et la 6e côte, une incisure profonde, l'*incisure cardiaque*, et se termine par un petit prolongement appelé *processus lingual.*

Le *bord inférieur* comprend deux parties : une partie externe, formée par la réunion de la face costale du poumon avec la partie correspondante de la base, bord mince s'enfonçant dans le sinus phrénico-costal ; une partie interne, formée par la réunion de la face interne du poumon avec la partie correspondante de la face inférieure, longeant dans toute son étendue le péricarde.

Limites des poumons. Le poumon est un organe dont les limites changent à chaque mouvement respiratoire. Ce déplacement des limites pulmonaires peut être considérable quand il s'agit d'inspiration et d'expiration profondes. Pour une respiration calme, ce déplacement atteint en moyenne un centimètre.

Les poumons ne remplissent pas toute le cage thoracique ; leur bord inférieur n'atteint pas, en effet, le fond de la gouttière costo-phrénique. Par contre, nous avons vu que le sommet des poumons dépasse la cage thoracique en avant et latéralement, qu'il monte au-dessus de la première côte et de la clavicule dans la partie interne de l'espace triangulaire limité par le sterno-cléido-mastoïdien et le muscle trapèze. Ce sommet dépasse la clavicule d'environ 3 centimètres. En arrière il ne s'étend que jusqu'au col de la première côte, ce qui correspond à un plan horizontal passant par l'apophyse épineuse de la 7e vertèbre cervicale.

Les poumons n'étant accessibles à l'exploration que par toute l'étendue de leur face externe, les limites de cette face, en bas et en avant, sont les seules importantes à connaître.

Limites du bord antérieur. Les bords antérieurs des deux poumons, au niveau du sommet, sont séparés l'un de l'autre par toute la largeur du sternum ; ils sont situés en arrière de l'articulation sterno-claviculaire correspondante, De là, les bords se dirigent en bas en s'inclinant l'un vers l'autre pour se rencontrer presque au niveau de l'angle de Louis. Cette rencontre des deux poumons se fait à gauche de la ligne médiane, près du bord gauche du sternum. A partir de ce point, les deux poumons descendent en bas parallèlement l'un à l'autre, depuis deuxième cartilage costal jusqu'au quatrième où ils se séparent. Le rd du poumon droit descend jusqu'au cinquième cartilage costal, is s'incline légèrement en dehors pour se continuer avec le bord férieur au niveau du cartilage de la sixième côte.

Le bord du poumon gauche a un trajet plus compliqué. Au niveau 4e cartilage costal, ce bord se courbe très fortement en dehors, lonant horizontalement le bord inférieur de ce cartilage jusqu'au point réunion de son tiers externe avec son tiers moyen. Là, il se recourbe bas, en décrivant une courbe à concavité interne, croise le 4e espace ercostal, le 5e cartilage costal et le 5e espace, pour se continuer, au veau du 6e cartilage costal, avec le bord inférieur. A ce moment, il ésente une saillie interne plus ou moins volumineuse appelée proces- s lingual.

Ce trajet particulier du bord antérieur du poumon gauche permet ne partie de la face antérieure du cœur de toucher la paroi thora- ue antérieure sur un espace plus ou moins carré. C'est ce rapport portant de la face antérieure du cœur qui a fait donner, à l'échan- ire du bord antérieur du poumon gauche, le nom d'*échancrure car- que*.

Bord inférieur. Pour établir les limites du bord inférieur on a cours à des lignes conventionnelles prises sur la face externe de la ge thoracique. Ces lignes sont les suivantes :

la *ligne sternale* longeant le bord latéral du sternum,

la *ligne mamillaire* passant verticalement par le mamelon,

la *ligne parasternale* divisant en deux l'espace limité par les deux nes précédentes,

le *ligne axillaire antérieure* continuant en bas le bord inférieur du iscle grand pectoral,

la *ligne axillaire postérieure* continuant en bas le bord inférieur du iscle grand dorsal,

la *ligne axillaire moyenne* divisant en deux l'espace délimité par les ux lignes précédentes et

la *ligne scapulaire* longeant le bord interne de l'omoplate.

Les limites du bord inférieur sont les mêmes pour le poumon oit et pour le poumon gauche. Ce bord descend :

Au niveau de la ligne sternale, jusqu'au bord supérieur du 6e carti- ge costal.

Au niveau de la ligne parasternale, jusque derrière le cartilage e la 6e côte.

Au niveau de la ligne mamillaire, jusqu'au bord inférieur de la 6e côte ou au bord supérieur de la 7e côte.

Au niveau de la ligne axillaire moyenne, jusque derrière la 7e côte.

Au niveau de la ligne scapulaire, jusqu'à la 9e côte.

De chaque côté de la colonne vertèbre, jusqu'à l'apophyse épineuse de la 11e vertèbre dorsale.

Ce bord inférieur du poumon est horizontal ; il commence au bord latéral du sternum et se termine, dans le même plan horizontal, sur la face latérale de la colonne vertèbrale. Ses rapports avec les côtes varient d'un endroit à l'autre à cause de l'obliquité de ces dernières.

Constitution anatomique. Chaque poumon se compose : 1° des branches de division et de subdivision des bronches, *ramifications bronchiques*, dont l'ensemble constitue l'arbre bronchique ou l'arbre respiratoire.

2° Des *lobules pulmonaires* auxquels aboutissent les plus fines ramifications des bronches.

3° De *vaisseaux* et de *nerfs*.

Ramifications bronchiques. Arrivée au niveau du hile du poumon, la bronche gauche se divise en deux branches : une branche inférieure qui pénètre dans le lobe inférieur du poumon, se dirige obliquement en bas et en dehors jusque dans le voisinage de la base ; une branche supérieure qui pénètre dans le lobe supérieur en suivant une direction oblique en haut et en dehors.

La bronche droite, dès qu'elle a pénétré dans le hile du poumon droit, se divise également en une branche inférieure et une branche supérieure. Cette dernière se subdivise bientôt en une branche destinée au lobe supérieur et une autre destinée au lobe moyen.

Chacune de ces branches, en traversant le lobe correspondant du poumon, diminue rapidement de volume en même temps qu'elle donne naissance à des branches collatérales qui se dirigent dans tous les sens en se divisant et se subdivisant. Toutes ces ramifications bronchiques courent entre les lobules pulmonaires et portent le nom de *bronches interlobulaires*.

Ces bronches interlobulaires sont régulièrement cylindriques. Elles sont formées d'une couche conjonctive externe, riche en fibres élastiques. Elle renferme dans son épaisseur des nodules cartilagineux de forme variable, dont le volume et le nombre diminuent au fur et à mesure que l'on s'écarte du hile du poumon. Ils ont entièrement dis-

›aru dès que la bronche pénètre dans le lobule pulmonaire pour deve-
ıir *bronche intralobulaire.*

En dedans de cette couche externe se trouve une couche muscu-
aire formée de fibres lisses à direction circulaire, couche qui est elle-
nême tapissée par la muqueuse. Celle-ci est riche en glandes muqueuses.

Lobules pulmonaires. Le poumon peut être décomposé en un nom-
›re considérable de petits segments indépendants appelés *lobules.* Cha-
un de ces lobules est suspendu à une ramification bronchique. Ces
obules sont reliés les uns aux autres par un tissu conjonctif assez
bondant chez l'enfant, mais qui est plus rare chez l'adulte, de telle
orte que, chez ce dernier, les lobules pulmonaires adhèrent plus
ıtimement entre eux. Chaque lobule a, en moyenne, 1 centim. cube
e volume. C'est entre ces lobules que courent les ramifications des
ronches.

La ramification bronchique, à laquelle est suspendu le lobule pul-
ıonaire, a en moyenne un diamètre ne dépassant pas un millimètre.
)ès que la ramification bronchique a pénétré dans le lobule elle prend
e nom de *bronche intralobulaire.* En s'enfonçant dans le lobule, la
ronche intralobulaire continue à se diviser et donne naissance à une
izaine de petites bronches appelées *bronchioles terminales.*

Depuis son entrée dans le hile du poumon jusqu'à sa division en
ronchioles terminales, la bronche avec toutes ses branches collaté-
ıles a une forme nettement cylindrique. A partir de la naissance des
ronchioles terminales cette disposition change : les parois de la
ronchiole terminale deviennent irrégulières, elles présentent de
etites parties saillantes en dehors et déprimées en dedans qui con-
ituent des *alvéoles* ou *vésicules pulmonaires.* Après un court trajet
ıaque bronchiole se dilate légèrement en formant une petite cavité
us ou moins sphérique appelée *vestibule.* De là partent un certain
ombre de *conduits alvéolaires* qui se terminent par une cavité plus
›lumineuse appelée *infundibulum.* Les parois de cet infundibulum
·ésentent une série continue de petites logettes serrées les unes
›ntre les autres, qui sont encore des *alvéoles pulmonaires.*

C'est dans les parois de ces alvéoles pulmonaires qui courent les
ernières ramificatious des artères pulmonaires, de telle sorte que le
ıng veineux n'est séparé là de l'air contenu dans les vésicules que
ar l'endothélium des parois des capillaires recouvert par les cellules
ıdothéliales qui tapissent l'alvéole pulmonaire elle-même.

D'après les recherches de AEBY chaque millimètre cube de poumon comprendrait 250 alvéoles. La surface libre de ces 250 alvéoles, étalée à plat, représenterait une surface de 31 millimètres carrés. En fixant le volume du poumon de l'homme à environ 1600 centimètres cubes et celui de la femme à environ 1300 centimètres cubes, on arrive à un total de plus de 400 millions d'alvéoles chez l'un et plus de 300 millions chez l'autre. Ce qui correspond à une surface active de 50 ou de 40 mètres carrés pendant l'expiration forcée,

de 80 ou de 60 mètres carrés pendant le repos,

de 130 ou de 100 mètres carrés pendant une dilatation complète.

Structure. La bronche intralobulaire ne renferme plus ni nodules cartilagineux, ni glandes. Elle est formée d'une membrane conjonctivo-élastique renfermant quelques faisceaux de fibres musculaires lisses, tapissée par des cellules épithéliales à cils vibratiles entremêlées de cellules caliciformes.

Au niveau des conduits alvéolaires les cellules caliciformes disparaissent et les cellules épithéliales s'aplatissent jusqu'à devenir des cellules plates tapissant les parois des alvéoles. En même temps que ces modifications surviennent dans les cellules épithéliales, la membrane conjonctivo-élastique diminue d'épaisseur jusqu'à disparaître presque complètement.

Vaisseaux et nerfs. Artères et veines. Chaque poumon possède une circulation double.

1° Par le hile du poumou pénètrent les *artères pulmonaires* amenant du sang veineux. Ces artères pénètrent dans le poumon en se divisant et se subdivisant. Ces branches artérielles suivent les ramifications des bronches. Dans la profondeur du poumon ces artères vont donner naissance à des réseaux capillaires qui courent dans les parois des alvéoles pulmonaires. En traversant ces capillaires le sang veinenx se transforme, au contact de l'air, en sang artériel. Celui-ci revient au cœur par les *veines pulmonaires*.

2° Par le hile du poumon pénètrent encore les *artères bronchiques*. Celles-ci amènent aux poumons du sang artériel destiné à servir à la nutrition des éléments constituants du poumon. Ce sont les véritables artères nourricières. Ce sang, devenu veineux, retourne au cœur par les *veines bronchiques*.

Lymphatiques. Les lymphatiques du poumon sont très nombreux. Les vaisseaux superficiels forment un réseau très serré dont les branches efférentes se rendent dans les ganglions du hile.

Les vaisseaux profonds accompagnent les ramifications des artères et des bronches. Ils traversent dans l'intérieur du poumon quelques petits ganglions pulmonaires, pour se rendre aux ganglions
bronchiques situés autour des bronches et en dessous de la bifurca-
ion de la trachée-artère.

Nerfs. Les nerfs proviennent du plexus pulmonaire formé lui-même
par des rameaux du pneumo-gastrique et des rameaux du sympathique.

Plèvres.

Définition. Les plêvres constituent des membranes séreuses qui
enveloppent les poumons. Elles forment autour de chaque poumon un
ac séreux parfaitement clos de toutes parts et appelé le *sac pleural*.
Les deux sacs pleuraux sont séparés l'un de l'autre par une partie
médiane de la cage thoracique, comprise entre le sternum et les ver-
èbres dorsales, connue sous le nom de *médiastin*.

Chaque plèvre présente un feuillet séreux appliqué intimement
ur la face externe libre du poumon et qu'on appelle le *feuillet viscéral*,
t un second feuillet qui tapisse toute l'étendue des parois de la moitié
orrespondante de la cage thoracique appelé *feuillet pariétal*. Ces deux
euillets se continuent l'un avec l'autre au niveau du hile du poumon.

Ils délimitent ainsi un sac séreux dont la cavité est purement
irtuelle, parce que les deux feuillets qui délimitent cette cavité, le
euillet viscéral et le feuillet pariétal, sont toujours en contact intime
un avec l'autre.

La *plèvre viscérale* ou *pulmonaire* forme une lame très mince qui
ecouvre toute la surface du poumon, sauf au niveau du hile. Cette
plèvre adhère intimement à la surface libre du poumon par le tissu
onjonctif sous-pleural et s'enfonce dans les scissures jusque dans le
oisinage du hile.

La *plèvre pariétale* recouvre la face interne de la cage thoracique,
depuis le bord latéral du sternum jusque sur la face latérale de la
colonne vertébrale dans le sens transversal, depuis le bord adhérent
du muscle diaphragme jusqu'au bord supérieur de la première côte
dans le sens vertical. Cette partie de la plèvre pariétale tapissant la
ace interne des côtes et des espaces intercostaux porte le nom de
lèvre costale. Elle est unie aux côtes et aux muscles intercostaux par
une couche conjonctive assez dense portant le nom de *fascia endotho-
acique*.

De la face latérale de la colonne vertébrale la plèvre pariétale se jette en avant, jusque sur la face postérieure du sternum, en formant une lame verticale limitant, de chaque côté, la cavité médiastine et appelée pour ce motif la *plèvre médiastine*.

Cette plèvre est unie par un tissu cellulaire assez lâche aux organes du médiastin postérieur, tandis quelle est unie par un tissu dense à la partie correspondante du péricarde fibreux.

Cette plèvre médiastine se comporte d'une façon différente au dessus du hile du poumon, au niveau de ce hile et en dessous du hile.

Au dessus du hile, elle s'étend sans interruption de la face latérale de la colonne dorsale à la face postérieure du sternum.

Au niveau du hile, la plèvre médiastine rencontre les éléments constituant du pédicule pulmonaire ; elle se réfléchit sur les organes du pédicule en s'inclinant en dehors pour aller se continuer avec la plèvre viscérale.

En dessous du hile, le feuillet séreux venant de la face latérale de la colonne vertébrale et le feuillet venant de la face postérieure du sternum s'appliquent l'un contre l'autre pour se rendre en dehors, et se continuer avec la plèvre viscérale suivant un espace linéaire qui s'étend depuis le hile du poumon jusqu'à son bord inférieur.

Il résulte d'une telle disposition que la face interne du poumon est libre dans toute la partie située au-dessus du hile, tandis que, en dessous du hile, cette face est reliée à la plèvre médiastine par un repli triangulaire appelé *ligament pulmonaire*.

De la face interne des côtes et des muscles intercostaux, la plèvre costale se jette sur la face convexe du muscle diaphragme en prenant le nom de *plèvre phrénique*. Arrivée en dedans des poumons, sur le pourtour du péricarde fibreux adhérent au diaphragme, la plèvre phrénique se continue avec la plèvre médiastine au-devant et en arrière du ligament pulmonaire.

Au niveau de l'ouverture supérieure de la cage thoracique, la plèvre costale sort de la cage en formant un cul-de-sac arrondi ou une espace de calotte séreuse occupée par le sommet du poumon et que l'on appelle le *cul-de-sac de la plèvre* ou le *dôme pleural*.

Ce dôme pleural est relié par des expansions et des lames fibreuses au col de la première côte, aux vertèbres cervicales inférieures, à la trachée-artère et à l'œsophage.

Limites. Au point de vue de la physiologie et de la pathologie des organes respiratoires, il est important de faire ressortir que le sac pleural est plus volumineux que le poumon qu'il enferme.

La cavité pleurale, limitée par le feuillet viscéral et le feuillet pariétal, n'est donc pas entièrement occupée par le poumon.

Dans les conditions ordinaires, il persiste, le *long du bord inférieur des deux poumons*, une partie du sac pleural où le poumon ne descend jamais. Cette partie, limitée par la réunion de la plèvre costale et de la plèvre phrénique, porte le nom de *sinus phrénico-costal.*

On trouve de même, le long du *bord antérieur du poumon gauche*, au niveau de l'échancrure cardiaque, une partie du sac pleural non occupée par le poumon. Cette partie se trouve à l'union de la plèvre costale et de la plèvre médiastine et porte le nom de *sinus médiastino-costal.*

De ces deux sinus, le phrénico-costal est le plus étendu. Les dimensions varient quelque peu aux différents niveaux de la cage thoracique. Elles ressortent nettement de la comparaison entre les limites du bord inférieur du poumon et les limites inférieures du sac pleural.

Au niveau de la ligne sternale, le bord inférieur du poumon descend jusqu'au bord supérieur de la 6e côte, tandis que la réflexion de la plèvre costale vers la plèvre phrénique se fait au bord supérieur de la 7e côte. Le sinus phrénico-costal a donc là une hauteur de 2 ctm.

Au niveau de la ligne parasternale, le poumon arrive derrière le cartilage de la 6e côte, tandis que le sac pleural descend jusque derrière la 7e côte ; profondeur du sinus : 2 centim.

A la ligne mamillaire le poumon descend jusqu'au bord inférieur de la 6e côte et le sac pleural jusqu'au bord inférieur de la 7e.

Le long de la ligne axillaire moyenne le poumon descend jusqu'à la 7e côte et le sac pleural jusqu'à la 9e. A ce niveau le sinus phrénico-costal a une profondeur de 6 centim.

De chaque côté de la colonne vertèbrale le poumon arrive jusqu'à la 11e côte tandis que le sac pleural déborde quelque peu la 12e côte. Le sinus correspondant à ce niveau a une profondeur de 2,5 ctm.

Les limites antérieures du sac pleural correspondant assez exactement aux limites du poumon, excepté au niveau de l'échancrure cardiaque.

Pour la plèvre droite, la réflexion de la plèvre costale devenant plèvre médiastine se fait suivant une ligne oblique qui longe le bord antérieur du poumon droit, depuis l'articulation sterno-claviculaire droite jusqu'au niveau de l'angle de LOUIS à gauche de la ligne médiane, puis suivant une ligne verticale allant de l'angle de LOUIS jusqu'au niveau du cartilage de la sixième côte.

Pour la plèvre gauche, la limite antérieure du sac pleural suit le bord antérieur du poumon jusqu'au niveau de la quatrième côte. Là le poumon présente une échancrure profonde, tandis que la plèvre se dirige obliquement en bas et en dehors jusqu'au bord supérieur de la 7e côte, en délimitant une partie du sac pleural situé au-devant du cœur et appelé sinus médiastino-costal.

Quand on enlève donc le sternum sur un cadavre, de façon à respecter les deux sacs pleuraux, on verra que ces deux sacs sont accolés depuis l'angle de LOUIS jusqu'à la quatrième côte. Au-dessus de l'angle de LOUIS, ils s'écartent l'un de l'autre en délimitant un espace triangulaire à base supérieure. En-dessous de la 4e côte, ils s'écartent également l'un de l'autre en délimitant un espace triangulaire à base inférieure. Ces deux espaces ne sont que des cavités virtuelles formant par leur ensemble ce qu'on appelle le médiastin antérieur.

A la suite de la description des différentes parties constituant le tube respiratoire il est d'usage de décrire deux organes glandulaires complètement indépendants des organes de la respiration au point de vue physiologique, mais qui ont avec ces derniers des rapports étroits de voisinage au point de vue anatomique, ce sont le *corps thyroïde* et le *thymus*.

Corps thyroïde.

Définition. Le corps thyroïde est une glande interne, sans conduit excréteur, glande dont les produits de sécrétion sont directement recueillis par le courant circulatoire.

Situation. C'est un organe impair, situé dans la région sous-hyoïdienne, au-devant des premiers anneaux cartilagineux de la trachée-artère et sur les parties latérales du larynx.

Forme. Le corps thyroïde présente une partie médiane, rétrécie appelée *isthme* et deux parties latérales, volumineuses, appelées *lobes latéraux*.

Rapports. L'*isthme* du corps thyroïde est aplati d'avant en arrière. Il présente à étudier une face postérieure concave et une face antérieure convexe. Sa face concave correspond à la partie antérieure des deux ou trois premiers anneaux cartilagineux de la trachée-artère ıuxquels il est uni par un tissu conjonctif dense. Sa face convexe répond, ur la ligne médiane, à l'aponévrose cervicale moyenne et latéralement u muscle sterno-thyroïdien et au muscle sterno-hyoïdien.

Du bord supérieur de l'isthme part souvent un prolongement glanlulaire long et grêle, qui passe au-devant du cartilage thyroïde et s'étend lus ou moins loin jusque entre le cartilage thyroïde et l'os hyoïde : 'est la *pyramide de Lalouette.*

Les *lobes latéraux*, larges et épais à leur partie inférieure, se rétréissent à leur partie supérieure. Ils sont recouverts par les muscles de a région sous-hyoïdienne et reposent, en dedans, sur la partie supéieure de la trachée et la face latérale du larynx auxquels ils sont unis ar un tissu conjonctif dense. En arrière de la trachée et du larynx ils épondent à la partie correspondante de l'œsophage et du pharynx, insi qu'au nerf laryngé inférieur.

Ils se terminent en arrière par un *bord postérieur* épais qui vient n rapport avec la gaine vasculaire du cou et principalement avec la arotide primitive.

Constitution. Le corps thyroïde est formé d'un tissu propre et l'une enveloppe fibreuse. Celle-ci entoure complètement la glande en ui formant une enveloppe plus ou moins épaisse d'après les individus. De la face profonde de cette enveloppe partent des lamelles fibreuses rès minces qui pénètrent dans le tissu glandulaire.

Le tissu propre de la glande est formée de vésicules glandulaires ont la cavité est occupée par une substance spéciale appelée subtance colloïde et qui sont séparées les unes des autres par du tissu onjonctif lâche dans lequel cheminent les vaisseaux et les nerfs.

Artères. Le corps thyroïde est un organe très vasculaire. Il reçoit e chaque côté deux artères volumineuses : l'*artère thyroïdienne supéieure*, branche de la carotide externe, et l'*artère thyroïdienne inférieure* rovenant de la sous-clavière. Il existe quelquefois encore une inquième artère, impaire et médiane, appelée *artère thyroïdienne noyenne* ou *artère de Neubauer* provenant directement de la crosse de aorte.

Veines. Les veines du corps thyroïde, au sortir de la glande, se ivisent en *veines thyroïdiennes supérieures*, *moyennes* et *inférieures*.

Les *veines thyroïdiennes supérieures* accompagnent l'artère correspondante et se jettent dans la veine jugulaire interne soit directement, oit après s'être réunies en un tronc commun avec la veine faciale et a veine linguale.

Les *veines thyroïdiennes moyennes* se rendent également dans la veine jugulaire interne en croisant la carotide primitive.

Les *veines thyroïdiennes inférieures* sont les plus volumineuses et les plus nombreuses. Elles sortent du bord inférieur de la glande descendent derrière les muscles sterno-hyoïdiens au devant de la trachée-artère, passent derrière la fourchette du sternum pour pénétrer dans la cage thoracique et, réunies en deux troncs volumineux vont se jeter dans le tronc veineux brachio-céphalique gauche.

Lympathiques. Les lympathiques se rendent ou dans les ganglions prélaryngés, ou dans les ganglions profonds du cou.

Nerfs. Les nerfs proviennent du sympathique cervical.

Thymus.

Le thymus est une glande interne sans conduit excréteur, située dans la cage thoracique, dans la partie supérieure du médiastin antérieur, entre le sternum en avant, le péricarde et les gros vaisseaux de la base du cœur en arrière. L'espace occupé par le thymus est limité de chaque côté par la plèvre médiastine. Cette glande se développe pendant la vie intra-utérine et augmente régulièrement de volume jusqu'à l'âge de 2 ou 3 ans. A partir de ce moment elle s'atrophie peu à peu jusqu'à disparaître complètement chez l'adulte.

Couleur. Chez l'enfant en bas âge le thymus a une coloration rosée, cette couleur se modifie lentement : elle devient d'abord blanchâtre, puis grisâtre au fur et à mesure que le tissu glandulaire atrophié est remplacé par du tissu conjonctif.

Forme. Le thymus a une forme triangulaire à base inférieure. Au niveau de son sommet il est généralement divisé en deux lobes, appelés les cornes du thymus, qui peuvent sortir de la cage thoracique et monter jusque dans le voisinage du bord inférieur du corps-thyroïde

La face externe de la glande est irrégulière et bosseléé.

Rapports. Par sa *face antérieure* le thymus, recouvert par les plèvre médiastines et séparé des côtes par les vaisseaux mammaires internes répond au sternum auquel il est uni par un tissu conjonctif lâche.

Sa *face postérieure* repose, de bas en haut, sur la partie supérieure du péricarde, sur l'aorte ascendante et la veine cave supérieure, puis sur la crosse de l'aorte avec les artères qui en proviennent, sur le tronc veineux brachio-céphalique gauche et la face antérieure de la trachée-artère.

Les *faces latérales*, recouvertes par la plèvre médiastine, répondent à la face interne des poumons.

Constitution. Le thymus est formé d'un tissu propre et d'une enveloppe fibreuse.

Vaisseaux et nerfs. Les *artères thymiques* proviennent de la mammaire interne et de la thyroïdienne inférieure. Les *veines* se rendent principalement dans le tronc veineux brachio-céphalique gauche. Les *lymphatiques* se rendent dans des ganglions situés sur la face postérieure du sternum. Les *nerfs* proviennent du sympathique.

SYSTÈME URO-GÉNITAL

Le système uro-génital comprend la description des organes uri-
aires et la description des organes génitaux.

ORGANES URINAIRES

L'appareil urinaire se compose de deux parties : 1° un *organe glan-ulaire* destiné à sécrété l'urine, ce sont les *reins* et 2° un *appareil excré-ur* destiné à conduire l'urine à l'extérieur du corps. Cet appareil xcréteur est formé lui-même du *bassinet* et de l'*urètre* conduisant rine dans un réservoir commun aux deux reins, la *vessie*. Là l'urine accumule jusqu'au moment où elle est expulsée au dehors par un nal excréteur définitif : le *canal de l'urèthre*. Ce canal de l'urèthre, ez la femme, fait exclusivement partie de l'appareil urinaire. Chez omme, au contraire, il sert encore comme appareil excréteur défi-tif du sperme, aussi forme-t-il une partie commune à l'appareil uri-ire et à l'appareil génital.

Reins.

Définition. Les reins sont des glandes tubuleuses composées qui crètent l'urine. Ils constituent la partie principale de tout l'appa-il urinaire.

Situation. Au nombre de deux, l'un droit et l'autre gauche, les ins sont situés profondément dans la cavité abdominale, en arrière sac péritonéal, de chaque côté de la colonne vertébrale, au niveau la dernière vertèbre dorsale et les deux premières vertèbres lom-ire.

Ils s'étendent depuis la onzième côte jusqu'au bord supérieur du rps de la troisième vertèbre lombaire. Le rein droit descend géné-ement un peu plus bas que le rein gauche.

Fixation. Les reins sont couchés sur la face latérale de la colonne rtébrale recouverte par le muscle psoas. Ils sont maintenus en place par les vaisseaux qui les relient à l'aorte et à la veine cave inférieure, par le feuillet pariétal du péritoine qui passe au devant d'eux et les plique contre la face antérieure de la paroi abdominale postérieure.

Les reins sont enveloppés de toutes parts par le tissu conjonctif sous-péritonéal, qui se charge facilement de graisse et leur forme un véritable *capsule adipeuse* d'une épaisseur variable.

Volume et poids. Les reins ont, en moyenne, une longueur de 10 12 centimètres, une largeur de 6 à 7 centimètres et une épaisseur d'er viron 3 centimètres. Ils pèsent en moyenne 130 à 140 grammes.

Couleur. La couleur des reins est d'un rouge-brun, mais cett couleur varie avec l'état de la circulation rénale.

Consistance. La consistance est ferme.

Direction. Les reins ont une direction presque verticale, légère ment oblique en bas et en dehors, de telle sorte qu'ils sont plus rap prochés l'un de l'autre par leur extrémité supérieure que par leu extrémité inférieure.

Forme. La forme du rein est celle d'un haricot.

Le rein est couché sur la face latérale de la colonne vertébrale d façon que la ligne qui relie ses deux bords est oblique en avant et e dedans. On distingue à chaque rein une face antérieure et quelqu peu externe, une face postérieure et interne, un bord antérieur, u bord postérieur et deux extrémités.

Rapports. Les rapports de la *face antéro-externe* sont différent pour le rein droit et pour le rein gauche.

Pour le *rein droit*, la face antéro-externe, en partie recouverte pa le péritoine, est en rapport, dans son tiers supérieur, avec la face pos térieure du foie ; dans son tiers moyen, avec la courbure hépatique d colon et, dans son tiers inférieur, avec la partie supérieure du colc ascendant.

En dedans du colon, cette face du rein est recouverte par l deuxième portion du duodénum et, plus en dedans encore, par la veir cave inférieure.

Du *côté gauche*, la face antéro-externe du rein est entièremen recouverte par le péritoine. Cette face est croisée, dans son tiers supé rieur, par la queue du pancréas. Elle repond, en haut et en dehors, la partie supérieure du bord postérieur de la rate; en bas et en dehor au colon descendant. Cette face est séparée de la face postérieure d l'estomac par l'arrière-cavité des épiploons.

La *face postéro-interne* présente les mêmes rapports à droite et ganche. Cette face se trouve en quelque sorte à cheval sur la douzièn côte et présente des rapports différents en dessous et au dessus d cette côte.

En dessous de la douzième côte, le rein repose sur le muscle arré des lombes dont il est séparé par le douzième nerf intercostal et ar les deux nerfs abdominaux.

Au-dessus de la douzième côte le rein correspond à la face conave du muscle diaphragme, qui le sépare de la onzième côte et du nzième espace intercostal, ainsi que de la partie correspondante du inus phrénico-costal.

Le *bord externe* du rein est convexe, il déborde le bord externe du uscle carré des lombes et repose sur la paroi abdominale postérieure, u niveau de l'extrémité postérieure du muscle transverse. L'extrémité ipérieure de ce bord est en rapport, à gauche, avec le bord postérieur e la rate.

Le *bord interne* présente, vers sa partie moyenne, une longue et rge échancrure appelée *hile du rein*. Par ce hile entrent et sortent u rein les vaisseaux sanguins et le bassinet. Ces organes sont placés ır trois plans : d'abord on rencontre, en allant d'avant en arrière, la eine rénale, puis l'artère rénale, puis le bassinet.

L'*extrémité supérieure* du rein s'étend jusqu'à la onzième côte, elle orrespond à la base de la capsule surrénale.

L'*extrémité inférieure* est libre et se trouve à une distance de 4 à centimètres de la crête iliaque.

Structure. Le rein est formé d'un tissu propre et d'une membrane enveloppe.

La membrane d'enveloppe est une membrane conjonctive, ferme résistante. Arrivée au niveau du hile, elle se réfléchit sur les vaisaux pour se continuer avec les calices et avec le tissu conjonctif érivasculaire.

Le tissu propre du rein présente, sur une coupe verticale, une ne périphérique ou *substance corticale* et une zone centrale ou *subance médullaire.*

La substance médullaire est divisée en un certain nombre de nes appelés *pyramides de Malpighi.* Ces cônes ont une forme trianlaire à base externe et à sommet interne. Le sommet est libre et end le nom de *papille rénale.* Les faces latérales et la base de ces ramides sont entourées par la substance corticale. La lame de subsnce corticale interposée entre deux pyramides de MALPIGHI porte core le nom de *colonne de Bertin.*

Chaque papille rénale, ou sommet libre d'une pyramide de MAL-

PIGHI, présente un grand nombre d'ouvertures microscopiques par o suinte l'urine amenée par les tubes urinifères.

Vaisseaux et nerfs. L'*artère rénale* provient directement de l'aort abdominale. Elle se trouve, au niveau du hile du rein, entre la vein rénale qui est en avant et le bassinet qui est en arrière. Arrivée dan le voisinage du hile elle se divise en quatre branches, dont trois pénè trent dans le rein au-devant du bassinet et l'autre derrière le bassinet Dans la profondeur du hile ces branches se divisent et se subdiviser en branches secondaires qui pénètrent dans les colonnes de BERTIN pour se diviser encore en deux branches qui longent la face corres pondante des deux pyramides voisines jusqu'au niveau de la base. L elles s'infléchissent sur cette base, en s'anastomosant avec les artère voisines. C'est de ce réseau que naissent les artères pénétrant dans l substance corticale et dans la substance médullaire.

Les *veines* qui naissent dans la profondeur du rein suivent le traj des artères. Au sortir des colonnes de BERTIN elles se réunissent le unes avec les autres pour former une veine volumineuse, la *vei rénale*, qui va se rendre dans la veine cave inférieure.

A cause de la situation de la veine cave à droite de la lign médiane, la veine rénale gauche est beaucoup plus longue que la veir rénale droite. Cette veine rénale gauche reçoit sur son trajet la vei ovarique chez la femme et la veine du plexus pampiniforme che l'homme, veine qui, à droite, se jette directement dans la veine cav inférieure.

Les *vaisseaux lymphatiques* superficiels et profonds se rendent da les ganglions lombaires.

Les *nerfs*, formant le plexus rénal, proviennent du plexus solai du sympathique.

Appareil excréteur des reins.

L'appareil excréteur du rein commence dans la profondeur d hile. Il est formé successivement par les *calices*, les *branches du bassin* le *bassinet*, l'*uretère* et la *vessie*.

Calices et branches du bassinet. Sur le pourtour de la base de chaq papille rénale vient s'insérer une petite poche membraneuse qui con titue le calice. Ces calices sont au nombre de 8 à 12. Ils se continue en dehors avec une partie rétrécie plus ou moins longue, appel ranche du bassinet. Ces branches sont en nombre variable. Le plus ouvent deux ou plusieurs calices se réunissent en un tronc unique.)n compte alors trois branches : une supérieure, une moyenne et une ıférieure. Quelquefois cependant les calices restent plus indépenants les uns des autres et le bassinet se constitue par la réunion de , 7 ou 8 branches plus ou moins longues.

Bassinet. Le bassinet résulte de la réunion des calices par l'interıédiaire des branches. Il se présente sous la forme d'une petite poche ıembraneuse, aplatie d'avant en arrière, triangulaire à base supérieure t à sommet inférieur. La base s'enfonce dans le hile du rein où elle e continue avec les branches, le sommet se continue insensiblement vec l'uretère.

Uretère. L'uretère est un conduit musculo-membraneux, allant du assinet à la vessie, d'une longueur de 25 à 30 centimètres et de 5 à 6 milim. de diamètre. Du sommet du bassinet il se dirige verticalement en as, vers le détroit supérieur du petit bassin qu'il croise au niveau de la ifurcation de l'artère iliaque primitive. Il entre alors dans l'excavation elvienne et gagne insensiblement le bas-fond de la vessie, en décrivant ne courbe à concavité dirigée en haut, en avant et en dedans.

Rapports. Au point de vue de ses rapports on divise l'uretère en ne partie abdominale et une partie pelvienne.

Dans sa *partie abdominale*, il est situé au-devant du muscle psoas, ans le tissu conjonctif sous-péritonial, derrière le péritoine. Chez homme il est croisé à angle aigu par les vaisseaux spermatiques, andis que chez la femme les vaisseaux ovariques longent son côté nterne.

Dans sa *partie pelvienne* il présente des rapports différents chez homme et chez la femme.

Chez l'*homme*, il descend le long de la paroi latérale de l'excavation elvienne, tapissée par le muscle obturateur interne, au devant des aisseaux hypogastriques, recouvert par le péritoine. Il s'incline alors n avant et en dedans, croise le cordon fibreux qui remplace l'artère mbilicale, passe derrière le canal déférent, s'insinue entre la vessie et le ond de la vésicule séminale pour pénétrer dans les parois de la vessie.

Chez la *femme*, il longe également la paroi latérale de l'excavation elvienne en accompagnant les vaisseaux hypogastriques, puis se lirige en avant et en dedans pour gagner le bord inférieur adhérent du ligament large. Là il rencontre l'artère utérine accompagnée de la veine correspondante. Ces vaisseaux se placent au-devant de l'uretère, avec lequel ils se dirigent transversalement en dedans, étant situés entre les deux feuillets du ligament large. Arrivés à quelques millimètres du col de la matrice, l'artère utérine se recourbe en haut, l'uretère s'incline en bas et en avant, il se rapproche du col de la matrice, croise obliquement le cul de sac latéral du vagin, puis s'insinue entre le vagin et le bas-fond de la vessie pour traverser bientôt les parois vésicales.

Arrivé au bas-fond de la vessie, l'uretère traverse obliquement la tunique musculaire. Il s'avance ensuite, pendant un trajet d'environ 15 millimètres, entre la musculaire et la muqueuse pour s'ouvrir dans la vessie par un orifice en forme de fente aux angles postérieurs du trigone vésical.

Structure. L'uretère est constitué, de dehors en dedans, 1°) par une tunique fibreuse entremêlée de fibres élastiques ; 2°) par une tunique musculaire formée de fibres lisses longitudinales et transversales ; 3°) par une muqueuse, mince et lisse, se continuant, en haut, avec la muqueuse du bassinet ; en bas, avec la muqueuse de la vessie.

Vessie. *Définition.* La vessie est un réservoir musculo-membraneux destiné à recevoir momentanément l'urine sécrétée par les reins et amenée par les uretères.

Situation. Elle est située dans le petit bassin, sur la ligne médiane, immédiatement en arrière des corps des pubis.

Fixation. Elle est maintenue en place par ses connexions avec le canal de l'urèthre ; par les ligaments pubo-vésicaux, ligaments à la fois conjonctifs et musculaires qui partent de la partie inférieure de sa face antérieure et qui vont s'insérer sur la face postérieure du pubis ; par le péritoine qui se jette de la face postérieure de la paroi abdominale antérieure sur la face postéro-supérieure de la vessie, recouvre cette face dans la plus grande partie de son étendue et applique la vessie contre la paroi antérieure de l'excavation pelvienne

Dimensions. La vessie présente une capacité variable d'un individu à l'autre. Dans les conditions normales le besoin d'uriner se fait sentir quand la vessie contient de 150 à 250 gr. Si l'on résiste à ce besoin, la vessie continue à se dilater, sous l'apport continu d'urine amenée par les uretères, jusqu'au moment où le sphincter ne parvient plus à résis-

›r à la tension intravésicale. Sa capacité peut alors atteindre de ›o à 350 gr.

Dans les conditions pathologiques, la capacité de la vessie peut ›evenir beaucoup plus considérable. Lorsqu'un obstacle se produit à ›émission normale de l'urine, la vessie se distend lentement et peut ›tteindre une capacité de 6, 8 et même 10 litres. Elle monte alors au-›essus de la symphyse pubienne, pour venir occuper une partie plus ›u moins considérable de la cavité abdominale.

Sur le cadavre, la capacité de la vessie paraît plus grande que chez ›homme vivant. En injectant de l'eau par l'un ou l'autre des uretères, ›n peut facilement introduire dans la vessie jusque 500 et 600 grammes ›e liquide. Sous une pression un peu forte, la distension des parois vé-›cales augmente, la capacité peut atteindre 1000 et 1200 grammes jus-›u'à ce que la rupture survienne après injection de 1200 à 1500 grammes ›'eau.

Direction. Le grand axe de la vessie suit la direction de l'axe du ›étroit supérieur du petit bassin : il est oblique de haut en bas et ›'avant en arrière.

Forme. La forme de la vessie dépend de son état de distension. ›uand la vessie est vide, elle est ou bien aplatie d'avant en arrière, ›le a alors une forme triangulaire à base inférieure ; ou bien elle est ›venue complètement sur elle-même et affecte une forme sphéroïdale.

Distendue par l'urine elle a une forme ovoïde, à grosse extrémité ›rigée en bas. On lui distingue alors une partie moyenne ou *corps*, ›ne partie supérieure rétrécie, appelée *fond*, et une partie inférieure, ›argie ou *bas-fond*.

Rapports. Au niveau du corps, la vessie offre à étudier une face ›itérieure et une face postérieure. Quand la vessie est vide ces deux ›ces sont appliquées l'une contre l'autre et reliées par un simple bord. ›uand la vessie est distendue ces deux faces s'écartent l'une de l'autre ; ›les sont alors reliées par des véritables faces latérales.

Les rapports de ces différentes faces varient suivant que l'on con-›dère la vessie vide ou la vessie distendue.

Face antérieure. Quand la vessie est *vide*, la face antérieure, dé-›ourvue de péritoine, répond à la symphyse pubienne, aux corps des ›ubis et à la partie interne des deux muscles obturateurs internes. Ce ›pport se fait par l'intermédiaire d'un tissu conjonctif lâche, souvent ›mpli de graisse. Dans ces conditions le sommet de la vessie ne

dépasse jamais le bord supérieur de la symphyse pubienne. De la parti
inférieure de cette face antérieure partent deux faisceaux de fibre
musculaires et conjonctives qui vont s'implanter sur le corps du pubis
de chaque côté de la symphyse. Ce sont les *ligaments antérieurs de l*
vessie ou *ligaments pubo-vésicaux*. Ils délimitent une ouverture quadran
gulaire, limitée en avant par la symphyse et, en arrière, par la vessie
Cet orifice conduit dans une petite cavité remplie de tissu cellulair
lâche et occupée par un plexus veineux appelé *plexus veineux de Santorin*

Chez la femme, la partie inférieure de la face antérieure de l
vessie dépasse quelque peu le bord inférieur de la symphyse pubienn

Quand la vessie est distendue, sa face antérieure dépasse le bor
supérieur de la symphyse pubienne, en refoulant le feuillet pariétal d
péritoine ; elle vient alors directement en rapport avec la partie inf
rieure de la paroi abdominale antérieure.

Face postérieure. La face postérieure de la vessie est recouver
par le péritoine.

Elle regarde en arrière et en haut. Elle commence au sommet
la vessie et s'étend jusqu'à l'endroit où le péritoine quitte la vess
pour se jeter sur le rectum chez l'homme et sur la matrice chez
femme. Les rapports de cette face varie avec l'état de dîstension de
vessie.

Quand la vessie est *vide*, la face postérieure est affaissée et s'appliq
contre la face antérieure. Dans ces conditions le cul de sac du pé
toine, *recto-vésical chez l'homme*, *vésico-utérin chez la femme*, est occu
par des circonvolutions intestinales.

Quand la vessie se *distend*, la paroi postérieure se soulève, pu
se bombe ; elle refoule les circonvolutions intestinales en dehors
l'excavation pelvienne pour venir en contact plus ou moins direct av
le rectum chez l'homme, la matrice et les ligaments larges chez
femme.

Les *faces latérales* n'existent que quand la vessie est *distend*
Elles sont recouvertes de péritoine dans leur moitié supérieure
répondent là aux circonvolutions intestinales. Dans leur moitié in
rieure le péritoine fait défaut, là elles répondent à une couche de tis
conjonctif adipeux qui les sépare de l'aponévrose pelvienne recouvra
le muscle releveur de l'anus et le muscle obturateur interne. Dans
tissu conjonctif sous-péritonéal passent le cordon fibreux qui rempla

'artère ombilicale et le canal déférent. Ces deux organes se croisent à ıngle aigu,le canal déférent étant situé en dehors de l'artère ombilicale.

Quand la vessie est *vide*, les faces latérales se réduisent à de ·imples bords.

Le *sommet* de la vessie donne naissance à un cordon fibreux, '*ouraque*, qui remonte entre le péritoine et la ligne blanche jusqu'à 'ombilic, en soulevant le feuillet pariétal du péritoine en un repli ıédian. Ce cordon fibreux est la partie oblitérée d'un canal reliant, hez l'embryon, la vessie à l'allantoïde. De chaque côté de l'ouraque asse le cordon fibreux de l'artère ombilicale, qui se rend également . l'ombilic et qui, soulevant le péritoine, délimite de chaque côté de 'ouraque une petite dépression, appelée *fossette inguinale interne* ou *ɔssette sus-vésicale.*

Le *bas-fond* de la vessie s'étend depuis le cul de sac du péritoine usqu'au commencement du canal de l'urèthre. Il a une direction ·blique de haut en bas et d'arrière en avant. Ses rapports varient hez l'homme et chez la femme.

Chez l'*homme*, la partie médiane du bas-fond, comprise entre les eux canaux déférents, répond directement à la face antérieure du ectum ; la partie latérale est séparée du rectum par le canal déférent n dedans et la vésicule séminale en dehors. Ce rapport avec le rectum 'établit au moyen d'une mince lame conjonctive, l'*aponévrose pro-tato-péritonéale*, qui se continue en bas avec l'aponévrose périnéale ıoyenne et se prolonge en haut jusqu'au cul de sac du péritoine. Plus as, le bas-fond répond à la partie postérieure de la base de la pro-tate.

Chez la *femme*, le bas-fond de la vessie répond à la partie supé-ieure du col de la matrice, à laquelle elle est unie par du tissu con-ɔnctif lâche, et à la partie supérieure de la paroi antérieure du vagin à aquelle elle adhère intimement en formant une cloison épaisse, appelée loison vesico-vaginale.

Structure. Les parois de la vessie sont formées de trois tuniques : ıne séreuse, une musculaire et une muqueuse.

La *séreuse* est formée par le péritoine ; elle ne recouvre que la face ostérieure et une partie des faces latérales de la vessie.

La *tunique musculaire* est formée de fibres musculaires lisses. Celles-ci sont disposées sur trois plans ou couches. La couche super-icielle, formée de *fibres longitudinales*, part du col de la vessie et recouvre la poche urinaire dans toute son étendue. Quelques faisceaux de fibres quittent la paroi antérieure pour aller s'insérer sur la face postérieure du pubis en constituant les ligaments pubo-vésicaux.

La couche moyenne est formée de *fibres circulaires* ; cette couche s'épaissit au niveau du col de la vessie, tout autour de l'orifice de communication avec le canal de l'urèthre, en formant un anneau épais appelé *sphincter interne de la vessie*, *sphincter lisse* ou *sphincter vésical.* Ce sphincter interne est recouvert extérieurement par une couche circulaire de muscles striés constituant le *sphincter externe.*

La couche profonde est formée de faisceaux de fibres lisses entre-croisés dans tous les sens. C'est la *couche plexiforme.* Les faisceaux constituants de cette couche s'hypertrophient fréquemment, ils soulèvent alors la muqueuse qui prend un aspect réticulé. Quand cette hypertrophie est considérable, les faisceaux musculaires font saillie du côté de la cavité vésicale et donnent naissance à ce que l'on a appelé vessie à colonnes et vessie à cellules.

La *tunique muqueuse* est lisse. Elle présente, chez l'adulte, le relief plus ou moins accentué des faisceaux musculaires de la couche plexiforme. Au niveau de la partie antérieure de la base, la muqueuse présente toujours une surface triangulaire lisse, c'est le *trigone vésical* ou *trigone de Lieutaud.* Il répond à la base de la prostate. A ce niveau la muqueuse présente son maximum d'épaisseur. Aux deux angles postérieurs de ce triangle se trouvent les orifices de communication avec les uretères, orifices en forme de fente. Ces deux orifices sont reliés l'un à l'autre par un bourrelet transversal formé par une partie épaissie de la musculaire sous-jacente. L'angle antérieur du trigone vésical, appelé encore *col de la vessie*, correspond à l'orifice de communication avec le canal de l'urèthre. Cet orifice est arrondi chez l'enfant ; il devient transversal chez l'adulte par suite du développement de la prostate. Chez les vieillards la partie médiane de la lèvre inférieure se soulève quelquefois par suite d'une hypertrophie du lobe moyen de la prostate. Cette saillie porte le nom de *luette vésicale.*

La partie postérieure de la base, située en arrière du trigone vésical, est déprimée et forme le bas-fond. Cette dépression est plus ou moins considérable et dépend surtout du développement de la prostate qui, en s'hypertrophiant, soulève le trigone vésical.

Vaisseaux et nerfs. Les *artères* vésicales viennent de l'artère hypogastrique ou de l'une ou l'autre de ses branches collatérales.

Les *veines* forment autour de la vessie un réseau superficiel. Les plus grosses ds ces veines out une direction longitudinale. Celles de la face antérieure se rendent dans le plexus veineux de SANTORINI, celles de la face latérale et de la face postérieure se rendent dans les plexus prostatique et séminal et, par là, dans les veines hypogastriques.

Les *lymphatiques* se rendent dans les ganglions hypogastriques.

Les *nerfs* proviennent du plexus hypogastrique formé, de chaque côté, par le ganglion hypogastrique dans lequel se terminent les *nerfs érecteurs*, filets nerveux provenant du deuxième et du troisième nerf sacré, et le *nerf hypogastrique* provenant des nerfs lombaires inférieurs.

Canal de l'urèthre.

C'est le canal excréteur définitif de l'urine. Chez la femme il appartient uniquement aux organes urinaires. Chez l'homme il sert à la fois comme conduit excréteur de l'urine et comme conduit excréteur du sperme et du liquide sécrété par la prostate et les glandes de COWPER. Il devient donc partie constituante des organes urinaires et des organes génitaux.

Canal de l'urèthre chez l'homme.

Chez l'homme, le canal de l'urèthre représente un long conduit musculo-membraneux s'étendant depuis le col de la vessie jusqu'au sommet du gland.

Direction. A partir du col de la vessie il se dirige obliquement en bas et en avant jusqu'en dessous de la symphyse pubienne. Là il s'infléchit lentement en avant et en haut, en décrivant une courbe à concavité supérieure. Il remonte jusqu'au-devant de la partie inférieure de la symphyse où il rencontre la face inférieure du corps caverneux de la verge, dont il suit la direction jusqu'au sommet du gland. Lorsque la verge est flasque, il se recourbe donc une seconde fois sur lui-même, en décrivant une courbe à convexité antérieure et supérieure.

Au niveau du col de la vessie, il est situé sur la ligne médiane, sur une ligne horizontale passant par la partie moyenne de la symphyse pubienne, à environ 23 millimètres en arrière de cette symphyse. De là il se dirige en bas et légèrement en avant, pour se recourber en avant, à environ 18 millimètres en dessous de l'arcade sous-pubienne. Il remonte alors jusque contre la face inférieure du corps caverneux de la verge.

Division. La partie du canal de l'urèthre appliquée contre la face inférieure du corps caverneux devient partie constituante de la verge dont elle suit tous les déplacements. C'est une *partie mobile*. Tout le reste du canal de l'urèthre, depuis le col de la vessie jusqu'au niveau de la courbure prépubienne, forme la *partie immobile*.

En dessous de la symphyse pubienne, le canal de l'urèthre traverse l'aponévrose périnéale moyenne ou ligament de CARCASONNE. Certains auteurs s'appuient sur ce rapport important pour diviser le canal de l'urèthre en une partie postérieure très courte, étendue du col de la vessie jusqu'au ligament de CARCASONNE, appelée *urèthre postérieur* et une partie antérieure, beaucoup plus longue, s'étendant du ligament de CARCASONNE jusqu'au sommet du gland et appelée *urèthre antérieur*.

La division la plus généralement admise est celle qui se base sur les organes immédiatement en rapport avec le canal.

Immédiatement en dessous de la vessie, le canal de l'urèthre est entouré par le tissu glandulaire de la *prostate*. C'est la *portion prostatique*. Au sortir de cette glande, le canal, réduit à ses membranes propres, forme la *portion membraneuse*. Un peu plus loin on voit se développer dans l'épaisseur de ses parois un tissu spongieux spécial qui l'accompagne jusqu'au sommet du gland. Toute la partie correspondante du canal forme la *portion spongieuse*.

Longueur. A l'état de flaccidité de la verge et chez l'adulte le canal de l'urèthre a une longueur moyenne de 16 centimètres, dont 3 pour la portion prostatique, 1 à 1 1/2 pour la portion membraneuse et 11 à 12 pour la portion spongieuse.

Rapports.

Portion prostatique. La première partie du canal de l'urèthre est entourée de toutes parts par la prostate. Elle traverse cette glande de haut en bas, mais de telle façon que près du bord supérieur de la glande le canal est situé près de sa face antérieure, tandis que près du sommet de la prostate le canal avoisine sa paroi postérieure. Cette portion prostatique du canal a les mêmes rapports que la prostate que nous étudierons plus loin.

Portion membraneuse. Cette partie du canal est très courte et s'étend du sommet de la prostate jusqu'au bulbe de la portion spongieuse. Elle traverse le ligament de CARCASONNE et peut être subdivisée en trois segments très courts : le *segment supérieur* est situé, comme la prostate elle-même, dans une loge aponévrotique formant l'étage supérieur du périnée. Il répond, en avant, à la symphyse pubienne dont il est séparé par le plexus veineux de SANTORINI ; en arrière, à l'aponévrose prostato-péritonéale qui le sépare du rectum ; latéralement, à une partie épaissie de l'aponévrose périnéale profonde recouvrant le muscle releveur de l'anus et formant l'*aponévrose latérale* de la prostate.

Le *segment moyen* traverse le ligament de CARCASONNE auquel il adhère intimement. Ce ligament est formé de deux feuillets séparés l'un de l'autre par le muscle transverse profond du périnée. En arrière du canal, dans l'épaisseur de ce muscle, existe de chaque côté la *glande de Cowper*.

Le segment inférieur est très court et se continue immédiatement avec la portion spongieuse.

Portion spongieuse. Elle est située en dessous du corps caverneux de la verge, dans la gouttière longitudinale inférieure de ce corps. Au niveau de son extrémité postérieure, le tissu spongieux s'épaissit considérablement du côté de sa face inférieure et forme une saillie médiane, le *bulbe* de l'urèthre, situé à 15 millim. au-devant du rectum. A son extrémité antérieure l'urèthre spongieux déborde le corps caverneux de la verge, son tissu spongieux s'épaissit considérablement dans tous les sens, mais surtout du côté du dos de la verge, en formant un renflement conoïde à base postérieure appelé *gland*. Sur le sommet de ce gland se trouve l'ouverture du canal sous la forme d'une fente verticale de 7 à 8 millimètres de hauteur, le *méat urinaire*.

Calibre. Le canal de l'urèthre, distendu par l'urine ou par une sonde, a en moyenne un diamètre de 6 à 8 millimètres. Si on le parcourt d'avant en arrière, il présente une série de rétrécissements et de dilatations qu'il est important de connaître.

Le *méat* est sa partie la plus rétrécie en même temps que la moins dilatable. En arrière de lui, le canal s'élargit sur une étendue d'environ 20 millimètres en formant la *fosse naviculaire* (9 millimètres), au delà de laquelle il se rétrécit de nouveau d'une façon uniforme sur toute l'étendue de la portion pongieuse jusqu'au niveau du bulbe. Là il présente une dilatation le long de sa paroi inférieure, le *cul de sac du bulbe* (10,5 millimètres), pour se rétrécir brusquement au commencement de la portion membraneuse (9 millimètres). Cette partie rétrécie porte le nom de *collet du bulbe* et persiste jusqu'au niveau de la portion prostatique. En traversant la prostate il s'élargit (12 millimètres), puis se rétrécit, pour se terminer par le *col de la vessie* ou *orifice postérieur du canal de l'urèthre.*

Structure. Les parois de l'urèthre sont formées de trois couches distinctes qui sont, de dehors en dedans, une tunique musculaire, une tunique vasculaire et une tunique muqueuse.

La *muqueuse* recouvre toute l'étendue des parois du canal. Elle se continue en arrière avec la muqueuse de la vessie, en avant, avec la muqueuse du gland. Elle présente certaines particularités dans chacune des trois portions.

Dans la *portion prostatique* on trouve, sur sa face inférieure, une saillie médiane, oblongue, plus ou moins triangulaire à base postérieure, c'est le *verumontanum* ou la *crête urèthrale.* De sa base partent quelques replis appelés *freins.* Au milieu de la crête se trouve un orifice microscopique, orifice urèthral d'un conduit se terminant en cul de sac dans l'épaisseur de la prostate et connu sous le nom d'*utricule virile* ou *utricule prostatique.*

De chaque côté de cet orifice s'ouvre le conduit éjaculateur.

Sur tout le pourtour de la crête existe une gouttière dans laquelle s'ouvrent les conduits excréteurs de la prostate. Certains de ces conduits s'ouvrent également le long de la paroi latérale et de la paroi antérieure du canal.

Le long de la *portion membraneuse* se trouvent les orifices microscopiques des *glandes de Littre,* glandes muqueuses qui occupent à ce niveau l'épaisseur de la tunique muqueuse.

Le long de la *portion spongieuse* la muqueuse présente, à 1 ou 2 centimètres en arrière du méat, au niveau de la paroi supérieure, un petit repli transversal appelé *valvule de Guérin.* Partout ailleurs on trouve des dépressions de la muqueuse connues sous le nom de *lacunes de Morgagni.* Les *grandes* lacunes sont placées, en une série linéaire médiane, le long de la face supérieure de la portion spongieuse. Les *petites lacunes* forment, de chaque côté, une série latérale. Ces lacunes sont des dépressions de la muqueuse terminées postérieurement en cul de sac, dont la direction est oblique et dont l'extrémité antérieure, d'un diamètre de 1 à 3 millim., s'ouvre dans le canal.

Un peu au-devant du cul de sac du bulbe, sur la paroi inférieure du canal, viennent s'ouvrir les conduits excréteurs des glandes de Cowper.

Tunique vasculaire. Tout autour de la muqueuse se trouve une couche de tissu conjonctif riche en fibres élastiques. Dans l'épaisseur de cette couche existent des cavités veineuses anastomosées les unes avec les autres. Elles sont peu développées le long de la portion prostatique et de la portion membraneuse, mais elles prennent un développement considérable sur toute l'étendue de la portion spongieuse où elles donnent naissance à un corps caverneux et érectile spécial, appelé le *corps spongieux* de l'urèthre. C'est ce corps spongieux qui, en se renflant, forme en arrière le *bulbe de l'urèthre* et, en avant, le *gland de la verge.*

Tunique musculaire. La couche externe du canal est formée de fibres musculaires lisses disposées sur deux plans, un plan interne de fibres longitudinales et un plan externe de fibres circulaires.

Les *fibres longitudinales* se continuent avec celles de la couche plexiforme de la vessie. Elles forment une couche continue le long de la portion prostatique et de la portion membraneuse, pour disparaître presque complètement le long de la portion spongieuse.

Les *fibres circulaires* forment, autour du commencement du canal, une bande épaisse connue sous le nom de *sphincter interne de la vessie.*

Ce sphincter s'étend jusque vers la partie moyenne du verumontanum. A partir de ce point les fibres forment une couche continue jusqu'au niveau du bulbe de l'urèthre.

Canal de l'urèthre chez la femme.

L'urèthre de la femme est beaucoup plus court que celui de l'homme. Il correspond approximativement à la portion prostatique et à la portion membraneuse de ce dernier. Il s'étend depuis le col de la vessie jusqu'à la partie antérieure de la vulve et mesure en moyenne 2,5 à 4 centim. de longueur. Il a une direction oblique de haut en bas et d'arrière en avant, décrivant une légère courbe à concavité antérieure. Il traverse le ligament de Carcasonne, qui le divise en quelque sorte en une partie intrapelvienne et une partie périnéale.

Rapports. Il repose *en arrière* sur la face antérieure du vagin, reliée à cette paroi, dans sa partie supérieure, par un tissu conjonctif lâche, tandis que, dans ses deux tiers inférieurs, il forme avec le vagin une cloison épaisse appelée *cloison uréthro-vaginale*.

En avant il répond au plexus veineux de SANTORINI, traverse le ligament de CARCASONNE ainsi que le muscle traverse profond du périnée, puis répond à l'angle de réunion des racines du clitoris et au bulbe du vagin recouvert par le muscle constricteur.

Structure. Les parois du canal ne sont formées que de deux couches superposées : une muqueuse et une musculaire.

La muqueuse, très dilatable, présente, comme chez l'homme, des dépressions en cul de sac portant également le nom de *lacunes de Morgagni*.

La musculaire est formée de fibres lisses disposées sur deux plans. Un plan profond formé de fibres longitudinales et un plan superficiel formé de fibres circulaires. Ces fibres s'épaississent au niveau du col où elles forment un anneau circulaire connu sous le nom de *sphincter lisse de la vessie*.

A la suite des organes urinaires on décrit généralement deux organes d'apparence glandulaire, complètement indépendants de la fonction urinaire et qui n'ont avec les organes urinaires que de simples rapports de voisinage. Ce sont les

Capsules surrénales.

Définition et situation. Ce sont des organes à sécrétion interne situés dans la cavité abdominale, en arrière du sac péritonéal, de chaque côté de la colonne vertébrale, au niveau du corps de la onzième vertèbre dorsale, immédiatement au-dessus de l'extrémité supérieure des reins.

Fixation. Elles sont maintenues en place par le péritoine qui passe au-devant d'elles et par les vaisseaux sanguins qui les relient à l'aorte abdominale et à la veine cave inférieure.

Forme. Aplatie d'avant en arrière, chaque capsule surrénale affecte la forme d'un cône à base inférieure et à sommet supérieur. Elle mesure en moyenne 3 centim. de hauteur, 3 centim. de largeur et 5 à 6 millim. d'épaisseur.

Rapports. La *face antérieure* présente, vers sa partie moyenne, un sillon transversal appelé *hile*, donnant passage à des branches artérielles et à une veine assez volumineuse.

Cette face répond, à gauche, à la partie supérieure du bord postérieur de la rate et à la queue du pancréas ; à droite, à la face postérieure du foie sur laquelle elle laisse son empreinte *(empreinte capsulaire)*.

La *face postérieure* repose sur la partie lombaire latérale du muscle diaphragme, au niveau du corps de la onzième vertèbre dorsale. Par intermédiaire du diaphragme elle répond au sinus phénico-costal, à la dixième et la onzième côte.

La *base* est concave et se moule sur l'extrémité supérieure du rein.

Structure. Chaque capsule est formée d'un tissu propre et d'une enveloppe conjonctive.

Vaisseaux et nerfs. Les *artères* au nombre de trois proviennent de trois sources différentes : l'*artère capsulaire supérieure*, branche de l'artère diaphragmatique inférieure ; l'*artère capsulaire moyenne*, branche de l'aorte abdominale, et l'*artère capsulaire inférieure*, branche de l'artère rénale.

Les *veines* capsulaires se réunissent, dans la profondeur de l'organe, en une veine unique, la *veine capsulaire*. Celle-ci sort du hile pour se jeter dans la veine rénale à gauche et dans la veine cave inférieure à droite.

Les *lymphatiques* se rendent dans les ganglions lombaires.

Les *nerfs*, extrêmement nombreux, proviennent du plexus solaire et du plexus rénal appartenant au sympathique.

ORGANES GÉNITAUX

Les organes génitaux sont complètement différents chez l'homme et chez la femme.

Organes génitaux de l'homme.

Les organes génitaux de l'homme comprennent comme organes essentiels : une *glande* destinée à sécréter le sperme, c'est le *testicule*, puis un long *appareil excréteur* formé successivement par *l'épididyme*, le *canal déférent*, les *vésicules séminales*, le *conduit éjaculateur* et le *canal de l'urèthre*. Toutes ces parties sont paires et symétriques depuis les testicules jusqu'au canal de l'urèthre. Celui ci est unique et médian, il appartient à la fois aux organes urinaires et aux organes génitaux et forme ainsi le canal excréteur définitif de l'urine et du sperme.

A ces parties principales viennent s'ajouter comme annexes :

1°) Les *bourses* ou enveloppes du testicule.

2°) Des organes érectiles formant, avec la partie spongieuse du canal de l'urèthre, l'organe de copulation destiné à faciliter l'introduction du sperme dans les organes génitaux de la femme : la *verge* ou le *pénis*.

3°) Des *glandes* dont les produits de sécrétion se mêlent au liquide testiculaire : la *prostate* et les *glandes de Cowper*.

Testicule.

Définition. Le testicule est une glande tubuleuse composée destinée à sécréter le sperme.

Situation. Il y a deux testicules, un de chaque côté. Situés au-devant de la région périnéale, en arrière de la verge, dans l'intervalle des cuisses, ils sont renfermés dans les *bourses*.

Cette situation est constante chez l'adulte. Dans le cours du développement embryologique les testicules se forment dans la cavité abdominale de chaque côté de la colonne lombaire. A partir du troisième mois de la vie intra-utérine, les testicules se déplaçent. Ils descendent lentement vers l'orifice péritonéal du canal inguinal qu'ils atteignent au sixième mois, parcourent ensuite le canal inguinal et le rdon spermatique pour arriver au fond des bourses un peu avant la issance. Ce déplacement des testicules porte le nom de *migration ticulaire*. Il arrive parfois que cette migration n'est pas achevée au oment de la naissance, les bourses sont alors vides. On désigne cet t sous le nom de *cryptorchidie*. Celle-ci peut être unilatérale ou bi-érale. Cet arrêt dans la migration du testicule, s'il est définitif, traine le plus souvent l'atrophie complète de la glande.

Volume. Le testicule, peu développé chez l'enfant, prend son dé-oppement complet à l'époque de la puberté. Chez l'adulte il mesure viron 5 centimètres de longueur, sur 2,5 centimètres de largeur et entimètres de hauteur.

Forme. C'est une glande ovoïde, aplatie transversalement, à grand oblique de haut en bas et d'avant en arrière.

Les *faces latérales*, légèrement convexes, sont libres et tapissées une séreuse, le feuillet viscéral de la tunique vaginale propre.

Le *bord antérieur et inférieur* est libre.

Le *bord supérieur et postérieur*, recouvert en grande partie par ididyme, présente, vers sa partie moyenne, le *hile du testicule*, en-it par où pénètrent l'artère spermatique et les filets nerveux et par sortent les veines spermatiques ainsi que les vaisseaux lymphatiques. bord postérieur est intimement adhérent aux deux extrémités de ididyme : la tête et la queue ; il est séparé du corps de l'épididyme un cul-de-sac de la séreuse vaginale appelé *cul-de-sac de l'épidi-ne*.

L'*extrémité supérieure*, arrondie, est libre. Elle présente quelque-s une petite vésicule ovoïde reliée au testicule par un pédicule oit : l'*hydatide pédiculée*. A côté de cette hydatide on en trouve plus vent une autre sans pédicule, l'*hydatide sessile*.

Ces hydatides sont des restes d'organes embryonnaires. L'hydratide pédiculée ésenterait l'extrémité supérieure du canal de MÜLLER, tandis que l'hydatide sile serait le reste d'un canalicule aberrant du corps de WOLFF.

L'*extrémité inférieure* du testicule n'est pas libre. Elle est reliée une lame fibreuse, le *ligament scrotal*, à la face profonde du scro-n.

Structure. Le testicule est formé d'une enveloppe fibreuse, épaisse résistante, la *tunique albuginée*, et d'un tissu propre : la *pulpe iculaire*.

La *tunique albuginée*, d'une coloration bleuâtre, enveloppe entièrement le testicule. Sa face externe est lisse, tapissée dans presque toute son étendue, excepté le long de son bord postérieur, par le feuillet viscéral de la tunique vaginale propre. Sur une coupe transversale du testicule on voit que cette tunique albuginée s'épaissit considérablement au niveau du hile du testicule. Cette partie épaissie porte le nom de *corps d'Highmore*. La face profonde de la tunique albuginée répond à la pulpe testiculaire. De cette face profonde se détachent un grand nombre de lamelles ou cloisons conjonctives qui vont s'insérer d'autre part sur le corps d'HIGHMORE et qui divisent le testicule en un grand nombre de loges de forme plus ou moins pyramidale.

Le *tissu propre* de la glande ou pulpe testiculaire a une coloration jaunâtre. Il est formé par des conduits microscopiques, les *conduits séminifères*, dont les parois sont tapissées par des cellules épithéliales spéciales destinées à produire les spermatozoïdes.

Les conduits séminifères de chaque *lobule testiculaire* s'anastomosent entre eux. Arrivés dans la voisinage du corps d'HIGHMORE, tous ces conduits se réunissent en un canal unique appelé *canal droit*. Ces canaux droits traversent alors le corps d'HIGHMORE en s'anastomosant les uns avec les autres et en donnant naissance à ce qu'on appelle le *réseau de Haller*. C'est de ce réseau que partent les *vaisseaux efférents du testicule* au nombre de 10 à 15. Ces vaisseaux sortent de la partie supérieure du corps d'HIGHMORE pour entrer dans la constitution de la tête de l'épididyme.

Vaisseaux et nerfs. L'*artère testiculaire* représente une branche terminale de l'artère spermatique. Celle-ci provient directement de l'aorte abdominale, vis-à-vis de l'origine des artères rénales. De là elle se dirige en bas et en dehors, dans le tissu conjonctif sous-péritonéal, jusqu'au niveau de l'orifice péritonéal du canal inguinal. Elle parcourt ce canal de même que toute l'étendue du cordon spermatique pour se diviser, au niveau du hile du testicule, en une artère épididymaire et une artère testiculaire. L'artère testiculaire, arrivée au corps d'HIGHMORE, se divise en branches superficielles qui se ramifient dans la tunique albuginée et en branches profondes qui accompagnent les cloisons du testicule. De ces deux groupes d'artérioles naissent les réseaux capillaires qui enveloppent les conduits séminifères.

Les *veines* du testicule, superficielles et profondes, convergent ers le corps d'HIGHMORE. Là elles se réunissent en cinq ou six eines plus volumineuses qui sortent du hile, croisent le bord adhérent e l'épididyme et entrent dans la constitution du cordon spermatique.

Les *lymphatiques* sortent du hile du testicule pour entrer dans le ordon spermatique.

Les *nerfs* proviennent du système nerveux sympathique. Ils sont nenés dans le testicule par le *plexus spermatique* entourant l'artère et ar le *plexus différentiel* accompagnant le canal déférent.

Epididyme.

Définition. L'épididyme est un organe particulier formé par les onduits excréteurs du testicule et qui recouvre, en forme de casque, ute l'étendue du bord postérieur et supérieur de la glande, empiént plus sur la face externe que sur la face interne de cette dernière.

Division. On le subdivise en trois parties : une partie supérieure, gèrement renflée, appelée *tête* ; une partie inférieure, effilée, la ueue et une partie moyenne ou le *corps*.

Fixation. La *tête* de l'épipidyme est unie au bord postérieur du sticule par les conduits séminifères et par le feuillet viscéral de la nique vaginale, qui passe des faces latérales du testicule sur la tête l'épididyme.

Le *corps* de l'épididyme, aplati d'avant en arrière, est libre sur s deux faces et le long de son bord externe. Son bord interne est lié au cordon spermatique par un petit repli de la vaginale propre. e corps de l'épididyme est donc presque entièrement entouré par la reuse vaginale. Il est séparé du testicule par le cul-de-sac de l'épidyme.

La *queue* est reliée au bord postérieur du testicule par une couche tissu conjonctif. Elle est appliquée contre ce bord postérieur par vaginale propre.

Structure. L'épididyme est formé par une enveloppe externe, reuse, la *tunique albuginée*, se continuant, au niveau de la tête et au veau de la queue, avec la tunique albuginée du testicule. Cette nique s'amincit au fur et à mesure que l'on se rapproche de l'extréité inférieure de l'épididyme. Le reste de l'épididyme représente le nal excréteur du testicule. Les vaisseaux séminifères efférents, au rtir du réseau de HALLER, pénètrent dans la tête de l'épididyme. à, chaque vaisseau s'enroule sur lui-même de façon à former un petit cône à sommet adhérent et à base libre, appelé *cône vasculaire* ou *cône efférent*. Ces 10 à 15 cônes vasculaires, placés l'un à la suite de l'autre, forment la tête de l'épididyme. De la base du premier cône part le *canal épididymaire*. Celui-ci reçoit, sur son trajet descendant, les conduits efférents des autres cônes vasculaires. Arrivé en dessous de la tête, il s'enroule et se pelotonne sur lui-même en formant successivement le corps et la queue de l'épididyme. Arrivé à l'extrémité inférieure de cette dernière, il se recourbe en haut, le long de la face interne du testicule, et prend le nom de *canal déférent*.

L'épididyme est donc essentiellement formé par le canal épididymaire enroulé sur lui-même. Ce canal déroulé mesure une longueur de 6 à 7 mètres, tandis que l'épididyme lui-même a tout au plus une hauteur de 5 centimètres.

Vaisseaux et nerfs. L'épididyme reçoit son sang artériel de l'*artère épididymaire*, branche de l'artère spermatique, et de l'*artère déférentielle*. Les veines de l'épididyme se réunissent aux veines testiculaires pour former le *plexus pampiniforme* du cordon spermatique.

Les *lymphatiques* se rendent dans le cordon spermatique. Les *nerfs* proviennent des plexus sympathiques qui accompagnent l'artère épididymaire et le canal déférent.

Reste embryonnaire. Sur la face antérieure de la partie inférieure du cordon spermatique, un peu au-dessus de la tête de l'épididyme, se trouve un petit organe rudimentaire formé par une série de vésicules, le *corps innominé de Giraldès* ou le *paradidyme de Waldeyer*, reliquat de la partie inférieure du corps de Wolff.

Canal déférent.

Définition. C'est le canal excréteur provisoire du testicule, conduisant le sperme jusque dans les vésicules séminales. Il s'étend de la queue de l'épididyme jusqu'à la base de la prostate. C'est un canal musculo-membraneux, à parois épaisses, d'environ 2 1/2 millimètres de largeur et de 35 à 40 centimètres de longueur.

Trajet. Il commence à l'extrémité inférieure de l'épididyme où il se continue avec le canal épididymaire. De son origine il se dirige en haut et en avant, le long de la face interne de l'épididyme, jusque vers le milieu du testicule. C'est la *portion testiculaire*. Il entre ensuite dans le cordon spermatique qu'il parcourt jusqu'au niveau de l'orifice cutané du canal inguinal *(portion funiculaire)*. Il traverse le canal inguinal *(portion inguinale)*. Arrivé au niveau de l'orifice péritonéal, il s'incline en dedans, croise la partie interne de la fosse iliaque interne et descend dans l'excavation pelvienne où on peut le poursuivre jusqu'au bas-fond de la vessie *(portion abdomino-pelvienne).*

Rapports. La *partie testiculaire*, longue d'environ 3 centimètres, longe le bord interne de l'épididyme, recouverte par le feuillet viscéral de la tunique vaginale.

La *partie funiculaire* occupe le cordon spermatique, c'est-à-dire le long pédicule qui relie le testicule à l'orifice cutané du canal inguinal. Ce cordon spermatique est essentiellement formé par le canal déférent, qui en occupe la partie postéro-interne, accompagné par l'artère et la veine funiculaires. Au-devant du canal passent l'artère spermatique et les veines du plexus pampiniforme. En arrière du canal déférent se trouvent l'artère et les veines déférentielles. Ces organes, unis entre eux par un peu de tissu conjonctif, sont entourés par une enveloppe conjonctive, la *tuniqne vaginale commune*, en dehors de laquelle on rencontre successivement : la membrane érythroïde formée par le muscle crémaster, le fascia de COOPER, le pannicule adipeux et la peau.

La *portion inguinale* est formée par la partie du canal déférent qui traverse le canal inguinal. Ce canal lui-même, d'une longueur de 3 à 4 centimètres, est creusé dans l'épaisseur des muscles de la paroi antérieure de l'abdomen. Sa paroi antérieure est formée par l'aponévrose d'insertion du muscle grand oblique. La paroi inférieure, par la face supérieure de l'arcade crurale creusée en gouttière. La paroi postérieure est constituée par le fascia transversalis, tandis que la paroi supérieure est formée par le bord inférieur du muscle petit oblique et du muscle transverse. Dans le canal inguinal, le canal déférent est accompagné par l'artère spermatique, le plexus pampiniforme, l'artère funiculaire et l'artère déférente.

Au niveau de l'orifice péritonéal du canal inguinal ces organes se séparent en deux groupes : le canal déférent, accompagné de la petite artère déférente, s'incline en dedans, en décrivant une courbe qui enlace en sens contraire la courbe formée par l'artère épigastrique ; l'artère spermatique et les veines du plexus pampiniforme se dirigent en haut et en dedans, au-devant du muscle psoas, dans le tissu conjonctif sous-péritonéal, pour aller rejoindre soit l'aorte abdominale, soit la veine rénale gauche ou la veine cave inférieure.

La *portion abdomino-pelvienne* commence donc à l'orifice péritonéal du canal inguinal. De là elle se dirige en dedans, dans le tissu conjonctif sous-péritonéal, en croisant le muscle psoas. Arrivé au niveau du détroit supérieur du petit bassin, le canal déférent pénètre dans l'excavation pelvienne, longe d'abord la paroi latérale de cette excavation, puis la face latérale de la vessie en croisant le cordon fibreux qui remplace l'artère ombilicale. Il arrive ainsi au niveau du bas-fond de la vessie, où il se met en dedans de la vésicule séminale, entre la vessie qui est en avant et le rectum qui est en arrière. En descendant sur le bas-fond il se rapproche lentement du canal déférent du côté opposé, en délimitant le triangle interdéférentiel, et peut se poursuivre jusqu'à la base de la prostate où il se continue avec le canal éjaculateur. Le long du bord interne de la vésicule séminale il présente un renflement fusiforme appelé *ampoule du canal déférent.*

Structure. La paroi du canal déférent, épaisse d'environ un millimètre, présente trois tuniques : une *tunique conjonctive externe*, une *tunique musculaire*, formée de fibres lisses circulaires et longitudinales et une *tunique muqueuse.*

Vaisseaux et nerfs. Le canal déférent est accompagné sur toute sa longueur par une *artère* grêle, l'*artère déférentielle*, branche de l'artère vésicale inférieure.

Les *veines* se rendent dans le plexus vésico-prostatique.

Les *nerfs* proviennent du plexus hypogastrique.

Vésicules séminales.

Définition. Ce sont des réservoirs membraneux où le sperme s'accumule au fur et à mesure qu'il est amené par les canaux déférents.

Situation. Au nombre de deux, l'une droite et l'autre gauche, les vésicules sont situées dans l'excavation pelvienne, entre le bas-fond de la vessie et la face antérieure du rectum, en dehors de l'extrémité inférieure du canal déférent.

Forme. Elles ont une forme ovoïde, aplatie d'avant en arrière, à grand axe oblique en bas et en dedans et offrent à étudier deux faces, deux bords et deux extrémités.

Rapports. La *face antérieure* est appliquée contre le bas-fond de la vessie à laquelle elle est unie par un tissu conjonctif lâche.

La *face postérieure* s'applique contre la face antérieure de l'ampoule rectale par l'intermédiaire d'une lame de tissu conjonctif appelé *aponévrose prostato-péritonéale.* Dans la partie supérieure elle est recouverte par le péritoine qui se jette de la vessie sur le rectum en formant le cul-de-sac recto-vésical.

Le *bord externe* répond au plexus veineux qui entoure la prostate et le col de la vessie.

Le *bord interne* est longé par le canal déférent.

L'*extrémité supérieure*, élargie, est appliquée contre la vessie par le péritoine ; elle dépasse donc quelque peu le fond du cul-de-sac recto-vésical.

L'*extrémité inférieure*, rétrécie, forme le *col* de la vésicule séminale. Elle va se réunir avec le canal déférent pour former le *conduit éjaculateur*.

Structure. La face externe des vésicules séminales est bosselée et irrégulière. La face interne est plus irrégulière encore. La cavité de la vésicule semble, sur une coupe verticale, formée d'un grand nombre de cavités irrégulières communiquant les unes avec les autres.

Les parois comprennent trois couches superposées : une *muqueuse*, une *musculaire* formée de fibres lisses circulaires et longitudinales et une *conjonctive externe* reliant la vésicule séminale aux organes voisins.

La vésicule séminale et la partie voisine du canal déférent sont enveloppées d'une couche de fibres conjonctives et de fibres élastiques, entremêlées de fibres musculaires lisses.

Conduit éjaculateur.

Définition. C'est le conduit qui résulte de la réunion du canal déférent et du col de la vésicule séminale, réunion qui se fait à la partie postérieure de la base de la prostate.

Direction. A partir de son origine, chaque conduit éjaculateur se dirige en bas et en avant, il traverse la prostate à côté de l'utricule virile et vient s'ouvrir à l'angle postéro-latéral de la crète uréthrale. Il a en moyenne une longueur d'environ 20 millimètres.

Structure. Chaque conduit est formé d'une muqueuse entourée d'une couche épaisse de fibres musculaires lisses longitudinales et circulaires.

Canal de l'urèthre.

C'est le conduit excréteur définitif du sperme en même temps qu'il est le conduit excréteur définitif de l'urine. Il appartient donc la fois aux organes génitaux et aux organes urinaires, avec cette diffé rence que l'urine traverse toute l'étendue du canal depuis le col de l vessie jusqu'au sommet du gland, tandis que le conduit excréteur d sperme ne commence qu'au niveau du verumontanum. Cette distinc tion est importante à faire ressortir. La partie du canal de l'urèthr qui n'appartient pas aux organes génitaux, c'est-à-dire la partie de s portion prostatique comprise entre le col de la vessie et la base d verumontanum, est précisément l'endroit où se trouve le sphincte interne on le sphincter lisse de la vessie. Dans les conditions normale ce sphincter est contracté et sépare donc complètement, non seulemen la vessie du canal de l'urèthre, mais encore le canal excréteur définit du sperme de la cavité de la vessie. C'est grâce à cette dispositio anatomique qu'au moment de l'éjaculation le sperme, propulsé e dehors des vésicules séminales, est empêché d'entrer dans la vessie e obligé de parcourir la partie libre du canal de l'urèthre.

Enveloppes des testicules.

Les testicules sont renfermés dans un certain nombre de replis cutanés, conjonctifs et musculaires dont l'ensemble forme les *envelopp* des testicules ou les *bourses*.

Ces replis ne sont, embryologiquement, que des parties évaginée des différentes couches qui forment la paroi antérieure de l'abdome Ce sont, de dehors en dedans, la peau ou le *scrotum*, le *dartos*, l *fascia de Cooper*, la *membrane érythroïde*, la *tunique vaginale commu* et la *tunique vaginale propre*.

Scrotum. C'est la peau des bourses, peau mince, élastique, d coloration plus foncée que la peau des parties voisines, formant un enveloppe commune aux deux testicules. Elle présente, sur la lign médiane, un raphé médian et de chaque côté des plis transversau appelés *rides* du scrotum. Elle est riche en glandes sudoripares et e glandes sébacées.

Dartos. Le dartos est une lame mince, essentiellement formée d fibres musculaires lisses, entremêlées de fibres élastiques et de fibre conjonctives, intimement adhérente à la face interne du scrotum. se prolonge, en avant, sur la verge, en se continuant avec le darto pénien. En arrière il se perd dans la région périnéale. Latéralemen il se transforme en une lame élastique qui s'insère sur les branche ischio-pubiennes, tandis qu'en avant il se perd dans le tissu conjonctif sous-cutané de la paroi antérieure de l'abdomen.

Le dartos forme une enveloppe musculaire autour de chaque testicule. Sur la ligne médiane ces enveloppes se fusionnent en une lame musculaire unique, la *cloison du dartos*, qui se continue, en haut, avec le dartos pénien.

La lame musculaire qui forme le dartos est intimement adhérente à la face profonde du scrotum. Lorsque les fibres musculaires du dartos sont relâchées, le scrotum est flasque, les bourses sont alors pendantes. Lorsque au contraire les fibres musculaires du dartos se contractent, elles entraînent avec elle le scrotum qui se crispe et se plisse, celui-ci s'applique alors sur la face externe des testicules. Dans ces conditions les bourses sont globuleuses, fermes et appliquées contre les pubis.

Fascia de Cooper. Le *fascia de Cooper* est une mince lame conjonctive qui commence au niveau de l'orifice cutané du canal inguinal, où elle se continue avec l'aponévrose d'insertion du muscle grand oblique. Elle forme une gaîne complète autour du cordon spermatique et se perd inférieurement dans le tissu conjonctif du muscle crémaster.

Membrane érythroïde. La *membrane érythroïde* est formée par des faisceaux de fibres muscles striées dont l'ensemble forme le *muscle crémaster*. Ce muscle est représenté par des faisceaux de fibres qui se détachent du bord inférieur du muscle petit oblique et du muscle transverse. Elles sortent par l'orifice cutané du canal inguinal, accompagnent le cordon spermatique pour s'épanouir sur la face externe du testicule.

La *tunique vaginale commune* est une enveloppe fibreuse, continuation, le long des éléments du cordon spermatique, du fascia transversalis. Elle commence au niveau de l'orifice péritonéal du canal inguinal, enveloppe les éléments constituants du cordon spermatique jusque dans le fond des bourses, pour s'élargir ensuite et envelopper complètement le testicule. Au niveau de l'extrémité inférieure du testicule, elle adhère à ce dernier en même temps qu'elle est reliée au dartos et au scrotum. L'ensemble de ces fibres conjonctives forme le *ligament scrotal* du testicule.

La *tunique vaginale propre* est une membrane séreuse enveloppant le testicule et l'épididyme et délimitant autour de ces organes une cavité virtuelle qui est la *cavité vaginale*. Comme à toute séreuse on peut lui distinguer un feuillet viscéral et un feuillet pariétal. Le feuillet pariétal recouvre la face profonde de la tunique vaginale commune au niveau du testicule et de l'épididyme. Le feuillet viscéral recouvre le bord inférieur et les faces latérales du testicule. Arrivé au niveau du bord postérieur il se comporte différemment suivant le niveau où on le considère. Le long de la face interne du testicule il rencontre le paquet de vaisseaux et de nerfs qui du testicule montent dans le cordon spermatique. La membrane séreuse recouvre ces éléments sur une hauteur d'environ un centimètre, puis les quitte pour se continuer avec le feuillet pariétal.

Le long de la face externe du testicule, le feuillet viscéral rencontre le *corps* de l'épididyme. Il recouvre à ce niveau le bord postérieur du testicule jusqu'au hile, là se jette sur le bord interne du corps de l'épididyme, tapisse sa face inférieure, son bord externe et sa face supérieure et revient ainsi au bord interne. Il quitte alors l'épididyme, remonte sur les éléments du cordon sur une hauteur d'environ un centimètre pour se réfléchir en dehors et se continuer avec le feuillet pariétal. Il se forme ainsi, entre le corps de l'épididyme et le bord postérieur du testicule, un cul de sac de la cavité vaginale appelé cul de sac de l'épididyme.

Au niveau de la tête de l'épididyme le feuillet viscéral la recouvre, puis remonte quelque peu le long du cordon pour se continuer avec le feuillet pariétal.

Au niveau de la queue de l'épididyme et de l'extrémité inférieure du testicule, le feuillet viscéral rencontre le ligament scrotal qu'il recouvre en avant et sur les côtés, pour se continuer ensuite avec le feuillet pariétal.

La tunique vaginale propre est une dépendance de la séreuse péritonéale de même que la cavité vaginale est une partie évaginée de la cavité péritonéale.

Pendant toute la durée de la vie intra-utérine ces deux cavités communiquent par un canal qui occupe le centre du cordon spermatique et qu'on appelle *canal péritonéo-vaginal*. Chez beaucoup d'enfants cette disposition persiste au moment de la naissance, ce qui est la cause de la grande fréquence des hernies inguinales. Pendant les premières semaines de la vie extra-utérine, le canal péritonéo-vaginal s'oblitère séparant ainsi d'une façon définitive la cavité vaginale de la cavité péritonéale.

Vaisseaux et nerfs. Les artères des enveloppes du testicule proviennent des artères honteuses externes et de l'artère périnéale superficielle.

Les *veines* suivent le trajet des artères. Les unes se rendent dans la veine saphène interne, les autres dans la veine honteuse commune.

Les *lymphatiques* se rendent dans les ganglions inguinaux.

Les *nerfs* sont fournis par le nerf périnéal superficiel, branche du nerf honteux commun, et par le nerf génito-crural, branche du plexus lombaire.

La verge.

Définition. La verge, organe de copulation de l'homme, a pour fonction essentielle d'introduire le sperme dans les organes génitaux de la femme.

Situation. Elle est située au-dessus des bourses, au niveau de la partie inférieure de la symphyse pubienne.

Direction. Elle commence dans l'étage inférieur du périnée urèthral, loge aponévrotique comprise entre l'aponévrose périnéale moyenne, l'aponévrose périnéale superficielle et les branches ischio-pubiennes. Elle se dirige d'abord en haut et en avant, jusqu'au devant de la symphyse où elle devient libre, en formant la verge proprement dite. A l'état de flaccidité, la verge pend verticalement au-devant des bourses formant, avec la partie fixe ou périnéale, un angle presque droit appelé *angle pénien.* A l'état d'érection, la verge devient dure, plus longue et plus volumineuse. Elle se relève au-devant de la partie inférieure de l'abdomen, en effaçant l'angle pénien et en continuant la direction de la partie périnéale.

Conformation extérieure. On divise la verge en trois parties : une partie moyenne ou *corps* et deux *extrémités.*

Corps. Le corps de la verge est plus ou moins cylindrique. On lui distingue une face supérieure, arrondie, ou *dos de la verge*; une face inférieure arrondie, présentant sur la ligne médiane, pendant l'érection et pendant la miction, une saillie longitudinale formée par la portion spongieuse du canal de l'urèthre ; des faces latérales arrondies.

Extrémité postérieure. L'extrémité postérieure, appelée encore *racine de la verge*, est cachée dans l'étage inférieur du périnée. Elle est maintenue en place par sa continuation avec le canal de l'urèthre, par les racines du corps caverneux solidement fixées contre les branches ischio-pubiennes, par le *ligament suspenseur de la verge* qui relie le corps caverneux à la partie supérieure de la symphyse pubienne et à la partie voisine de la ligne blanche.

Extrémité antérieure. L'extrémité antérieure libre est formée par le *gland* plus ou moins recouvert par un repli de la peau qui forme le *prépuce.*

Gland. Le gland représente l'extrémité antérieure renflée du corps spongieux du canal de l'urèthre. Il a une forme de cône à base postérieure. Cette base est oblique de haut en bas et d'arrière en avant. Il en résulte que la face supérieure du gland est beaucoup plus étendue que la face inférieure. Au niveau de la base le diamètre du gland est plus considérable que celui du corps de la verge, il s'en suit que la base du gland forme un relief circulaire appelé *couronne du gland.* Derrière la couronne existe un sillon circulaire, le *sillon balano-préputial,* limité lui-même par la réflexion de la muqueuse sur la face profonde du prépuce.

La face libre du gland est lisse, excepté au niveau de sa face inférieur où l'on trouve, sur la ligne médiane, un sillon longitudinal commençant un peu en arrière du méat urinaire et s'étendant jusqu'au sillon balano-préputial. Dans ce sillon s'insère une partie de la muqueuse du prépuce appelée *frein* ou *filet* du gland. Ce filet interrompt en arrière le sillon balano-préputial. Si ce filet s'insère trop près du méat urinaire il peut s'opposer au glissement du prépuce en arrière pendant l'érection et rendre celle-ci douloureuse et incomplète.

Prépuce. Le prépuce est un repli de la peau recouvrant le gland ou extrémité libre de la verge. Il est formé d'un feuillet externe cutané et d'un feuillet interne muqueux. La couche externe cutanée se continue en arrière avec la peau de la verge. A la base du gland la peau de la verge passe au-dessus du gland de façon à le recouvrir entièrement; arrivée au-devant du gland, elle se replie sur elle-même en devenant muqueuse et en délimitant l'orifice préputial. Elle se prolonge en arrière jusqu'au sillon balano-préputial où elle se refléchit de nouveau, tapisse ce sillon et toute l'étendue du gland jusqu'au méat urinaire pour se continuer avec la muqueuse du canal de l'urèthre.

Le prépuce délimite avec le gland et le sillon balano-préputial une cavité virtuelle appelée *cavité du prépuce.* La muqueuse du prépuce est riche en glandes dont les produits de sécrétion se mêlent avec les cellules épithéliales desquammées du gland et du prépuce et forment, dans la cavité préputiale, une matière blanchâtre, caséeuse, appelée *smegma.*

La longueur du prépuce est variable d'après l'âge et d'après les individus. Chez les enfants, il déborde toujours le gland. A l'époque de la puberté, lorsque les érections surviennent, il a une disposition variable. Pendant l'érection il découvre le gland et s'amasse derrière la couronne. En dehors des érections il vient recouvrir le gland dans une étendue variable.

Le sommet du gland présente l'orifice du méat urinaire, petite fente verticale de 7 à 8 millimètres de diamètre.

Constitution anatomique. Le verge est formée d'un organe érectile propre appelé *corps caverneux*, de la *partie spongieuse du canal de l'urèthre* et des *enveloppes.*

Corps caverneux. Le corps caverneux est un organe érectile spécial formé de deux moitiés symétriques, accolées, intimement fusionnées sur la plus grande partie de leur longueur.

La face supérieure est creusée d'une légère gouttière, dans laquelle chemine la veine dorsale profonde accompagnée, de chaque côté, de l'artère du dos de la verge et du nerf. Dans la partie voisine de la symphyse pubienne. la face dorsale du corps caverneux donne insertion à une lame de tissu conjonctif qui remonte en se rétrécissant au devant de la symphyse pour s'insérer à la partie inférieure de la ligne blanche. C'est le *ligament suspenseur de la verge.*

La face inférieure présente une large gouttière à direction longitudinale occupée par le corps spongieux du canal de l'urèthre.

Les faces latérales sont arrondies.

L'extrémité antérieure, effilée, rétrécie, se termine en cône s'enfonçant dans la base du gland.

Au niveau du bord inférieur de la symphyse pubienne, les deux moitiés du corps caverneux se séparent l'une de l'autre, et prennent le nom de *racines*. Celles-ci se dirigent en dehors, s'appliquent contre le bord inférieur de la branche ischio-pubienne, contre lequel elles sont intimement fixées par un tissu conjonctif dense unissant la tunique albuginée du corps caverneux au périoste, et par le muscle ischio-caverneux recouvrant leur face inférieure.

Structure. Chaque moitié du corps caverneux de la verge est formée d'une enveloppe conjonctive, appelée *tunique albuginée*, et d'un tissu propre.

La *tunique albuginée* est une membrane fibreuse et élastique, épaisse et résistante formant l'enveloppe du corps caverneux. Sur la ligne médiane, les enveloppes conjonctives des deux moitiés se fusionnent intimement en formant une cloison médiane. Cette cloison présente des fentes verticales reliant le tissu spongieux des deux corps l'un à l'autre.

Le *tissu propre* est un tissu aréolaire formé par des trabécules conjonctives qui se détachent de la face profonde de la tunique albuginée. Toutes les aréoles communiquent donc les unes avec les autres. Leurs parois sont tapissées de cellules aplaties qui ressemblent aux cellules endothéliales des vaisseaux capillaires. On les considère soit comme des capillaires dilatés et anastomosés, soit comme des cavités veineuses en rapport d'une part avec les ramifications terminales des artères du corps caverneux, d'autre part avec la veine dorsale profonde de la verge.

Corps spongieux de l'urèthre. Le corps spongieux de l'urèthre est un organe érectile spécial, complètement indépendant des corps caverneux et qui enveloppe toute l'étendue de la partie spongieuse du canal de l'urèthre. Sa partie postieure, renflée, forme le *bulbe de l'urèthre.* Sa partie antérieure renflée donne naissance au gland. Dans la plus grande partie de son étendue il est appliqué dans la gouttière que présente la face inférieure du corps caverneux.

Structure. Il est formé d'une enveloppe propre ou tunique albuginée, plus mince et plus riche en fibres élastiques que celle qui enveloppe le corps caverneux, et d'un tissu aréolaire.

Enveloppes de la verge. Les organes érectiles de la verge — corps spongieux et corps caverneux — de même que la veine, les artères et les nerfs situés dans la gouttière supérieure du corps caverneux sont enveloppés par une membrane élastique commune appelée *fascia pénien.* Ce fascia s'attache, en avant, à la base du gland et au cul-de-sac de la muqueuse se jetant de la face profonde du prépuce sur la couronne du gland. En arrière, il se continue avec le ligament supérieur de la verge en haut, et avec l'aponévrose périnéale superficielle en bas.

En dehors du fascia pénien on rencontre une mince lame de *tissu conjonctif* favorisant le glissement de la peau sur la face externe du fascia pénien, une couche de fibres musculaires lisses formant le *dartos penien* et la *peau.*

La *peau* est donc l'enveloppe le plus externe de la verge. Elle se continue, en arrière, avec la peau des bourses ou scrotum et avec la peau de la région pubienne. Elle se continue, en avant, avec le prépuce. Cette peau est mince, excessivement mobile et présente une coloration foncée comme la peau des bourses. Elle est riche en follicules pileux et en glandes sébacées.

Dartos pénien. La face profonde de la peau est tapissée par une mince couche de fibres musculaires lisses se continuant, en arrière, avec le dartos des bourses. C'est le *dartos pénien.* Elle accompagne la peau jusqu'à l'orifice du prépuce, où elle se réfléchit sur elle-même pour accompagner la muqueuse du prépuce jusqu'au sillon balano-préputial.

Vaisseaux et nerfs. Les artères de la verge se subdivisent en artères superficielles et artères profondes.

Les artères superficielles proviennent des *artères honteuses externes*, nées de l'artère fémorale, de l'*artère périnéale superficielle* et de l'*artère du dos de la verge* provenant de l'artère honteuse commune.

Les artères profondes, au nombre de deux, représentent les branches terminales de l'artère périnéale profonde. Celle-ci, arrivée au bord inférieur de la symphyse pubienne, se divise en *artère du corps caverneux* et *artère du dos de la verge.*

L'*artère du corps caverneux* traverse la tunique albuginée, après avoir fourni une branche pour la racine correspondante, puis parcourt le corps caverneux dans toute son étendue en fournissant de nombreuses branches collatérales qui, par leurs ramifications terminales, vont communiquer avec les aréoles du tissu érectile par un mécanisme qui n'est pas nettement connu.

L'*artère dorsale de la verge* court sur la face dorsale, de chaque côté de la veine dorsale qui est médiane et impaire, et peut se poursuivre jusqu'à la base du gland.

Les *veines* forment deux couches distinctes : les veines profondes et les veines superficielles.

Les *veines superficielles* se réunissent en une veine unique située sur la face dorsale entre le dartos et le fascia pénien, c'est la *veine dorsale superficielle* allant se jeter dans la veine saphène interne droite ou gauche.

Les *veines profondes* se réunissent en un tronc unique, la *veine dorsale profonde*, situé sur la ligne médiane entre le fascia pénien et la face dorsale du corps caverneux. Il reçoit les *veines caverneuses*, ainsi que les veines du gland et de presque toute l'étendue du corps spongieux de l'urèthre. Arrivée à la racine de la verge, la veine dorsale profonde traverse l'aponévrose périnéale moyenne pour se jeter dans le plexus veineux de SANTORINI.

Les veines du bulbe de l'urèthre traversent séparément le ligament de CARCASONNE pour se rendre dans le même plexus veineux.

Les *lymphatiques superficiels*, nés du prépuce et des enveloppes de la verge, se réunissent en un tronc lymphatique accompagnant la veine dorsale superficielle et se rendant dans le groupe supéro-interne des ganglions inguinaux.

Les *lymphatiques profonds*, nés du gland, se réunissent en un tronc lymphatique qui accompagne la veine dorsale profonde. A la racine de la verge il se bifurque pour se rendre également dans les ganglions inguinaux.

Les *nerfs* proviennent soit du plexus lombaire par la branche interne du *nerf génito-crural*, soit du plexus sacré par le *nerf périnéal superficiel* et le *nerf dorsal de la verge*, branches du nerf honteux commun.

Aux organes génitaux de l'homme sont annexés deux organes glandulaires, la *prostate* et les *glandes de Cowper*, dont les produits de sécrétion se mêlent au contenu des vésicules séminales au moment de l'éjaculation.

Prostate.

Définition. La prostate est une glande acineuse composée annexe de l'appareil génital.

Situation. Elle est située dans l'excavation pelvienne, autour de la première portion du canal de l'urèthre, en dessous du bas-fond de la vessie, au devant de l'ampoule rectale, en arrière de la symphyse pubienne, dans une loge aponévrotique qui constitue l'étage supérieur du périnée.

Forme. Elle a la forme d'un cône, légèrement aplati d'avant en arrière, à base supérieure et à sommet inférieur et dont le grand axe est oblique de haut en bas et d'arrière en avant.

Volume. Le volume varie d'après l'âge. Rudimentaire chez l'enfant, elle atteint son développement complet chez l'adulte Elle mesure alors 3 centim. de longueur sur 4 centim. de largeur et 2 centim. d'épaisseur. Elle présente souvent chez le vieillard une hypertrophie considérable qui peut doubler et tripler son volume normal.

Rapports. La prostate présente à étudier des rapports extrinsèques et des rapports intrinsèques.

Rapports extrinsèques. La *face antérieure*, presque verticale, répond à la partie inférieure de la symphyse pubienne par l'intermédiaire du plexus veineux de SANTORINI en bas, par l'intermédiaire des ligaments pubo-vésicaux en haut.

La *face postérieure*, plus longue et plus oblique que la face antérieure, présente, sur la ligne médiane, un sillon longitudinal qui aboutit, à la base, à une échancrure nettement accentuée. Elle repose sur la face antérieure du rectum au niveau de l'ampoule par l'intermédiaire d'une mince lame aponévrotique, l'aponévrose prostato-péritonéale.

La *face latérale* répond au muscle releveur de l'anus recouvert par son aponévrose, qui porte le nom d'*aponévrose périnéale profonde* ou encore *aponévrose pelvienne superficielle*. Au niveau de la prostate cette aponévrose s'épaissit ; elle s'attache, en avant, au corps du pubis ; en arrière, à la face latérale du rectum ; en bas, elle se confond avec le feuillet supérieur de l'aponévrose périnéale moyenne ; en haut elle se perd sur le bord latéral de la vessie. Cette partie épaissie de l'aponévrose du muscle releveur porte le nom d'*aponévrose latérale de la prostate* ou *aponévrose pubo-rectale*.

La *base* est oblique de haut en bas et d'arrière en avant. Elle présente, en arrière, dans la partie située derrière le col de la vessie, d'abord une dépression transversale dans laquelle s'enfoncent, de chaque côté, le conduit excréteur de la vésicule séminale et le canal déférent allant former le conduit éjaculateur. Au devant de cette dépression se trouve une saillie médiane, le *lobe médian de la prostate*, qui s'hypertrophie chez le vieillard, soulève la partie du bas-fond de la vessie qui correspond au trigone de LIEUTAUD, forme la lèvre inférieure de l'orifice uréthral et peut venir ainsi oblitérer cet orifice (luette vésicale).

La partie antérieure de la base répond au col de la vessie et à l'orifice postérieur du canal de l'urèthre entouré par le sphincter interne ou sphincter lisse de la vessie.

Le *sommet* ou *bec* de la prostate se continue avec la portion membraneuse du canal de l'urèthre. Il est distant de quelques millimètres du ligament de Carcasonne ou aponévrose périnéale moyenne.

La prostate est donc renfermée dans une loge aponévrotique et osseuse appelée *loge prostatique* ou étage supérieur du périnée. Cette loge est ouverte en haut où la prostate répond aux vésicules séminales, aux canaux déférents et au bas-fond de la vessie. Dans cette loge la glande est entourée de nombreuses veines anastomosées formant le *plexus ésico-prostatiques.*

Rapports intrinsèques. La prostate est traversée de haut en bas pa la première portion du canal de l'urèthre. Elle est traversée encor par les conduits éjaculateurs allant s'ouvrir sur le verumontanum Elle renferme dans son épaisseur une petite poche vésiculeuse terminé en cul de sac et qui s'ouvre au milieu de la crête uréthrale entre le orifices des conduits éjaculateurs. C'est l'*utricule virile* ou *utricule pro statique*, reste embryonnaire représentant l'extrémité inférieure de canaux de MüLLER.

Structure. La prostate est formée d'une enveloppe à la fois con jonctive et musculaire, dont la face externe correspond aux parois d la loge prostatique, tandis que la face interne donne naissance à de cloisons conjonctives subdivisant la prostate en un grand nombre d lobules glandulaires, dont les conduits excréteurs viennent s'ouvrir dan la portion prostatique du canal de l'urèthre.

Vaisseaux et nerfs. Les *artères* proviennent des artères vésicale inférieures et des artères hémorrhoïdales moyennes.

Les *veines* se jettent dans le plexus vésico-prostatique et par là s rendent dans la veine hypogastrique.

Les *lymphatiques* se rendent dans les ganglions hypogastriques

Les *nerfs* proviennent du plexus hypogastrique du sympathique

Glandes de Cowper.

Les glandes de COWPER sont deux petites glandes acineuses com posées annexes des organes génitaux de l'homme.

Elles sont situées dans la région périnéale antérieure, entre le deux feuillets du ligament de Carcasonne, dans l'épaisseur du muscl transverse profond du périnée, entre la portion membraneuse d canal de l'urèthre qui est en avant et le rectum qui est en arrière.

Chacune de ces glandes est pourvue d'un conduit excréteur d 3 à 4 centimètres de longueur. Au sortir de la glande il traverse l feuillet inférieur du ligament de Carcasonne, la partie postérieure d bulbe de l'urèthre, pour s'ouvrir sur la paroi inférieure de la portio spongieuse au niveau de la partie antérieure du cul de sac du bulbe

Organes génitaux de la femme.

L'appareil génital de la femme est formé par une série d'organe dont les uns, situés dans l'excavation pelvienne, constituent les *organes génitaux internes* ; tandis que les autres, les *organes génitaux externes*, entourent l'orifice inférieur du vagin et forment par leur ensemble ce que l'on désigne encore sous le nom de *vulve*.

Organes génitaux internes.

Les organes génitaux internes comprennent : les *ovaires*, organes plus ou moins glandulaires destinés à produire les ovules ; les *oviductes*, *trompes utérines* ou *trompes de Fallope* reliant les ovaires à un organe médian, l'*utérus* ou la *matrice*, dans lequel se fixe et se développe l'ovule fécondé ; enfin le *vagin*, canal musculo-membraneux servant à la fois comme voie d'expulsion du fœtus et des annexes et comme organe de copulation.

Ovaires.

Définition. Les ovaires sont les organes principaux de tout l'appareil génital. Ils sont pour la femme ce que les testicules sont pour les organes génitaux de l'homme. Aussi les a-t-on désignés pendant longtemps sous le nom de *testicules de la femme*.

Situation. Au nombre de deux, l'un droit et l'autre gauche, les ovaires sont situés, chez l'adulte, contre la paroi latérale de l'excavation pelvienne, en avant du rectum, en arrière de la trompe utérine, à 1 ou 2 centimètres au-devant de la symphyse sacro-iliaque, un peu en dessous du détroit supérieur du petit bassin.

Forme. Ils ont la forme d'un ovoïde aplati, à grand axe plus ou moins vertical, dont le bord antérieur est fixé à l'aileron postérieur du ligament large, tandis que le bord postérieur et les faces latérales sont libres.

Fixation. Les ovaires sont maintenus en place par leurs connexions avec les organes voisins : leur bord antérieur se fixe à l'aileron postérieur du ligament large, leur extrémité inférieure et interne est reliée à l'angle supéro-externe de la matrice par un ligament conjonctif et musculaire, appelé *ligament de l'ovaire* et situé dans l'épaisseur de l'aileron postérieur du ligament large. De l'extrémité supérieure et externe de l'ovaire part une bride conjonctive qui la relie à une des franges du pavillon de la trompe utérine et qu'on appelle le *ligament de la trompe*. Malgré ces connexions, l'ovaire est cependant un organe mobile dans tous les sens.

Direction. La direction de l'ovaire n'est pas fixe comme peut laisser supposer sa grande mobilité. Dans le plus grand nombre d cas son grand axe, presque vertical, est dirigé obliquement en bas, e dedans et en avant.

Volume. Le volume de l'ovaire est variable d'après l'âge. Ch l'adulte à l'état de développement complet, il mesure environ 35 mi limètres de longueur, 16 millimètres de largeur et 12 millimètres d'épai seur. Certaines conditions physiologiques, telles la menstruation et grossesse, modifient cependant ce volume.

Vaisseaux et nerfs. L'*artère ovarique* est une branche de l'aorte a dominale. Arrivée au niveau du détroit supérieur du petit bassin, el pénètre entre les deux feuillets du ligament large, pour longer le bo antérieur de l'ovaire en s'anastomosant avec une branche de l'artè utérine. En longeant le bord antérieur ou *hile* de l'ovaire elle fournit u série de branches collatérales qui sont les artères nourricières c l'ovaire.

Les *veines* de l'ovaire se réunissent avec les veines utérines po former le plexus pampiniforme se rendant, à gauche, dans la vei rénale ; à droite, dans la veine cave inférieure. Les *lymphatiques* se re dent dans les ganglions lombaires. Les *nerfs* proviennent du plex sympathique accompagnant l'artère ovarique.

Trompes utérines.

Définition. Ce sont deux conduits musculo-membraneux relia l'extrémité supéro-externe de l'ovaire à l'angle latéral de la matrice. I sont destinés à recueillir l'ovule sur la face externe de l'ovaire et à conduire jusque dans la matrice.

Situation et fixation. L'oviducte est situé dans l'aileron supérie du ligament large. Son extrémité interne traverse les parois de matrice pour s'ouvrir dans la cavité utérine. Son extrémité externe e libre, rattachée par une bride conjonctive, le *ligament de la trompe*, l'angle supéro-externe de l'ovaire.

Direction. A partir de l'angle supéro-externe de la matrice, l'ov ducte se dirige transversalement en dehors jusqu'au niveau de la par latérale de l'excavation pelvienne. Là il se recourbe sur lui-mêm d'abord en arrière, puis en dedans, de façon à décrire une courbe concavité interne et inférieure. Sa longueur varie de 12 à 15 centin Son diamètre transversal va en s'élargissant de dedans en dehors, d telle sorte que, dans son ensemble, il est légèrement infundibuliforme. Arrivé dans le voisinage de l'ovaire il présente une partie évasée en forme d'entonnoir appelée *pavillon de la trompe*.

Division. On subdivise la trompe utérine en une *partie interne* ou *utérine* très courte, traversant les parois de la matrice ; une *partie moyenne* ou *corps* située dans l'aileron moyen du ligament large, et une *partie externe*, évasée, la *trompe*. Celle-ci est découpée en une série de languettes, appelées *franges*. L'une d'elles, plus longue que les autres, s'applique contre le ligament de la trompe et par là se trouve reliée à l'angle supéro-externe de l'ovaire.

Constitution. L'oviducte est formé de trois couches superposées :

1°) La couche la plus externe est représentée par le péritoine qui enveloppe de toutes parts la trompe utérine, excepté au niveau de son bord inférieur où les deux feuillets de péritoine, accollés l'un contre l'autre, constituent l'aileron supérieur du ligament large appelé encore *méso-salpinx*.

2°) Une double couche de fibres *musculaires lisses* longitudinales et circulaires.

3°) La *muqueuse* présentant des plis à direction longitudinale ; elle se continue, en dedans, avec la muqueuse utérine, tandis que, en dehors, au niveau de la trompe utérine, elle tapisse la face interne des franges pour se continuer brusquement avec la séreuse péritonéale recouvrant leur face externe. Au niveau du pavillon, la cavité de la trompe s'ouvre donc directement dans la cavité péritonéale.

Vaisseaux et nerfs. Les *artères* de l'oviducte proviennent à la fois de l'artère ovarique et de l'artère utérine, qui s'anastomosent le long du bord supérieur du ligament large.

Les *veines* se jettent dans les veines utérines et ovariques.

Les *lymphatiques* se rendent dans les ganglions lombaires.

Les *nerfs* proviennent du sympathique.

Matrice.

Définition. La matrice est un organe musculo-membraneux destiné à recevoir l'ovule fécondé, à le garder et à le nourrir pendant toute la durée de son évolution. C'est donc l'*organe de gestation*. Lorsque l'ovule est arrivé à l'état de développement complet, la matrice, par les contractions de ses parois musculaires, l'expulse au dehors. Elle devient ainsi l'*organe de parturition*.

Situation. La matrice est un organe médian situé dans l'excavation pelvienne, en arrière de la vessie, au-devant du rectum, au-dessus du vagin, en dessous des circonvolutions intestinales.

Forme. Elle a la forme d'un cône aplati d'avant en arrière, à base supérieure et à sommet tronqué inférieur. Un peu en dessous de sa partie moyenne elle présente un rétrécissement circulaire appelé *isthme.* Celui-ci divise la matrice en une partie supérieure, globuleuse, appelée *corps* et une partie inférieure, cylindroïde, le *col.*

Chez les femmes qui n'ont pas eu d'enfants, la matrice mesure en moyenne 6 à 7 centimètres de longueur sur 4 centimètres de largeur.

Fixation. Elle est maintenue en place par trois paires de ligaments : les *ligaments larges*, les *ligaments ronds* et les *ligaments utéro-sacrés.*

Les *ligaments larges* sont des replis du péritoine à direction transversale reliant le bord latéral de la matrice aux parois de l'excavation pelvienne. Ils ont une forme plus ou moins carrée et présentent à étudier deux faces et quatre bords. Les deux ligaments larges avec la matrice qu'ils enveloppent forment une espèce de cloison transversale subdivisant le pelvis en une partie antérieure occupée par la vessie et une partie postérieure occupée par le rectum.

La *face antérieure* et la *face postérieure* du ligament large sont libres.

Le *bord supérieur* est libre également. A ce niveau les deux feuillets du péritoine se continuent l'un dans l'autre en formant trois replis appelés *ailerons.* L'*aileron antérieur*, peu saillant, renferme le ligament rond. L'*aileron postérieur* donne attache en dehors au bord antérieur de l'ovaire, tandis que, dans sa moitié interne il est occupé par le ligament de l'ovaire. L'*aileron moyen*, le plus développé, renferme la trompe utérine.

Le *bord inférieur* du ligament large bute contre le muscle releveur de l'anus recouvert par son aponévrose. A ce niveau les deux feuillets du ligament s'écartent l'un de l'autre pour se continuer avec le péritoine pariétal.

Le *bord externe* du ligament large répond, dans sa partie inférieure, à la paroi latérale de l'excavation pelvienne, où les deux feuillets du ligament s'écartent l'un de l'autre pour se continuer avec le feuillet pariétal du péritoine recouvrant la paroi pelvienne.

Le *bord interne* répond au bord latéral de la matrice et de la partie supérieure du vagin. Là, les deux feuillets du ligament s'écartent l'un de l'autre pour aller recouvrir la face antérieure et la face postérieure du corps de la matrice.

Chaque ligament large est formé de deux feuillets du péritoine se ontinuant l'un dans l'autre au niveau du bord supérieur et tapissés ur leur face profonde par une mince couche de fibres musculaires sses. Ces deux feuillets péritonéaux sont séparés par une couche de ssu cellulaire, plus ou moins riche en graisse, le tissu conjonctif ous-péritonéal. Cette couche va en s'épaississant du bord supérieur bre du ligament vers le bord inférieur adhérent. Tout près de ce bord iférieur elle renferme l'*artère utérine*, les *veines utérines* et une partie e la portion pelvienne de l'*uretère*.

Les *ligaments ronds* sont des faisceaux de fibres conjonctives et e fibres musculaires lisses qui partent, de chaque côté, de l'angle ipéro-latéral de la matrice. De là chaque ligament se porte oblique-ent en dehors et en avant vers l'orifice péritonéal du canal inguinal, tant renfermé tout d'abord dans l'aileron antérieur du ligament large, partie pelvienne), puis dans le tissu conjonctif sous-péritonéal depuis détroit supérieur du petit bassin jusqu'au niveau du canal inguinal partie abdominale). Dans cette dernière partie de son trajet le liga-ent rond croise la veine et l'artère iliaques externes. Arrivé à l'orifice u canal inguinal, le ligament décrit une courbe à concavité interne laçant la courbe à concavité externe formée par l'artère épigastrique. parcourt ensuite le canal inguinal, en sort par l'orifice cutané et divise en plusieurs faisceaux qui vont se perdre dans le mont de énus et dans les grandes lèvres.

Pendant son trajet dans le canal inguinal il est quelquefois accom-igné d'un petit prolongement de la séreuse péritonéale qui forme le *nal de Nuck*. Celui-ci est pour la femme ce que le canal péritonéo-iginal est pour l'homme.

Les *ligaments utéro-sacrés* sont deux faisceaux de fibres musculaires sses reliant la matrice à la face antérieure du sacrum. Ils naissent r la face postérieure de la partie sus-vaginale du col de la matrice, là ils se dirignent en arrière en s'écartant l'un de l'autre, croisent la ce latérale du rectum, pour aller s'insérer sur la face antérieure du crum en un point variable entre la première et la troisième vertèbre crée. Dans ce trajet antéro-postérieur, ils soulèvent le péritoine en 1 repli saillant à direction antéro-postérieure connu sous le nom de *pli de Douglas*. Ces replis séparent du cul-de-sac recto-utérin une rtie profonde et étroite, comprise entre le rectum et la partie supé-eure du vagin, qui forme le *cul-de-sac de Douglas*.

Direction. La direction du grand axe de l'utérus est assez variabl non seulement d'une femme à l'autre, mais chez la même femme d'u moment à l'autre. Elle est en effet fortement influencée par l'état d distension des organes voisins surtout de la vessie, car si la matric n'est guère mobile dans le sens transversal retenue qu'elle est par le deux ligaments larges, elle peut cependant se déplacer dans le sen antéro-postérieur, les ligaments ronds et les ligaments utéro-sacré n'étant pas assez tendus pour s'opposer à ces déplacements. Ces dé placements intéressent avant tout le *corps* de la matrice, le col étan plus immobilisé par ses connexions avec le vagin. D'une manièr générale on peut dire que la direction du grand axe de la matrice es oblique de haut en bas et d'avant en arrière.

Rapports. Les rapports de la matrice varient au niveau du corp et au niveau du col.

Le *corps* présente deux faces et deux bords.

La *face antérieure*, légèrement convexe, est recouverte par le péri toine. Elle répond à la face postérieure de la vessie par l'intermédiair du cul-de-sac vésico-utérin. La *face postérieure*, beaucoup plus convexe est également tapissée par le péritoine. Elle forme une partie de l paroi antérieure du cul-de-sac recto-utérin. Elle répond donc au rec tum soit directement, soit par l'intermédiaire du colon pelvien et de circonvolutions intestinales.

Les *bords latéraux* répondent au bord interne du ligament larg Ils sont longés par l'artère utérine et les veines utérines.

Le *bord supérieur* ou *fond* est recouvert par le péritoine. Il répon aux masses intestinales. En dehors de la gestation il ne dépasse jamai le détroit supérieur du petit bassin.

Le *col* de la matrice a une forme cylindroïde. Il donne insertio au vagin à l'union de son tiers inférieur avec les deux tiers supérieurs Cette insertion du vagin sur le col divise celui-ci en trois portion appelées portions *vaginale*, *sus-vaginale* et *sous-vaginale.*

La *portion sus-vaginale du col* a une longueur de 15 à 20 millimètres Elle répond, en avant, au bas fond de la vessie auquel elle est unie pa un tissu conjonctif lâche. Les parois de la matrice réunies avec le parois de la vessie forment là une cloison épaisse appelée *cloiso vésico-utérine.* La face postérieure de cette partie sus-vaginale es tapissée par le péritoine, elle forme une partie de la paroi antérieur du cul-de-sac recto-vaginal. Dans sa partie inférieure elle donne inser tion de chaque côté au ligament utéro-sacré.

Le bord latéral répond au ligament large et au tissu conjonctif sous-péritonéal.

La *portion vaginale* est très étroite, elle correspond à l'insertion supérieure du vagin, qui se fixe sur le col suivant un plan oblique de haut en bas et d'arrière en avant.

La *portion sous-vaginale* est la partie du col qui fait saillie dans le vagin. Elle a la forme d'un cône à base supérieure. Ce cône vaginal, appelé encore *museau de tanche*, à une longueur de 10 à 12 millimètres. Sa direction est oblique en bas et en arrière. Son sommet présente un orifice, arrondi chez les femmes qui n'ont pas eu d'enfants, tranformé en fente transversale chez les autres : c'est l'*orifice inférieur du col.*

Conformation interne. La matrice est un organe creux dont la cavité, aplatie d'avant en arrière, purement virtuelle en dehors de l'époque de la grossesse, se présente sur une coupe médiane comme une simple fente.

Au niveau du *corps*, cette cavité a une forme triangulaire à base supérieure. Les deux faces, antérieure et postérieure, sont lisses. Les bords sont convexes. A chacun des angles de la base aboutit une trompe utérine. L'angle inférieur présente l'orifice de communication avec la cavité du col.

La cavité du *col* ou *cavité cervicale* est renflée à sa partie moyenne et rétrécie à ses deux extrémités chez les femmes qui n'ont pas eu d'enfants ; elle est, au contraire, triangulaire à base inférieure chez les autres.

Les parois de la cavité cervicale sont appliquées l'une sur l'autre. La muqueuse de chaque paroi présente une petite crête longitudinale médiane sur laquelle s'insèrent de chaque côté de petites crêtes transversales. A cet ensemble de plis on donne le nom d'*arbre de vie.*

L'orifice supérieur du col correspond à l'étranglement circulaire qui existe sur la face externe de la matrice et qui constitue l'*isthme.* Cette partie rétrécie de la cavité utérine a une hauteur de 5 à 6 millimètres et un diamètre transversal de 4 à 5 millimètres.

L'orifice inférieur du col s'ouvre dans la cavité vaginale au sommet du museau de tanche.

Le diamètre vertical de la cavité utérine atteint en moyenne 50 à 55 millimètres chez la femme qui n'a pas eu d'enfants. Il est un peu plus court chez la jeune fille vierge, un peu plus long chez la femme qui a eu des enfants.

Structure. La matrice est formée de trois tuniques histologiquement distinctes : une *séreuse*, une *musculaire* et une *muqueuse*.

La *tunique séreuse* est une dépendance du péritoine. Elle recouvre la face antérieure du corps, le fond, la face postérieure du corps et la face postérieure de la partie sus-vaginale du col. Au niveau du bord latéral de la matrice, le feuillet péritonéal de la face antérieure et celui de la face postérieure s'accolent pour constituer le ligament large et relier le bord latéral de la matrice à la paroi latérale de l'excavation pelvienne.

La *tunique musculaire* est excessivement épaisse, atteignant en moyenne un diamètre de 8 à 10 millimètres. Elle est formée exclusivement de fibres lisses dont l'ensemble forme le *muscle utérin*. On admet généralement que ces fibres lisses constituent trois couches plus ou moins distinctes :

1°) Une couche *externe* qui peut être considérée comme la continuation sur la matrice des fibres musculaires des trompes utérines. Elle est formée de fibres circulaires au niveau du col, de fibres circulaires, longitudinales et obliques au niveau du corps. Arrivées au bord latéral de la matrice, ces fibres se continuent avec celles qui entrent dans la constitution du ligament large, avec les fibres du ligament rond et du ligament utéro-sacré.

2°) La *couche interne*, appliquée directement contre la muqueuse, est formée également de fibres longitudinales et de fibres circulaires. Les fibres longitudinales existent surtout au niveau de la partie médiane. Le long du col, ces fibres s'épaississent quelque peu, soulèvent la muqueuse pour constituer la crête verticale de l'arbre de vie. Les fibres circulaires forment une couche continue au niveau du corps et au niveau du col. Ces fibres s'épaississent au niveau de l'isthme où elles forment un anneau assez épais.

3°) Entre ces deux couches de muscles lisses existe une *couche moyenne*, excessivement épaisse, formée de faisceaux musculaires entrecroisés dans tous les sens, véritable *couche plexiforme*. Elle n'existe qu'au niveau du corps de la matrice. Ces faisceaux de muscles délimitent des mailles occupées par des canaux veineux, appelés *sinus utérins*, dont les parois, réduites à la seule couche endothéliale, adhèrent intimement aux muscles.

La *tunique muqueuse* tapisse toute l'étendue de la cavité utérine. Elle se continue, en haut, avec la muqueuse des trompes utérines ; en bas, avec la muqueuse du vagin. Au niveau du *corps* elle adhère intimement à la tunique musculaire, elle est lisse et unie. Au niveau du *col*, elle est soulevée par des faisceaux musculaires qui constituent l'arbre de vie.

Vaisseaux et nerfs. Artères. L'artère principale de la matrice est l'*artère utérine*, branche de l'artère iliaque interne. A partir de son origine, elle parcourt l'épaisseur du ligament large au niveau de son bord inférieur adhérent en même temps que les veines utérines et l'uretère. Au niveau du col, elle se réfléchit en haut, pour longer le bord latéral de la matrice. Près de l'angle supérieur de cette dernière elle se bifurque en deux branches : l'une pénètre dans l'aileron postérieur du ligament large où elle s'anatomose avec l'artère ovarique ; l'autre pénètre dans l'aileron supérieur et va se distribuer aux parois de l'oviducte.

En longeant le bord latéral de la matrice, chaque artère utérine abandonne de nombreuses branches transversales qui pénètrent dans les parois de la matrice, s'y divisent et s'y subdivisent pour se résoudre en réseaux capillaires.

Veines. Au réseau capillaire artériel fait suite, dans les différentes couches de la matrice, un réseau capillaire veineux. Les veinules qui en proviennent se rendent vers la couche musculaire moyenne où elles se continuent avec les *sinus utérins*. De là le sang veineux gagne le bord latéral de la matrice et s'y déverse dans de nombreuses veines anastomosées formant les *plexus utérins*. Ceux-ci longent, de chaque côté, le bord latéral de la matrice. Ils donnent naissance : 1°) à quelques branches veineuses qui parcourent l'aileron supérieur du ligament large, se réunissent avec les veines ovariques pour constituer le plexus pampiniforme ;

2°) à quelques branches veineuses qui accompagnent le ligament rond jusqu'au niveau de l'orifice péritonéal du canal inguinal où elles s'anastomosent avec la veine épigastrique ;

3°) aux *veines utérines* qui suivent le trajet de l'artère et se rendent, de chaque côté, à la veine iliaque interne.

Lymphatiques. Les lymphatiques forment un réseau abondant dans le tissu conjonctif sous-séreux. De ce réseau partent 1°) des *vaisseaux efférents supérieurs*, provenant principalement du corps. Ils suivent les veines utéro-ovariques ou veines du plexus pampiniforme et se rendent dans les ganglions lombaires ;

2°) des *vaisseaux efférents inférieurs* provenant principalement du *col*. Ils suivent la direction des veines utérines et se rendent dans les ganglions iliaques.

Nerfs. La matrice, comme tout organe formé de fibres lisses, est innervé par le système nerveux *sympathique*, en partie par les plexus qui accompagnent l'artère ovarique et l'artère utérine, en partie par des filets nerveux provenant du *plexus hypogastrique*, plexus situé sur la face latérale de la matrice, du rectum et de la vessie et dont les ganglions nerveux, de nature sympathique, reçoivent d'une part les nerfs hypogastriques venant de la moelle lombaire, d'autre part les nerfs érecteurs provenant des racines antérieures du troisième et du quatrième nerf sacré. Parmi ces ganglions, il y en a un qui est situé sur la partie latérale du col et qui porte le nom de *ganglion de Franckenhäuser*.

Vagin.

Définition. Le vagin est un conduit musculo-membraneux qui relie le col de la matrice à la partie antérieure de la vulve.

Situation. Il est situé dans la partie inférieure de l'excavation pelvienne, entre la vessie et le rectum, en-dessous de la matrice.

Fixation. Il est maintenu en place par sa continuité avec le col de la matrice et par ses connexions avec les parties constituantes du périnée, avec les parois de la vessie, du canal de l'urèthre et du rectum.

Direction. Il a une direction oblique de haut en bas et d'arrière en avant, tout en présentant une légère courbure à concavité antérieure.

Forme. Le vagin est un conduit musculo-membraneux généralement aplati d'avant en arrière, excepté près de son extrémité inférieure où il est aplati dans le sens transversal, de sorte que son orifice vulvaire se présente sous la forme d'une fente à direction antéro-postérieure.

Dimensions. La longueur du vagin est en moyenne de 8 à 9 centimètres. Le diamètre transversal s'agrandit de bas en haut de telle sorte que, dans son ensemble, le vagin est infundibuliforme. Son extrémité rétrécie correspondant à son orifice vulvaire.

Rapports. Pour décrire les rapports du vagin on lui distingue deux faces, deux bords et deux extrémités.

La *face antérieure* est en rapport, dans sa partie supérieure, avec le trigone vésicale et une partie du bas-fond de la vessie par l'intermédiaire d'une couche de tissu conjonctif assez lâche, dans laquelle chemine de chaque côté la partie terminale de l'uretère.

Les tuniques du vagin unies aux tuniques de la vessie constituent par leur ensemble une cloison épaisse *vésico-vaginale* séparant la cavité vaginale de la cavité vésicale.

Dans sa partie inférieure la paroi antérieure du vagin est en rapport avec le canal de l'urèthre qui lui adhère intimement et dont la paroi forme, avec celle du vagin, la *cloison uréthro-vaginale.*

La *face postérieure* du vagin est tapissée, dans sa *partie supérieure*, par le péritoine ; elle forme à ce niveau la paroi antérieure du *cul-de-sac de Douglas.* Duns sa partie moyenne le vagin répond directement à la face antérieure du rectum ; les parois accolées des deux organes forment la *cloison recto-vaginale.* Dans sa partie inférieure le vagin s'incline légèrement en avant, le rectum se recourbe fortement en arrière. L'espace triangulaire ainsi délimité forme le triangle recto-vaginal ou *périnée* de la femme.

Le *bord lateral* du vagin est longé par le plexus veineux vaginal. Il traverse le muscle releveur de l'anus qui divise le vagin en une partie intrapelvienne et une partie extrapelvienne. Dans sa partie intrapelvienne le bord latéral répond, de haut en bas, à une partie du bord adhérent du ligament large, au tissu conjonctif sous-péritonéal, à l'aponévrose périnéale profonde tapissant la face supérieure du muscle releveur de l'anus et aux faisceaux les plus internes de ce muscle lui-même, faisceaux qui viennent du corps du pubis et se rendent à la face latérale du rectum.

Dans sa partie extrapelvienne, le vagin est aplati dans le sens transversal ; la face latérale est entourée par le bulbe du vagin recouvert par le muscle constricteur du vagin.

L'*extrémité supérieure* entoure le col de la matrice. Elle s'insère sur ce col à l'union du tiers inférieur avec les deux tiers supérieurs, suivant un plan oblique de haut en bas et d'arrière en avant. Le col de la matrice fait donc fortement sailie dans la cavité vaginale. La base de cette saillie, appelée museau de tanche, est entourée par un cul-de-sac circulaire du vagin que l'on subdivise en cul-de-sac *antérieur*, *postérieur* et *latéraux.*

Le *cul-de-sac antérieur* est à peine appréciable. Il répond en avant au bas-fond de la vessie.

Le *cul-de-sac postérieur* est beaucoup plus profond. Il répond, en arrière, au cul-de-sac de DOUGLAS ou partie inférieure du cul-de-sac recto-utérin.

Le *cul-de-sac latéral* relie le cul-de-sac antérieur au cul-de-sac postérieur. Il répond, par l'intermédiaire de la paroi vaginale, à la partie supérieure du plexus vaginal et surtout à l'uretère qui quitte le ligament large pour se rendre vers le bas-fond de la vessie.

L'*extrémité inférieure* du vagin s'ouvre à la partie moyenne de la vulve par un orifice antéro-postérieur. Cet orifice vulvaire est la partie la plus rétrécie du vagin. Il est entouré en dehors par le muscle constricteur.

Structure. La paroi vaginale est formée de trois couches superposées : une *conjonctive externe*, une *musculaire* et une *muqueuse.*

La *conjonctive externe* relie le vagin aux organes voisins. Elle est remplacée par le péritoine au niveau de la partie supérieure de la face postérieure.

La *musculaire* est formée de fibres lisses disposées sur deux plans : un plan superficiel de fibres longitudinales et un plan profond de fibres circulaires.

La *muqueuse* est épaisse. Elle présente sur la face antérieure et sur la face postérieure du vagin une série de plis transversaux, épais sur la ligne médiane et qui s'effacent vers les bords latéraux : les *rides du vagin*. Ces parties épaissies superposées forment, sur chaque paroi, une saillie longitudinale appelée *colonne du vagin.*

La colonne antérieure commence à l'orifice vulvaire par une petite partie renflée, appelée *tubercule antérieur* du vagin, située immédiatement en arrière du méat urinaire.

Ces colonnes et ces rides du vagin s'atténuent au fur et à mesure que l'on s'éloigne de l'orifice vulvaire. Elles font défaut sur toute l'étendue du tiers supérieur.

Arrivée à l'insertion du vagin sur le col de la matrice, la muqueuse vaginale se réfléchit sur la partie intra-vaginale du col en délimitant le cul-de-sac circulaire du vagin. Elle tapisse le museau de tanche pour se continuer avec la muqueuse de la cavité cervicale de la matrice au niveau de l'orifice inférieur du col.

Au niveau de l'orifice vulvaire la muqueuse du vagin présente un repli circulaire appelé *hymen*, puis se continue avec la muqueuse de la vulve.

Vaisssaux et nerfs. Artères. Le sang artériel est amené au vagin par l'*artère vaginale*, branche de l'artère iliaque interne.

Veines. Les veines forment plexus le long du bord latéral de l'organe. Ce *plexus vaginal* s'anastomose, en haut, avec le plexus utérin ; en bas, avec les veines du bulbe ; en avant, avec le plexus vésical ; en arrière, avec les plexus hémorrhoïdaux. Les veines qui en proviennent se rendent dans la veine iliaque interne.

Lymphatiques. Les lymphatiques des deux tiers supérieurs du vagin se rendent dans les ganglions iliaques. Ceux qui proviennent du tiers inférieur se réunissent avec les lymphatiques de la vulve pour se rendre aux ganglions inguinaux.

Nerfs. Les nerfs proviennent du plexus hypogastrique.

Organes génitaux externes.

Les organes génitaux externes entourent l'orifice inférieur du vagin. Ils comprennent 1°) des *replis cutanés* formant le mont de Vénus, les grandes et les petites lèvres et délimitant une dépression médiane appelée *fente vulvaire.*

2°) Un appareil érectile constitué par le *bulbe dn vagin* et par le *clitoris.*

A l'ensemble de ces organes génitaux externes on donne encore le nom de *vulve.*

Formations labiales.

Mont de Vénus. On donne le nom de mont de Vénus a la saillie arrondie située au-devant de la symphyse pubienne et des corps des pubis. Elle est formée par une couche plus ou moins épaisse de tissu cellulo-adipeux recouverte par la peau. Celle-ci est glabre chez l'enfant et se couvre de poils à l'époque de la puberté.

Grandes lèvres. Les grandes lèvres sont deux replis cutanés, épais et arrondis, à grand diamètre antéro-postérieur. Elles délimitent une fente médiane : la fente vulvaire.

Chaque lèvre présente une *face externe* convexe, séparée de la face interne de la cuisse par le *sillon génito-crural.* La peau qui la recouvre a une coloration foncée, elle est couverte de poils. Elle présente une *face interne*, plane, cutanée dans sa partie inférieurė, muqueuse et lisse dans sa partie supérieure. L'*extrémité antérieure* est reliée à celle du côté opposé par une commissure antérieure qui forme la partie inférieure du mont de Vénus. Les extrémités postérieures des deux lèvres sont unies par un repli muqueux appelé *fourchette.* Ce repli forme la limite postérieure d'une petite dépression située entre la fourchette et le pourtour posté rieur de l'orifice vulvaire du vagin, connue sous le nom de *fosse navicu laire.* Chaque grande lèvre est formée d'un repli de la peau dont l face profonde est tapissée par une couche de fibres musculaires lisse formant le *dartos labial.* Sous le dartos existe une couche de tiss cellulo-graisseux plus ou moins épaisse. Le centre de chaque grand lèvre est occupée par une masse plus ou moins volumineuse de tiss cellulo-adipeux renfermée dans une membrane élastique, c'est le sa dartoïde de BROCA.

Les *artères* des grandes lèvres proviennent des artères honteuse externes et de l'artère périnéale superficielle. Les *veines* se render dans la fémorale ou dans la veine honteuse commune. Les *lymphatique* se rendent dans les ganglions inguinaux internes. Les *nerfs* proviennen en partie du nerf périnéal superficiel, branche du nerf hontenx com mum, en partie des branches génitales du plexus lombaire.

Petites lèvres. Les *petites lèvres* ou *nymphes* sont des replis muqueu qui se détachent de la partie antérieure de la face interne des grande lèvres. Elles ont un développement variable d'après les individus. L plus souvent elles ne dépassent pas le bord libre des grandes lèvres Quelquefois cependant elles sont plus développées et dépassent alor la fente vulvaire. Au niveau de leur partie libre la mupueuse s'épaissi et prend tous les caractères de la peau des grandes lèvres.

L'extrémité antérieure de chaque petite lèvre s'étend jusqu'au ni veau du clitoris. Cette extrémité se bifurque en deux branches : l branche inférieure s'attache au clitoris et forme le *frein du clitoris* ; l branche supérieure passe au-devant du clitoris, se réunit avec cell du côté opposé en formant au-dessus du bout libre du clitoris un espèce de capuchon appelé *prépuce du clitoris.*

Fente vulvaire. En écartant les grandes lèvres on découvre l'orific d'entrée des voies génitales limité latéralement par les petites et le grandes lèvres, en avant par le clitoris et en arrière par la fourchett ou commissure postérieure.

Cet espace interlabial présente, d'avant en arrière :

1°) Une petite surface triangulaire tapissée par la muqueuse e correspondant à la partie la plus élevée de l'espace sous-pubien, c'es le *vestibule.*

2°) L'orifice inférieur du canal de l'urèthre ou *méat urinaire*, orific arrondi situé au-devant du tubercule antérieur du vagin.

3°) L'orifice inférieur du vagin, à grand diamètre antéro-postérieur. Chez la femme vierge, cet orifice est rétréci par un repli plus ou moins circulaire de la muqueuse qui forme l'*hymen*, cloison membraneuse incomplète séparant la vulve du vagin. Cette membrane est formée par un repli de la muqueuse renfermant une mince couche de tissu conjonctif et des vaisseaux sanguins.

Organes érectiles.

Les organes érectiles sont représentés par le *clitoris* et le *bulbe du vagin*.

Clitoris. Le clitoris est un organe érectile, de forme cylindrique, situé à la partie supérieure et médiane de la vulve. Il reproduit en petit le corps caverneux de la verge de l'homme. Il est formé de deux corps érectiles accolés l'un contre l'autre dans leur moitié antérieure, qui se séparent dans leur partie postérieure en formant les *racines* du clitoris. Celles-ci s'appliquent contre le bord inférieur de la branche ischio-pubienne, recouvertes de chaque côté par le muscle ischio-caverneux. Au bord inférieur de la symphyse pubienne les deux racines s'accolent et forment le *corps* du clitoris. Celui-ci monte quelque peu au-devant de la symphyse, puis se recourbe brusquement en bas, diminue de volume et se termine par une extrémité libre : le *gland* du clitoris. A ce bout libre s'insère, de chaque côté, la branche inférieure de bifurcation de la petite lèvre, tandis que la branche supérieure forme avec celle du côté opposé le *prépuce du clitoris*.

Le clitoris est formé de deux corps caverneux accolés l'un à l'autre. Chaque corps caverneux est constitué d'une tunique conjonctive externe, la *tunique albuginée*, et d'un tissu aréolaire spécial. Le gland, indépendant des corps caverneux, présente un noyau central de tissu conjonctif recouvert par la muqueuse.

Près de la symphyse pubienne on trouve un faisceau de fibres conjonctives qui relie cette symphyse au dos du clitoris, c'est le *ligament suspenseur du clitoris*.

Les *artères* du clitoris proviennent de la bifurcation de l'artère honteuse interne, immédiatement en dessous de la symphyse pubienne. Ce sont, de chaque côté, l'*artère dorsale du clitoris* et l'*artère du corps caverneux*.

Les *veines* se rendent dans une *veine dorsale superficielle*, tributaire de la veine saphène interne, et dans une *veine dorsale profonde* qui traverse l'aponévrose périnéale moyenne pour se rendre dans le plexus veineux de SANTORINI.

Les *nerfs* proviennent du nerf honteux commun. On les trouve sur la face dorsale du clitoris sous le nom de *nerfs clitoridiens.*

Bulbes du vagin. Les bulbes du vagin sont des organes érectiles situés de chaque côté de l'orifice vulvaire du vagin. Ils sont formés d'un amas de veines enlacées et anastomosées, recouvertes par une mince lame de tissu conjonctif. Ils sont recouverts en dehors par le muscle constricteur du vagin. Ils entourent l'extrémité inférieure du canal de l'urèthre, l'orifice inférieur du vagin et la glande vulvo-vaginale. Ils sont reliés, en haut, à la face inférieure du ligament de Carcasonne, tandis qu'en bas ils sont recouverts par l'aponévrose périnéale superficielle. Ils sont donc renfermés dans l'étage inférieur du périnée.

Chaque bulbe du vagin reçoit une *artère bulbeuse*, branche de l'artère honteuse commune. Les *veines* se rendent dans la veine honteuse commune.

Glandes annexes.

A l'appareil génital de la femme sont annexées deux petites glandes acineuses composées, connues sous le nom de *glandes vulvo-vaginales* ou *glandes de Bartholin.*

Elles sont situées au niveau de la partie postéro-latérale de l'orifice inférieur du vagin, contre la face inférieure du ligament de Carcasonne, recouvertes par la partie postérieure du bulbe du vagin et la partie voisine du muscle constricteur. Le canal excréteur sort de l'extrémité antérieure de la glande, se dirige en avant, en dedans et en haut, pour s'ouvrir, après un trajet de 10 à 15 millimètres, à la limite des petites lèvres et de la membrane de l'hymen, vers la partie moyenne de l'orifice vaginal.

Le Périnée.

On donne le nom de *périnée* à l'ensemble des parties molles qui ferment l'orifice inférieur du petit bassin. Ce détroit inférieur a une forme losangique à grand diamètre antéro-postérieur. Il est limité, en avant, par l'arcade sous-pubienne; latéralement, par les branches ischio-pubiennes, l'ischion et le grand ligament sacro-sciatique recouvert par les fibres les plus postérieures du muscle grand fessier ; en arrière, par la pointe du coccyx.

Une ligne transversale, passant au-devant de l'anus et reliant les deux ischions (ligne bi-ischiatique), divise le périnée en une *région périnéale antérieure*, le *périnée antérieur* ou *périnée uréthral*, et une *région périnéale postérieure*, *périnée postérieur* ou *périnée anal*.

Le *périnée antérieur* est constitué, de dehors en dedans, par la peau, le pannicule adipeux et le fascia superficialis qui se continuent avec les mêmes couches des régions voisines. Sous le fascia on rencontre, chez l'homme, une mince lame conjonctive, l'*aponévrose périnéale superficielle*. Cette aponévrose, de forme triangulaire, s'insère latéralement à la lèvre externe de la branche ischio-pubienne, tandis qu'en avant elle se continue avec le fascia pénien. Au niveau de sa base elle se recourbe en haut, passe derrière le muscle transverse superficiel du périnée, pour se continuer avec le bord postérieur du feuillet inférieur de l'aponévrose périnéale moyenne.

Quand on incise cette aponévrose, on tombe dans l'*étage inférieur du périnée*, limité en haut par la face inférieure de l'aponévrose périnéale moyenne. Dans cet étage inférieur on trouve, sur la ligne médiane, le bulbe de l'urèthre enveloppé de chaque côté par une mince lame musculaire constituant le *muscle bulbo-caverneux*. Les fibres de ce muscle s'insèrent, en arrière, au raphé médian ano-bulbaire, de là elles se dirigent en avant et en haut en contournant le bulbe de l'urèthre ; les unes se terminent sur la face supérieure de la portion spongieuse, les autres contournent le corps caverneux de la verge et se terminent sur sa face supérieure.

Le long du bord inférieur de la branche ischio-pubienne s'insère la racine du corps caverneux de la verge, recouverte par le *muscle ischio-caverneux*. Celui-ci s'insère sur l'ischion et sur la branche ischio-pubienne, de là se dirige en avant et en dedans pour se terminer sur la face inférieure de la racine du corps caverneux.

En arrière, entre le raphé ano-bulbaire et la face interne de l'ischion, se trouve tendu un petit faisceau musculaire à direction transversale le *muscle transverse superficiel du périnée.*

Au-dessus de ces muscles on tombe sur l'*aponévrose périnéa moyenne*, appelée encore *ligament de Carcasonne*, de forme triangulaire base postérieure. Son sommet se continue avec le ligament sous-pubie son bord latéral s'attache à la lèvre supérieure de la branche ischi pubienne, la base s'étend jusque derrière le muscle transverse supe ficiel du périnée. Cette lame aponévrotique est formée de deux feu lets accolés dans leur partie antérieure, séparés l'un de l'autre da leur partie postérieure. Entre ses deux lames se trouvent :

1°) Le *muscle transverse profond du périnée* ou *muscle de Guthr* muscle formé de fibres transversales s'insérant, d'une part, sur branche ischio-pubienne, et se terminant, d'autre part, soit au rap fibreux uréthro-anal, soit sur les faces latérales de la portion membr neuse du canal de l'urèthre.

2°) L'artère et la veine honteuses communes, ainsi que le nerf pé néal profond longeant la branche ischio-pubienne.

3°) Les glandes de COWPER situées entre les fibres du muscle trar verse profond, immédiatement en arrière de la portion membraneu du canal de l'urèthre.

Au niveau de la base, les deux feuillets s'écartent l'un de l'autr le feuillet inférieur se recourbe en bas, passe derrière le muscle tran verse superficiel du périnée pour se réunir avec l'aponévrose périnéa superficielle. Il ferme ainsi en arrière l'étage inférieur du périnée.

Le feuillet supérieur se recourbe en haut, s'insinue entre les c ganes génito-urinaires et le rectum sous le nom d'*aponévrose prostat péritonéale*, et se laisse poursuivre jusqu'au cul-de-sac recto-vésical c péritoine.

Les deux feuillets du ligament de Carcasonne sont traversés p la portion membraneuse du canal de l'urèthre.

Au-dessus de l'aponévrose périnéale moyenne se trouve l'*éta supérieur du périnée* ou *loge prostatique*, occupée par la prostate ento rée par le *muscle sphincter externe de l'urèthre.* Ce sphincter extern formé de fibres striées, tapisse la face antérieure et la face postérieu de la prostate, en même temps qu'il forme un anneau complet auto du premier segment de la portion membraneuse du canal de l'urèthr

Le *périnée antérieur de la femme* présente certaines particularit dues surtout au passage du vagin et à l'absence de la prostate.

L'aponévrose superficielle du périnée est traversée par le vagin.

L'étage inférieur du périnée est occupé par les muscles ischio-caverneux, recouvrant les racines du clitoris, et par les muscles transverses superficiels du périnée. Le muscle bulbo-caverneux se trouve remplacé ici par le muscle constricteur du vagin. A la place du bulbe de l'urèthre nous trouvons les bulbes du vagin; les glandes de COWPER sont remplacées par les glandes vulvo-vaginales.

L'aponévrose périnéale moyenne est traversée par le vagin et par le canal de l'urèthre.

L'étage supérieur du périnée est occupé par une partie du vagin dont les bords latéraux sont contournés par les fibres pubiennes du muscle releveur de l'anus. Celui-ci à son tour est recouvert par l'aponévrose périnéale profonde.

Le *périnée postérieur* a une forme triangulaire à base antérieure. Il est traversé par le rectum.

L'orifice inférieur du rectum est entouré par un muscle strié : le *sphincter externe de l'anus*. Il s'insère, en arrière, sur le raphé ano-coccygien, de là les fibres se dirigent en avant, contournent la face latérale de la partie terminale du rectum, pour s'insérer sur la ligne médiane à un raphé fibreux étendu entre l'anus et le bulbe de l'urèthre, ou raphé ano-bulbaire.

De chaque côté de l'anus se trouve une excavation profonde occupée par de la graisse, c'est le *creux ischio-rectal*. Il est limité :

En *dehors*, par la face interne de l'ischion et la membrane obturatrice recouverts par le muscle obturateur interne et l'aponévrose obturatrice. Entre cette aponévrose et le muscle passent l'artère et la veine honteuses communes ainsi que le nerf honteux commun.

En *dedans*, le creux est limité par la face externe du muscle releveur de l'anus recouverte par une lame aponévrotique appelée *aponévrose anale*.

Ce creux est fermé *en haut* par la réunion de l'aponévrose anale et de l'aponévrose obturatrice.

Le *muscle releveur de l'anus* est l'élément constituant principal du périnée postérieur. C'est un muscle large et membraneux qui, avec celui du côté opposé, ferme l'orifice inférieur du petit bassin et forme véritablement une espèce de diaphragme pelvien traversé par le rectum en arrière, la portion membraneuse du canal de l'urèthre en avant.

Il s'insère sur la face postérieure du corps du pubis en ava sur l'épine sciatique en arrière. Entre ces deux points osseux ses fib moyennes s'insèrent sur une partie épaissie de l'aponévrose obtu trice s'étendant depuis l'épine sciatique jusqu'au corps du pubis. ces différents points d'insertion, les fibres musculaires se dirigent arrière et en bas vers la partie inférieure du rectum. Les fibres ar rieures ou pubiennes contournent la face latérale de la prostate cl l'homme, la face latérale du vagin chez la femme, pour aller s'insér au-devant du rectum, au raphé ano-bulbaire. Les fibres moyen pénètrent dans les parois latérales du rectum. Les fibres postérieu s'insèrent au raphé ano-coccygien.

Ce plan musculaire, qui ferme l'orifice inférieur du petit bassin, complété, en arrière, par le *muscle ischio-coccygien*, muscle strié, forme triangulaire, s'insérant sur la face interne de l'épine sciatic et se terminant sur le bord latéral du coccyx.

La face supérieure de ces deux muscles (releveur de l'anus ischio-coccygien) est recouverte par une lame conjonctive qui for l'*aponévrose périnéale profonde*, appelée encore *aponévrose pelvienne sup ficielle.* Arrivée sur les faces latérales de la prostate, cette aponévrc s'épaissit, se réunit en bas à l'aponévrose périnéale moyenne, se pe en haut sur la face latérale de la vessie, et s'étend depuis le pubis j qu'au rectum en formant l'*aponévrose latérale de la prostate*, constitu la paroi latérale de la loge prostatique.

Les mamelles.

Les mamelles ou glandes mammaires sont deux glandes acineus composées destinées à sécréter le lait. Elles existent dans les de sexes ; rudimentaires chez l'homme, elles prennent chez la femme le plus grand développement.

Situation. Elles sont situées sur la face antérieure du thorax, a devant du muscle grand pectoral, dans l'intervalle compris entre troisième et la septième côtes.

Nombre. Les mamelles sont généralement au nombre de deux. C peut cependant rencontrer soit des cas de *polymastie*, caractérisés p la formation d'une mamelle surnuméraire en un point variable du tron soit des cas de *polythélie*, consistant dans la formation de plus d'u mamelon sur l'une ou l'autre mamelle.

Volume. Le volume est variable d'après l'âge, d'après les individu et d'après l'état de virginité ou de grossesse.

Forme. La mamelle a généralement une forme hémisphérique reposant par sa base contre la face antérieure du thorax. Cette base est plane, appliquée contre l'aponévrose du muscle grand pectoral dont elle est séparée par une couche de tissu conjonctif plus ou moins épaisse et plus ou moins dense.

Sa face antérieure, convexe, est recouverte par la peau. Celle-ci est lisse et de coloration blanchâtre, excepté à sa partie centrale où existe une région spéciale, d'une coloration plus foncée, caractérisée par la présence d'un certain nombre de petites saillies constituées par le relief des glandes sébacées et connues sous le nom de *tubercules de Morgagni.* Cette partie centrale de la mamelle porte le nom d'*aréole.* Son centre est occupé par une grosse papille de forme conoïde ou cylindrique, appelée *mamelon.* Sur le sommet de ce mamelon existent de petites fentes ou des dépressions qui correspondent aux ouvertures des conduits galactophores.

Structure. Les mamelles sont des glandes cutanées se développant dans l'épaisseur du pannicule adipeux. Elles sont formées d'une partie principale, le *tissu glandulaire*, baignant dans une couche plus ou moins abondante de *graisse* recouverte par la *peau.*

La *peau* est fine, intimement adhérente à la couche graisseuse sous-jacente. Dans toute l'étendue de l'aréole elle est plus mince, plus mobile et d'une coloration plus foncée. Sa face profonde, dépourvue de graisse, est doublée d'une couche de fibres musculaires lisses circulaires qui constituent le *muscle aréolaire.* Ce muscle se continue jusque dans le mamelon où il forme le *muscle mamillaire.* La peau de l'aréole est riche en glandes sudoripares et en glandes sébacées.

Le *tissu sous-cutané* fait défaut au niveau de l'aréole. Partout ailleurs il vient s'interposer entre la peau et le tissu glandulaire, produisant un coussinet graisseux plus ou moins développé. Arrivé à la périphérie de la masse glandulaire il s'insinue entre celle-ci et l'aponévrose qui recouvre le muscle grand pectoral, de telle sorte que la glande mammaire proprement dite est enveloppée de toutes parts par de la graisse sauf au niveau de l'aréole.

Le *tissu glandulaire* constitue une masse irrégulière formée d'un grand nombre de lobes glandulaires plus ou moins distincts. Chacun de ces lobes est pourvu d'un conduit excréteur formé par la réunion des canaux excréteurs sortant des acinis. Ce conduit excréteur porte le nom de *conduit galactophore.* Au nombre de quinze à vingt ces conduits se dirigent vers la périphérie de l'aréole où ils se dilatent en ampoule ou sinus galactophore. Arrivés à la base du mamelon, ils changent de direction, parcourent le mamelon de la base au sommet en se rétrécissant graduellement, pour venir s'ouvrir par des orifices arrondis.

Vaisseaux et nerfs. Les *artères* de la glande mammaire proviennent soit de l'artère thoracique inférieure, soit de l'artère mammaire interne, soit des artères intercostales aortiques. Les *veines* sont superficielles et profondes. Les veines superficielles forment un réseau veineux sous-cutané communiquant, en haut, avec les veines superficielles du cou et, en bas, avec les veines de la paroi abdominale. Les veines profondes accompagnent les artères. Les *lymphatiques* se rendent dans les ganglions axillaires. Les *nerfs cutanés* proviennent soit du plexus cervical par l'intermédiaire des nerfs sus-claviculaires, soit des nerfs intercostaux.

La glande mammaire chez l'homme est tout-à-fait rudimentaire. On y trouve un mamelon, une aréole garnie de poils pourvus de tubercules de MORGAGNI et dont la face profonde est tapissée par un muscle aréolaire, une couche de tissu conjonctif adipeux et un corps glandulaire de coloration grisâtre et de consistance fibreuse sans acinis véritables.

Le Péritoine.

Le péritoine est la membrane séreuse qui tapisse les parois de la cavité abdominale en même temps qu'elle recouvre, en totalité ou en partie, la face externe de tous les viscères qui y sont renfermés. Il forme chez l'homme un sac séreux complètement fermé. Chez la femme il est ouvert au niveau des trompes utérines.

Comme à toute séreuse on distingue au péritoine un *feuillet pariétal* et un *feuillet viscéral*. Ces deux feuillets se continuent l'un dans l'autre de façon à délimiter une cavité appelée *cavité péritonéale*, cavité purement virtuelle parce que les deux feuillets du péritoine sont toujours intimement appliqués l'un sur l'autre.

Le *feuillet pariétal* tapisse les parois de la cavité abdominale. Il est plus épais et plus résistant que le feuillet viscéral.

Le *feuillet viscéral* recouvre la face externe des viscères. Il est mince et intimement adhérant aux organes qu'il recouvre. Parmi ceux-ci, les uns sont entièrement enveloppés par le péritoine ; dans ces conditions, ils se trouvent reliés à l'une ou l'autre des parois de la cavité abdominale par un *repli péritonéal* appelé *ligament*, *pli*, *mésentère*. *mésocolon*, *épiploon*, etc. Les autres ne sont que partiellement recouverts pas le péritoine, dans ces conditions ils touchent la paroi abdominale directement sur une étendue plus ou moins considérable.

Comme le feuillet pariétal se continue avec le feuillet viscéral, le péritoine forme une membrane séreuse continue. Pour le décrire on peut donc le prendre en un point quelconque de son trajet et le poursuivre, soit suivant un point sagittal, soit suivant un plan transversal, jusqu'à ce que l'on soit ramené au point de départ. C'est ce que nous allons faire en prenant comme point de départ l'ombilic.

A partir de l'ombilic le feuillet pariétal du péritoine remonte le long de la face postérieure de la paroi abdominale antérieure, appliqué contre le feuillet aponévrotique qui recouvre la face profonde du muscle transverse. Arrivé au niveau du rebord costal, il se continue sur la face inférieure du muscle diaphragme jusqu'à la partie postérieure du trèfle aponévrotique. Pendant ce trajet ascendant, de l'ombilic jusqu'au rebord costal, il rencontre sur la ligne médiane le cordon fibreux qui remplace la veine ombilicale qui le soulève. Au niveau du rebord costal, ce cordon se jette sur la face inférieure du foie, le repli du péritoine se continue sur la face convexe du foie, entre cette face et la face concave du muscle diaphragme, en formant le *ligament suspenseur du foie* ou *repli falciforme*.

Arrivé au bord postérieur du trèfle aponévrotique, sur la face inférieure du diaphragme, le péritoine se jette sur le foie à droite et sur le cardia à gauche. En se rendant du diaphragme au bord supérieur de la face postérieure du foie, le péritoine forme le feuillet supérieur du *ligament coronaire* et des *ligaments triangulaires droit et gauche*. Il recouvre ensuite toute l'étendue de la face supérieure du foie et arrive au bord antérieur. Là il se comporte d'une façon différente au niveau du lobe droit, du lobe gauche et du lobe carré.

Au niveau du lobe droit et du lobe gauche, il se réfléchit sur la face inférieure du foie jusqu'au niveau de son bord postérieur où, en quittant le foie, il se jette sur la face antérieure de la partie verticale du diaphragme en formant le feuillet inférieur des *ligaments triangulaires*.

Au niveau du lobe carré il recouvre la face inférieure de ce lobe de même que la face inférieure de la vésicule biliaire jusqu'au niveau du hile du foie. Là, il quitte le foie, suivant une ligne antéro-postérieure correspondant à la lèvre antérieure du sillon transverse et à la lèvre gauche du sillon vertical gauche, pour se rendre à la courbure droite de l'estomac et au bord supérieur de la première portion du duodénum, en formant le feuillet supérieur de l'*épiploon gastro-hépatique* ou *petit épiploon.*

La partie droite de cet épiploon, tendue entre le hile du foie et le bord supérieur de la première portion du duodénum, porte encore le nom de *ligament hépato-duodénal.*

Au bord droit de ce ligament, le péritoine se réfléchit sur lui-même en formant le feuillet profond de l'épiploon gastro-hépatique, feuillet tendu entre la lèvre postérieure du sillon transverse et la lèvre droite du sillon vertical gauche d'une part et le bord droit de l'estomac d'autre part. L'épiploon gastro-hépatique est donc formé de deux feuillets péritonéaux se continuant l'un dans l'autre au bord droit du ligament hépato-duodénal. C'est entre ces deux feuillets que passent l'artère hépatique, le canal cholédoque et la veine porte.

Arrivés au bord droit de l'estomac et au bord supérieur de la première portion du duodénum, ces deux feuillets s'écartent l'un de l'autre pour recouvrir les deux faces de l'estomac. Ils arrivent ainsi :

1°) Au niveau du cardia où les deux feuillets se continuent avec le péritoine qui tapisse la face inférieure du muscle diaphragme.

2°) Au niveau du grand cul-de-sac de l'estomac où le feuillet antérieur se jette de l'estomac sur le hile de la rate en formant le feuillet antérieur du *ligament gastro-liénal.* Il tapisse ensuite la moitié antérieure de la face interne de la rate, recouvre le bord antérieur, la face externe convexe, le bord postérieur et la partie postérieure de la face interne de cet organe jusqu'au niveau du hile. Là, ce feuillet péritonéal se jette sur la queue du pancréas en formant le feuillet postérieur du *ligament pancréatico-liénal*, puis il va se continuer avec le péritoine pariétal.

Le feuillet péritonéal qui recouvre la face postérieure de l'estomac, arrivé au grand cul-de sac, se rend vers le hile de la rate en formant le feuillet postérieur du ligament gastro-liénal. Entre les deux lames de ce ligament passent les vaisseaux courts. Du hile de la rate le péritoine se rend à la face antérieure du pancréas en formant le feuillet antérieur du ligament pancréatico-liénal. Dans l'épaisseur de ce ligament passent les vaisseaux spléniques. Arrivé au pancréas le feuillet du péritoine va recouvrir la face antérieure du pancréas, de la capsule surrénale et de la partie voisine du rein gauche, passer au-devant de la colonne vertébrale jusqu'au niveau du lobule de SPIEGEL du foie, sur lequel il se jette en formant le feuillet inférieur du ligament coronaire.

Avec le lobule de SPIEGEL le feuillet du péritoine arrive à la lèvre postérieure du sillon transverse où il se continue avec le feuillet postérieur du petit épiploon. Ce feuillet délimite donc, dans le sens transversal, une cavité située derrière l'estomac et qu'on appelle l'*arrière-cavité des épiploons*.

Au niveau de la grande courbure de l'estomac et au niveau du bord inférieur de la première portion du duodénum les deux feuillets péritonéaux, qui ont recouvert les deux faces de l'estomac, s'accolent l'un à l'autre, quittent la grande courbure pour former les feuillets antérieurs du *grand épiploon*. Ceux-ci descendent au-devant des masses intestinales, derrière la paroi antérieure de l'abdomen et, arrivées dans le voisinage du pubis, se replient en haut jusqu'au niveau du colon transverse en formant les feuillets postérieurs du grand épiploon. Ces deux feuillets passent au-dessus du colon transverse, derrière l'estomac, jusqu'à la paroi abdominale postérieure au niveau du bord inférieur du pancréas. Là un de ces feuillets passe au-devant du pancréas, de la capsule surrénale et de la partie verticale du diaphragme pour se continuer avec le feuillet postérieur du petit épiploon et délimiter ainsi, dans le sens sagittal, l'arrière cavité des épiploons. Cette arrière-cavité communique avec la cavité péritonéale générale par un orifice triangulaire, situé immédiatement en arrière du bord droit du ligament hépato-duodénal, l'*hiatus de Winslow*, limité en avant par ce ligament; en haut par la face inférieure du lobule de SPIEGEL ; en bas, par la première portion du duodénum et en arrière par le péritoine pariétal recouvrant la veine cave inférieure.

L'autre feuillet se jette du bord inférieur du pancréas vers le bord adhérent du colon transverse, en formant le feuillet supérieur du *mésocolon*. Il enveloppe alors tout le colon transverse, revient au bord adhérent qu'il quitte pour retourner à la face antérieure de la paroi abdominale postérieure, en formant le feuillet inférieur du mésocolon. Le mésocolon est un repli transversal du péritoine divisant la cavité abdominale en une région supérieure, occupée par la rate, l'estomac et le foie, et une région inférieure où sont logées les masses intestinales.

Le grand épiploon est donc formé de quatre feuillets péritonéaux superposés. Cette disposition primitive, qui existe pendant la vie intra-utérine, disparaît chez l'adulte par accollement de ces différents feuillets.

Il résulte de là que si, chez l'enfant nouveau-né et pendant les premiers mois de la vie extra-utérine, on peut, en insufflant de l'air par l'hiatus de WINSLOW, voir l'arrière-cavité se prolonger jusque dans l'épaisseur du grand épiploon, on voit chez l'adulte cette cavité s'arrêter au niveau de la grande courbure de l'estomac.

Après avoir formé le feuillet inférieur du mésocolon, le péritoine descend au-devant de la face antérieure de la paroi abdominale postérieure. De chaque côté de la colonne vertébrale il recouvre le colon ascendant ou descendant. Au-devant de la colonne, suivant une ligne oblique qui s'étend de la face latérale gauche de la deuxième vertèbre lombaire à la fosse iliaque droite, il quitte la paroi abdominale pour se rendre vers le bord adhérent de l'intestin grêle, en formant le feuillet supérieur d'un large repli du péritoine appelé *mésentère*. Il entoure l'intestin grêle, revient à son bord adhérent qu'il quitte pour retourner à la paroi abdominale postérieure en formant le feuillet inférieur du mésentère. Entre les deux feuillets du mésentère passent l'artère et la veine mésentériques supérieures ainsi que les vaisseaux chylifères, Du bord adhérent du mésentère le péritoine descend verticalement en bas, au devant de l'aorte et de la veine cave inférieure pour pénétrer dans l'excavation pelvienne. Il forme un repli au colon pelvien, le *méso-colon pelvien*, tapisse la face antérieure et les faces latérales du rectum jusqu'au niveau du bas-fond de la vessie chez l'homme et du tiers supérieur de la face postérieure du vagin chez la femme.

Chez l'homme il se rend du rectum à la face postérieure de la vessie en formant le cul-de-sac recto-vésical.

Chez la femme, il se jette du rectum et de la paroi postérieure de l'excavation pelvienne sur la partie supérieure du vagin et la face postérieure de la matrice, en formant, sur la ligne médiane, la partie inférieure du cul-de-sac recto-utérin. Entre le rectum et le col de la matrice, le péritoine est soulevé de chaque côté par le ligament utéro-sacré, en formant ainsi le *repli de Douglas* qui forme la limite supérieure du *cul-de-sac de Douglas*. Après avoir tapissé la face postérieure du col et du corps de la matrice, le péritoine recouvre le fond de la matrice, tapisse la face antérieure du corps pour se jeter sur la face postérieure de la vessie en formant le *cul-de-sac vésico-utérin*.

De chaque côté de la matrice, les deux feuillets du péritoine qui tapissent ses deux faces s'accolent et se rendent vers la paroi latérale de l'excavation pelvienne en formant le *ligament large*. Le long de son bord supérieur libre ce ligament présente trois replis appelés *ailerons*.

Le long de son inférieur adhérant, les deux feuillets s'écartent pour se continuer avec le péritoine qui tapisse les parties voisines.

Après avoir recouvert toute l'étendue de la face postérieure de la vessie, le péritoine arrive au sommet de la vessie et se jette sur la partie sous-ombilicale de la face postérieure de la paroi abdominale antérieure. Dans ce trajet, le feuillet pariétal du péritoine est soulevé, sur la ligne médiane, par l'*ouraque*; de chaque côté de la ligne médiane, par le *cordon fibreux de l'artère ombilicale* et, plus en dehors, par l'*artère et la veine épigastriques*. Ces replis du péritoine délimitent, de chaque côté, trois fossettes que l'on désigne sous les noms de *fossette inguinale interne*, *sus-vésicale* ou *sus-pubienne*, *fossette inguinale moyenne* placée exactement en face de l'orifice cutané du canal inguinal, et *fossette inguinale externe* correspondant à l'orifice péritonéal du canal inguinal.

Nous avons ainsi poursuivi le feuillet du péritoine suivant un plan sagittal de l'abdomen. Pour avoir une idée plus exacte encore de sa disposition, nous allons le poursuivre sur une coupe frontale de l'abdomen faite également dans le voisinage de l'ombilic.

A partir de l'ombilic le feuillet pariétal du péritoine se dirige à gauche, en tapissant la face postérieure de la paroi abdominale antérieure et latérale. Arrivé au niveau du colon descendant, il recouvre ce colon dans l'étendue de ses trois quarts antérieurs, puis passe au-devant de la partie inférieure du rein gauche, au-devant de l'uretère, des vaisseaux spermatiques ou utéro-ovariques jusqu'au niveau de la ligne médiane. Là, il se continue avec le feuillet inférieur du mésentère, recouvre l'intestin grêle, devient feuillet supérieur du mésentère et retourne ainsi à la colonne vertébrale. Il se dirige alors à droite, recouvre les vaisseaux spermatiques, l'uretère, la partie inférieure de la troisième et de la deuxième portions du duodénum et arrive au colon ascendant et au coecum. Il recouvre les trois quarts antérieurs du colon ascendant et l'applique ainsi contre la face antérieure de la paroi abdominale postérieure. Au niveau du coecum, il peut se comporter de deux façons : tantôt il passe au-devant du coecum et l'applique contre l'aponévrose du muscle iliaque, tantôt il enveloppe entièrement le coecum, le reliant à l'aponévrose iliaque au moyen d'un repli formant un véritable *méso*. Après avoir tapissé le colon ascendant il se jette sur la face profonde de la paroi latérale et antérieure de l'abdomen et revient à la ligne médiane.

SYSTÈME CIRCULATOIRE

Le système circulatoire comprend l'étude d'un organe central, le *cœur*, et de tous les vaisseaux qui en partent ou qui y aboutissent.

Le cœur est un organe musculaire creux formé de deux moitiés complètement séparées l'une de l'autre : une moitié droite, *cœur droit*, ou *cœur artériel* parce qu'il ne renferme que du sang rouge, et une moitié gauche, *cœur gauche* ou *cœur veineux* parce qu'il renferme du sang noir.

Chaque moitié du cœur est formée de deux cavités superposées : une cavité inférieure appelée *ventricule* et une cavité supérieure appelée *oreillette*.

Des ventricules partent les *artères*. Aux oreillettes aboutissent les *veines*.

De la base du *ventricule droit* part une artère volumineuse : l'*artère pulmonaire*. Celle-ci se bifurque bientôt en deux branches : une *artère pulmonaire droite* et une *artère pulmonaire gauche* qui se rendent vers le hile du poumon correspondant. Là l'artère pénètre dans la profondeur du poumon, en suivant les ramifications de la bronche et en donnant des branches qui deviennent de plus en plus nombreuses et de plus en plus petites. Arrivées au niveau des lobules pulmonaires, ces dernières ramifications artérielles se résolvent en réseaux capillaires. L'artère pulmonaire amène au poumon du sang veineux ou du sang noir. Pendant que le sang veineux traverse le réseau capillaire, la fonction de respiration s'exécute, c'est-à-dire que des échanges gazeux s'établissent entre le sang veineux et l'air inspiré. Le sang abandonne à l'air son excès d'acide carbonique et fixe sur ses globules rouges l'oxygène de l'air. Il se transforme ainsi insensiblement en sang artériel. Celui-ci est ramené par des veines qui deviennent de plus en plus volumineuses et de moins en moins nombreuses, de façon à constituer, au niveau du hile de chaque poumon, deux veines volumineuses, les *veines pulmonaires*. Celles-ci se rendent à la face postérieure de l'*oreillette gauche*.

Ainsi se trouve établi un courant circulatoire complet reliant le ventricule droit du cœur à l'oreillette gauche, en passant par le réseau capillaire des poumons. Ce courant circulatoire forme le courant de la *petite circulation* ou *circulation pulmonaire*.

De la base du *ventricule gauche* part une artère volumineuse : l'*aorte*. Après un court trajet ascendant, elle se recourbe sur elle-même en forme de crosse pour redescendre le long de la colonne vertébrale depuis la quatrieme vertèbre dorsale jusque dans le voisinage de la cinquième vertèbre lombaire, où elle se divise en deux branches terminales : les *artères iliaques primitives*. Sur son trajet elle fournit de toutes parts de nombreuses branches collatérales. Toutes ces branches collatérales et terminales vont se diviser et se subdiviser à leur tour, devenir de plus en plus nombreuses et de moins en moins volumineuses et gagner ainsi tous les organes et tous les tissus. Arrivées dans la profondeur des tissus, toutes ces petites artères se résolvent en réseaux capillaires qui vont enlacer les éléments constituants des tissus. Ces artères amènent dans la profondeur des tissus du *sang artériel*. En traversant le réseau capillaire, ce sang abandonne aux cellules l'oxygène dont ces dernières ont besoin pour la vie cellulaire, en même temps qu'il leur prend l'acide carbonique qu'elles ont en excès. Il se transforme ainsi insensiblement en *sang veineux*. De plus, en traversant le réseau capillaire, le sang laisse transsuder, à travers les parois des capillaires, le sérum sanguin qui va imbiber les cellules et leur fournir les substances nutritives nécessaires au maintien de leur vie. Le sang veineux revient maintenant par des *veines*. Celles-ci se réunissent les unes avec les autres, deviennent ainsi de plus en plus volumineuses et de moins en moins nombreuses et se laissent poursuivre jusqu'à la base de l'*oreillette droite*, dans laquelle se déversent trois grosses veines : la *veine coronaire* ramenant le sang veineux de la substance propre du cœur; la *veine cave supérieure* ramenant le sang veineux de la partie sus-diaphragmatique du corps; la *veine cave inférieure* qui ramène le sang veineux de toute la partie sous diaphragmatique.

Entre le ventricule gauche, d'où part l'aorte, et l'oreillette droite, à laquelle aboutissent les deux veines caves, s'établit donc un courant circulatoire complet qui constitue le *système de la grande circulation* ou *système de la circulation aortique*.

Le sang veineux, amené par les veines caves dans l'oreillette droite, passe de l'oreillette droite dans le ventricule droit, en traversant l'orifice auriculo-ventriculaire droit qui sépare ces deux cavités l'une de l'autre. De la même façon, le sang veineux amené par les veines pulmonaires se rend de l'oreillette gauche dans le ventricule gauche, en passant par l'orifice auriculo-ventriculaire gauche.

Pour que cette circulation aortique et pulmonaire puisse se réaliser, il faut encore une force mécanique qui mette le sang en mouvement. Cette force se trouve dans les contractions énergiques des muscles qui entrent dans la constitution des parois du cœur. Quand les oreillettes se contractent, elles poussent le sang dans les ventricules. Quand les ventricules se contractent, ils poussent le sang dans les artères pulmonaire et aortique correspondantes. Les deux oreillettes de même que les deux ventricules se contractent toujours en même temps ; les deux circulations aortique et pulmonaire marchent donc de paire.

Pour favoriser le cours exact du sang dans chacune de ces deux circulations, on trouve, au niveau de différents orifices du cœur, des appareils valvulaires.

Chaque orifice auriculo-ventriculaire est garni d'une *valvule auriculo-ventriculaire* disposée de telle façon que, lors de la contraction de l'oreillette, les valves de ces valvules s'écartent passivement l'une de l'autre et laissent entrer librement le sang dans la cavité ventriculaire. Quand le ventricule se contracte à son tour, ces valves sont relevées passivement par l'ondée sanguine, appliquées d'autant plus énergiquement l'une contre l'autre que la contraction ventriculaire est plus forte, de telle sorte que le reflux du sang du ventricule vers l'oreillette est complètement impossible. Le sang doit donc prendre le chemin de l'artère correspondante : l'artère pulmonaire pour le ventricule droit, l'aorte pour le ventricule gauche.

Le pourtour de chacun de ces orifices artériels est à son tour garni de valvules, appelées *valvules sigmoïdes*. Elles sont disposées de telle façon que l'ondée sanguine amenée par la contraction du ventricule les applique passivement contre les parois de l'artère. Lorsque le ventricule cesse de se contracter et que les parois de l'artère, brusquement distendues et revenant sur elles-mêmes par élasticité, ont une tendance à refouler le sang dans le ventricule vide, ce reflux du sang rabat les valves et les applique hermétiquement l'une contre l'autre. Sous la poussée que l'ondée sanguine a reçue de la contraction énergique des parois ventriculaires et sous la pression exercée sur l'ondée sanguine par les parois artérielles momentanément distendues par l'arrivée de cette ondée, le sang est poussé vers les vaisseaux périphériques.

Ces effets de la contraction des parois musculaires des ventricules se laissent sentir jusque dans les dernières ramifications artérielles, où elles donnent naissance aux *pulsations des artères* qui sont synchrones avec les contractions cardiaques.

Ces pulsations artérielles diminuent d'intensité au fur et à mesure que l'on s'écarte du cœur. Elles tendent à disparaître complètement dans les réseaux capillaires.

L'allée du sang artériel, du cœur jusque dans la profondeur des organes, dépend donc des dispositions anatomiques des valvules au niveau des différents orifices cardiaques, de l'intensité de la contraction des muscles des parois ventriculaires et de l'élasticité des parois de toutes les artères.

Le retour du sang veineux, de la profondeur des organes jusque dans la partie auriculaire du cœur, s'exécute avec plus de difficulté, d'autant plus que les parois des veines sont beaucoup moins riches en fibres musculaires et en fibres élastiques pouvant aider la circulation en retour.

Cette circulation en retour est facilitée par une multiplication considérable du nombre des veines. Non seulement la plupart des artères sont accompagnées de deux veines, mais à côté de ces *veines profondes*, satellites des artères, il existe encore un nombre considérable de *veines superficielles*, disposées dans le tissu conjonctif sous-cutané où elles sont soustraites aux pressions que les organes ou les contractions des muscles pourraient exercer sur elles.

La circulation en retour est facilitée encore par des valvules, que l'on trouve de préférence dans les veines superficielles, disposées de telle façon qu'elles s'opposent à tout reflux du sang veineux du centre vers la périphérie.

Le *cœur* est donc l'organe central de tout le système circulatoire. Il donne origine aux *artères* qui vont porter le sang dans la profondeur des organes et des tissus. Il est l'aboutissant de toutes les *veines* qui ramènent le sang des tissus et des organes jusqu'à l'appareil central.

Mais le cœur, avec les artères et les veines qui en dépendent, ne forme pas encore tout le système circulatoire.

Lorsque le sang artériel traverse le réseau capillaire des tissus, il n'abandonne pas seulement son oxygène pour se charger d'acide carbonique, mais il laisse encore transsuder à travers ses parois du serum sanguin qui va imbiber les éléments des tissus pour leur fournir les éléments nutritifs nécessaires à la vie cellulaire. Ce sérum sanguin en excès est repris par des vaisseaux particuliers, qui naissent dans la profondeur des tissus et qui portent le nom de *vaisseaux lymphatiques*. Les uns accompagnent les artères et les veines. Les autres existent partout dans le tissu conjonctif sous-cutané. La circulation y est très lente. En l'absence complète de toute force mécanique qui aide à la propagation de la lymphe, les parois des vaisseaux lymphatiques sont richement pourvues de valvules qui s'opposent à tout mouvement de reflux. Ces vaisseaux ne s'anastomosent guère entre eux. Ils rencontrent sur leur chemin des organes particuliers, connus sous le nom de *ganglions lymphatiques*, qu'ils traversent. Arrivés dans la cage thoracique ils constituent, de chaque côté, un tronc volumineux : la *grande veine lymphatique à droite* et le *canal thoracique* à gauche, qui déversent la lymphe dans la circulation veineuse au point de réunion de la veine jugulaire interne avec la veine sous-clavière.

L'étude du système circulatoire comprend donc :

1°) L'étude du cœur.

2°) L'étude de la petite circulation formée par l'artère et les veines pulmonaires.

3°) L'étude de la grande circulation comprenant la *circulation artérielle*, constituée par l'aorte et toutes les branches qui en proviennent, et la *circulation veineuse*, allant aboutir à la constitution des trois veines qui s'ouvrent dans l'oreillette droite : la *grande veine coronaire*, la *veine cave supérieure* et la *veine cave inférieure*.

4°) L'étude de la circulation lymphatique.

Le Cœur.

Situation. Le cœur est situé dans la cage thoracique, au-dessus du centre tendineux du muscle diaphragme, entre la partie concave de la face interne des deux poumons, en arrière du sternum et des cartilages costaux, au-devant des organes du médiastin postérieur (l'œsophage et l'aorte thoracique) qui le séparent de la face antérieure des vertèbres dorsales moyennes, depuis la quatrième jusqu'à la huitième.

Forme. La forme du cœur varie quelque peu avec son état de distension. Vide et examiné en dehors de la cage thoracique, le cœur présente la forme d'un cône triangulaire, aplati d'avant en arrière, à base supérieure et à sommet inférieur. Vu en place et légèrement distendu, le cœur a la forme d'une pyramide triangulaire à sommet dirigé en avant et à gauche.

Direction. La ligne qui relie le sommet du cœur au milieu de la base forme ce qu'on appelle l'*axe du cœur*. Cet axe est dirigé obliquement en bas, en avant et à gauche. Cette obliquité de l'axe du cœur n'est pas bien grande ; elle se rapproche plus de la direction horizontale que de la verticale.

Coloration. Le cœur a une couleur généralement rougeâtre, plus ou moins masquée par des traînées et des plaques de graisse qui se déposent sous le péricarde, de préférence dans les sillons que l'on trouve sur sa face externe.

Volume. Le volume du cœur varie avec l'âge et avec le sexe. Ses dimensions augmentent graduellement avec l'âge. Elles sont en général plus grandes chez l'homme que chez la femme. Chez l'homme adulte, le cœur pèse en moyenne 275 gr.; il mesure environ 98 millimètres de l'aorte à la pointe du cœur ; il a 250 millimètres de circonférence au niveau du sillon auriculo-ventriculaire.

Capacité. La capacité du cœur est aussi variable que son volume. Les ventricules sont plus grands que les oreillettes. Les cavités du cœur droit sont, en général, plus volumineuses que celles du cœur gauche.

Le cœur présente à étudier une conformation extérieure et une conformation intérieure.

Conformation extérieure.

Le cœur, légèrement distendu, présente la forme d'une pyramide triangulaire. On y distingue, pour le décrire, une *face antérieure et quelque peu supérieure*, une *face inférieure*, un *bord droit*, mince, reliant ces deux faces l'une à l'autre, et un *bord gauche*, beaucoup plus épais, que l'on peut considérer comme une véritable face, une *base*, un *sommet*.

La *face antérieure et supérieure du cœur* est convexe. Elle présente une partie ventriculaire et une partie auriculaire.

Au niveau de sa partie ventriculaire, on trouve un sillon longitudinal reliant la pointe du cœur à l'origine de l'artère pulmonaire ; c'est le *sillon interventriculaire supérieur* correspondant à la cloison interventriculaire et délimitant les deux ventricules. Ce sillon est occupé par l'artère et la veine coronaires antérieures et par les lymphatiques qui les accompagnent. Il divise la partie ventriculaire en deux parties inégales : une partie droite, très volumineuse, formée par le ventricule droit ; une partie gauche, beaucoup plus étroite, appartenant au ventricule gauche.

Au-dessus de la partie ventriculaire se trouve la partie auriculaire. Celle-ci est cachée en grande partie par les deux troncs artériels : l'artère pulmonaire et l'aorte, sortant de la base de la portion ventriculaire. C'est seulement quand on rabat, ou quand on sectionne ces deux troncs artériels qu'apparaît la face supérieure libre de la partie auriculaire. Cette face est lisse et ne présente aucune ligne de démarcation entre les deux oreillettes. Elle est concave dans le sens transversal et se continue, de chaque côté, avec les auricules.

La *face inférieure* ou face diaphragmatique du cœur est plane. Au niveau de sa partie ventriculaire, elle est parcourue par un sillon longitudinal, le *sillon interventriculaire inférieur*, qui la divise en deux parties plus ou moins égales appartenant aux deux ventricules. Ce sillon est parcouru par la partie terminale de l'artère coronaire postérieure. Au niveau de sa partie auriculaire existe également un sillon longitudinal : le *sillon interauriculaire.*

La partie ventriculaire est séparée de la partie auriculaire par un sillon transversal, le *sillon auriculo-ventriculaire.*

Le bord droit est mince. Il se dirige horizontalement en avant et à gauche.

Le bord gauche est beaucoup plus épais. On peut le considérer comme une véritable face. C'est lui qui donne au cœur sa forme prismatique triangulaire. Il regarde en arrière et à gauche. Il est formé d'une partie ventriculaire et d'une partie auriculaire séparées l'une de l'autre par le sillon auriculo-ventriculaire.

La *base du cœur* regarde en arrière et à droite. Elle est formée par la face postérieure des oreillettes. (Cette face postérieure devient supérieure sur un cœur suspendu à ses gros troncs artériels). On y trouve un léger sillon séparant les deux oreillettes. L'oreillette droite présente l'orifice des deux veines caves. Sur l'oreillette gauche on trouve les orifices des quatre veines pulmonaires.

Le *sommet* ou la pointe du cœur est parcouru par un sillon reliant le sillon ventriculaire supérieur au sillon interventriculaire inférieur. Il divise cette pointe en deux parties inégales dont la plus volumineuse appartient au ventricule gauche.

Conformation intérieure.

Le cœur est formé de deux moitiés complètement séparées l'une de l'autre par une cloison médiane. La moitié droite forme le *cœur droit.* La moitié gauche forme le *cœur gauche.*

Chaque moitié du corps est formée de deux compartiments superposés : un compartiment inférieur, le *ventricule*, et un compartiment supérieur, l'*oreillette*. Ces deux compartiments communiquent largement l'un avec l'autre par l'orifice auriculo-ventriculaire. La partie de la cloison médiane qui sépare les deux ventricules porte le nom de *cloison interventriculaire*. Au niveau des oreillettes elle prend le nom de *cloison interauriculaire*.

Ventricules.

Les ventricules présentent à étudier des *caractères communs* et des *caractères propres* permettant de les distinguer facilement l'un de l'autre.

Caractères communs aux deux ventricules. Chaque ventricule possède une cavité conoïde, à grand axe parallèle à l'axe même du cœur, à base dirigée en arrière et à partie rétrécie dirigée en avant.

La *base* de chaque ventricule est garnie de deux orifices : l'*orifice auriculo-ventriculaire* faisant communiquer le ventricule avec l'oreillette, et l'*orifice artériel* mettant le ventricule en relation avec l'artère qui en provient, l'artère pulmonaire à droite et l'aorte à gauche. Ces orifices sont garnis de valvules : *valvules auriculo-ventriculaires* et *valvules artérielles*.

Les *valvules auriculo-ventriculaires* ont la forme d'un entonnoir s'enfonçant dans la cavité même du ventricule. La base de l'entonnoir correspond à l'orifice auriculo-ventriculaire. Le sommet, pourvu de deux ou trois échancrures divisant la valvule en valves plus ou moins distinctes, s'ouvre librement dans la cavité ventriculaire. Chaque valve présente à étudier une face supérieure ou auriculaire, toujours lisse, et une face inférieure ou ventriculaire, toujours irrégulière parce qu'elle donne insertion aux cordages tendineux.

Les *valvules artérielles* ou *valvules sigmoïdes* sont au nombre de trois pour chaque orifice artériel. Ce sont des replis membraneux affectant la forme de nids de pigeon appliqués sur le pourtour de chaque orifice artériel. Chacune de ces valvules présente une face inférieure ou ventriculaire, une face supérieure ou vasculaire, un bord inférieur adhérent et un bord supérieur libre. Ce dernier présente, à sa partie moyenne, un nodule plus ou moins volumineux appelé *nodule d'Arantius* ou *de Morgagni*.

La surface externe des ventricules est lisse.

La surface interne présente des saillies de la substance musculaire désignées sous le nom de *colonnes charnues du cœur*. Celles-ci peuvent se comporter de trois façons différentes. Les unes adhèrent sur toute leur longueur à la paroi ventriculaire. Les autres sont libres à leur partie moyenne et se continuent à leurs deux extrémités avec la paroi musculaire. Ces colonnes charnues sont surtout abondantes dans le voisinage de la pointe du cœur. Les plus importantes des colonnes charnues constituent les *muscles papillaires*. Elles n'adhèrent à la paroi ventriculaire que par leur extrémité inférieure. Leur extrémité supérieure est libre, donnant insertion à un nombre plus ou moins considérable de *cordages tendineux*, qui vont s'insérer en un point quelconque de la face ventriculaire des valvules auriculo-ventriculaires depuis leur bord libre jusqu'à leur bord adhérent.

Caractères particuliers du ventricule droit. Examinée sur une coupe transversale de la partie ventriculaire du cœur, la cavité du ventricule droit présente une forme triangulaire. On peut donc y distinguer trois parois : une supérieure, une postérieure ou inférieure et une interne.

La paroi supérieure et la paroi inférieure sont concaves ; la paroi interne, formée par la cloison interventriculaire, est convexe. Ces parois sont garnies de colonnes charnues excepté au niveau de la moitié postérieure de la paroi interne. Il existe un muscle papillaire supérieur et deux ou trois petits muscles papillaires inférieurs.

La base du ventricule droit présente l'orifice auriculo-ventriculaire droit, garni de la valvule correspondante, et l'orifice de l'artère pulmonaire.

La valvule auriculo-ventriculaire droite est formée de *trois valves*. On l'appelle pour ce motif *valvule tricuspide* ou *triglochine*. De ces trois valves, l'une est interne, l'autre est supérieure, la troisième est inférieure.

La valve interne est la plus courte ; elle est reliée par des cordages tendineux directement à la cloison interventriculaire.

La valve supérieure est la plus grande ; elle est reliée par des cordages tendineux au muscle papillaire supérieur. La valve inférieure est reliée par des cordages tendineux à deux ou trois petits muscles papillaires insérés sur la paroi inférieure du ventricule.

L'orifice artériel, qui fait communiquer le ventricule droit avec l'artère pulmonaire est garni des trois valvules sigmoïdes : une antérieure et deux postérieures.

Ces deux orifices de la base du ventricule droit sont séparés l'un de l'autre par une partie charnue, faisant saillie dans la cavité ventriculaire, connue sous le nom de *éperon de Wolff*.

Caractères particuliers du ventricule gauche. Examinée sur une coupe transversale de la partie ventriculaire du cœur, la cavité du ventricule gauche a une forme circulaire. Les parois qui limitent cette cavité sont remarquables par leur épaisseur, surtout si on les compare aux parois du ventricule droit. On peut y distinguer une *paroi interne*, concave, formée par la cloison interventriculaire et une *paroi externe*, également concave, correspondant à la face gauche du cœur. Ces deux parois sont unies l'une à l'autre par des bords arrondis.

La paroi interne est lisse dans ses deux tiers postérieurs, elle est parcourue par des colonnes charnues dans la partie voisine de la pointe du cœur.

La paroi externe présente des colonnes charnues dans toute sa hauteur.

L'orifice auriculo-ventriculaire est garni d'une valvule formée simplement de deux valves ; d'où le nom de valvule *bicuspide*. On l'appelle quelquefois encore, à cause de sa forme, *valvule mitrale*. De ces deux valves, l'une est interne et l'autre est externe.

La valve interne est la plus volumineuse ; elle regarde la cloison interventriculaire. Son bord supérieur, adhérent, sépare l'un de l'autre l'orifice aortique et l'orifice auriculaire. Son bord inférieur, libre, donne insertion aux cordages tendineux. Sa face auriculaire est lisse. Sa face ventriculaire donne insertion aux cordages tendineux, mais, contrairement à ce qui se passe pour la valve externe et pour les trois valves de la valvule tricuspide, ces cordages tendineux ne s'insèrent que dans le voisinage du bord libre de la valve, de sorte que la face ventriculaire est lisse dans la plus grande partie de son étendue. L'orifice aortique présente les trois valvules sigmoïdes, une antérieure et deux postérieures, en tout semblables aux valvules sigmoïdes de l'artère pulmonaire.

Il n'existe, dans le ventricule gauche, que deux piliers : un supérieur et un inférieur.

Ces deux piliers naissent de la paroi ventriculaire au point de réunion de la paroi externe avec la paroi interne. Le pilier supérieur, allongé et cylindrique, donne naissance à des cordages tendineux qui vont s'insérer sur la face ventriculaire de la moitié supérieure des deux valves. Le pilier inférieur, beaucoup plus volumineux, est généralement concave sur sa face supérieure pour s'emboiter avec le pilier supérieur au moment de chaque systole ventriculaire. Il se termine par deux ou trois mamelons charnus d'où partent les cordages tendineux destinés à la moitié inférieure de la face ventriculaire des deux valves.

Oreillettes.

Les oreillettes sont situées en arrière des ventricules. Elles se distinguent de ces derniers par la minceur de leurs parois et par l'absence absolue de muscles papillaires.

Oreillette droite. Distendue par de la masse à injection, l'oreillette droite a une forme ovoïde à grosse extrémité dirigée en bas. Pour la décrire, on peut y distinguer six parois.

Une *paroi externe* parcourue par des colonnes charnues à direction antéro-postérieure.

Une *paroi interne* formée par la cloison interauriculaire. Celle-ci présente, vers sa partie moyenne, une dépression ovalaire appelée *fosse ovale*, reste du trou de Botal qui, pendant la vie intra-utérine, faisait communiquer largement les deux oreillettes. A ce niveau, la cloison interauriculaire, excessivement mince, ne semble formée que par l'adossement des deux membranes séreuses tapissant les parois des cavités auriculaires. Cette fosse ovale est limitée par un relief arrondi : l'*anneau de Vieussens*. Cet anneau, très marqué en haut et en avant, s'atténue insensiblement en bas. Il fait même complètement défaut en ce dernier point, de telle sorte que là, la fosse ovale se continue directement avec la cloison interauriculaire. A l'endroit où l'anneau de Vieussens paraît le plus développé, il existe, entre lui et la membrane qui ferme la fosse ovale, un sillon plus ou moins profond s'ouvrant quelquefois directement dans l'oreillette gauche.

Un peu en arrière de la fosse ovale, un peu en dessous de l'orifice de la veine cave supérieure, il existe un tubercule plus ou moins saillant : le *tubercule de Lower* qui semble avoir pour effet d'empêcher les deux courants sanguins amenés par les deux veines caves de se heurter l'un contre l'autre.

La *paroi supérieure* se continue, dans sa partie antérieure, avec l'auricule droite, cavité en forme d'entonnoir s'ouvrant largement dans l'oreillette et dont les parois sont couvertes de nombreuses colonnes charnues. Dans sa partie postérieure elle présente l'orifice de la veine cave supérieure. Cet orifice, situé à côté de la cloison interauriculaire, est arrondi et complètement dépourvu de valvule.

La *paroi inférieure* présente, dans sa partie externe, des colonnes charnues se continuant avec celles de la paroi externe. Dans sa partie interne voisine de la cloison interauriculaire, la paroi inférieure présente deux orifices. L'un, antérieur, est petit et régulièrement arrondi, c'est l'orifice de la grande veine coronaire du cœur. Cet orifice est garni d'une mince valvule incomplète en forme de croissant appelée *valvule de Thébésius*. L'autre, postérieur, beaucoup plus considérable, est l'orifice de la veine cave inférieure. Il se trouve au point de réunion de la paroi inférieure avec la paroi postérieure. Il est également garni d'une valvule incomplète, en forme de croissant, appelée *valvule d'Eustache*.

La *paroi postérieure* est lisse et n'offre rien de spécial.

La *paroi antérieure* présente l'orifice auriculo-ventriculaire garni de la valvule tricuspide.

Oreillette gauche. L'oreillette gauche, fortement distendue, a une forme plus ou moins cuboïde.

La *paroi postérieure* présente, à ses quatre angles, les orifices de communication avec les veines pulmonaires.

La *paroi antérieure* montre l'orifice auriculo-ventriculaire garni de la valvule bicuspide.

La *paroi supérieure* et la *paroi inférieure* sont lisses.

La *paroi externe* présente l'orifice de communication avec l'auricule gauche. Celle-ci, très irrégulière, présente, sur ses parois, de nombreuses colonnes charnues.

La *paroi interne* est formée par la cloison interauriculaire. Elle est mince dans sa partie moyenne, à l'endroit où elle correspond à la fosse ovale. A sa partie supérieure, elle présente un petit repli membraneux, le *repli semilunaire*. Il correspond au bord antérieur de la cloison membraneuse qui, dans le cours du développement, est venue fermer le trou de BOTAL. C'est en dessous de ce repli que vient s'ouvrir la petite fente, reste du trou de BOTAL, qui fait communiquer quelquefois chez l'adulte les deux cavités auriculaires.

Rapports du cœur.

Le cœur, tout en étant un organe médian, n'occupe cependant pas exactement le plan médian. Son grand axe est oblique en bas et à gauche. Une section verticale conduite par le plan médian divise le cœur en deux parties inégales : une partie droite comprenant toute l'oreillette droite, la moitié droite de l'oreillette gauche et la partie postérieure du ventricule droit; une partie gauche formée par la moitié gauche de l'oreillette gauche, la partie antérieure du ventricule droit et tout le ventricule gauche.

Le cœur est un organe mobile. Suspendu aux gros vaisseaux artériels et veineux qui partent de sa base, il peut se déplacer aisément dans le sens vertical et dans le sens tranversal. Cette mobilité du cœur est importante à connaître, puisqu'elle entraîne inévitablement comme conséquence une certaine inconstance dans ses rapports. Cette mobilité du cœur retentit surtout sur la position de la pointe.

Chez un homme adulte, normal et dans la position verticale, la pointe du cœur vient buter contre la paroi thoracique antérieure dans le cinquième espace intercostal gauche, entre de la ligne parasternale et la ligne mamillaire.

Cette position du cœur n'est pas fixe. Elle peut varier dans le sens vertical et dans le sens transversal. Ce déplacement de la pointe du cœur peut devenir considérable dans certaines conditions pathologiques et aller de la deuxième à la neuvième côte dans le sens vertical, de la ligne mamillaire droite à la ligne axillaire gauche dans le sens transversal.

Ce déplacement est beaucoup moins important dans les conditions physiologiques. Parmi celles-ci, la plus importante est l'*âge*. Dans l'enfance, la pointe du cœur peut occuper *normalement* la face postérieure du cinquième cartilage costal, et même remonter jusque dans le quatrième espace. Ce déplacement du cœur est généralement dû au développement considérable des organes abdominaux qui refoulent le diaphragme. Chez le vieillard, la pointe du cœur peut occuper la face postérieure du sixième cartilage costal, déplacement qui est généralement dû à une diminution de l'élasticité des parois de l'aorte.

Une autre cause capable de modifier la position de la pointe du cœur est la *forme particulière de la cage thoracique*. Sur un thorax à espaces intercostaux étroits, la pointe du cœur peut toucher la face postérieure du sixième cartilage costal. Par contre sur un thorax à espaces intercostaux très larges, la pointe du cœur peut battre derrière le cartilage de la cinquième côte.

Parmi les conditions physiologiques capables d'amener un déplacement de la pointe dans le sens transversal, la plus importante est le *décubitus latéral.*

Chez l'homme adulte, au repos et dans la position verticale, la pointe du cœur occupe donc le cinquième espace intercostal gauche, entre la ligne parasternale et la ligne mamillaire. Dans cette position de la pointe du cœur, il nous faut étudier les rapports de ses deux faces, de ses deux bords et de sa base.

Rapports du cœur. Les rapports de la *face antérieure* et *supérieure* sont les plus importants à connaître.

Cette face, regarde en haut et en avant. Par l'intermédiaire du sac péricardique, elle vient en rapport avec la paroi thoracique antérieure, d'une façon directe dans le voisinage de la pointe, d'une façon indirecte (par l'intermédiaire des poumons et des plèvres) dans le voisinage de la base.

Pour bien comprendre les rapports de cette face antéro-supérieure, supposons pour un moment qu'il n'y ait pas, dans la cage thoracique, de poumons ni de plèvres. Dans ces conditions, le cœur, enveloppé par le péricarde, se trouverait directement en arrière du plastron sterno-chondral. Mais il ne toucherait pas cette paroi par toute l'étendue de sa face antérieure, à cause de sa position oblique en arrière et à droite. Projetée sur cette paroi thoracique, cette face antérieure du cœur y délimiterait une région spéciale, appelée *région précordiale.*

Des recherches faites sur le cadavre ont établi que cette région précordiale peut être délimitée au moyen de certains points de repère. L'un de ces points se trouve au niveau de la pointe du cœur, c'est-à-dire dans le cinquième espace intercostal gauche, à égale distance de la ligne parasternale et de la ligne mamillaire.

Un deuxième point de repère se trouve à droite du sternum, au point d'articulation de son bord latéral avec l'extrémité antérieure du cinquième cartilage costal.

Un troisième point est situé à droite de la ligne médiane, au niveau du bord supérieur du troisième cartilage costal, à deux centimètres en dehors du sternum.

Un dernier point se trouve dans le deuxième espace intercostal gauche, à deux centimètres en dehors du sternum.

Si on relie ces quatre points par des lignes courbes à convexité externe, on délimite la région précordiale, c'est-à-dire la partie de la paroi thoracique derrière laquelle se trouve la face supéro-antérieure du cœur.

Entre le cœur et le plastron sterno-costal viennent maintenant s'insinuer le bord antérieur des deux poumons. Le bord antérieur du poumon gauche descend derrière le sternum jusqu'au bord inférieur du quatrième cartilage costal, puis décrit une large échancrure contournant la pointe du cœur. Le bord antérieur du poumon droit descend derrière le sternum jusque vis-à-vis du cartilage de la cinquième côte. Les deux poumons séparent donc le cœur de la paroi thoracique, excepté au niveau de la partie voisine de la pointe. Là se trouve ce qu'on appelle la *région de matité absolue du cœur*, c'est-à-dire la partie du cœur directement appliquée contre la paroi thoracique. Cette région de matité absolue peut, chez l'homme normal, être facilement délimitée. A cet effet on mène :

1°) Une ligne horizontale reliant la pointe du cœur au bord gauche du sternum.

2°) Une ligne verticale partant de l'extrémité interne de la première et longeant le bord gauche du sternum jusqu'au bord inférieur du quatrième cartilage costal.

3°) Une ligne courbe à convexité externe reliant l'extrémité supérieure de la ligne verticale à l'endroit où se trouve la pointe du cœur.

Au niveau de cette région de matité absolue le cœur est séparé du plastron sterno-costal par le sac péricardique. De plus, entre ce sac péricardique et la paroi thoracique descend encore la partie du sac pleural gauche connue sous le nom de *sinus médiastino-costal*. Dans les conditions ordinaires ce rapport n'a aucune importance. Dans certains cas de distension pathologique du poumon cependant, celui-ci peut venir occuper le sinus médiastino-costal, s'insinuer ainsi entre le sac péricardique et la paroi thoracique et rétrécir considérablement l'étendue de la région de matité absolue.

Outre cette projection thoracique de la face antéro-supérieure du cœur, on a encore tâché de déterminer la projection sur la paroi thoracique des orifices artériels et auriculo-ventriculaires.

L'*orifice artériel du ventricule droit* se projette sur la paroi thoracique suivant une ligne horizontale située près du bord supérieur du troisième cartilage costal gauche, en partie sur ce cartilage, en partie sur le sternum.

L'*orifice aortique* se projette suivant une ligne légèrement oblique en bas. Elle part de l'extrémité interne du troisième cartilage costal gauche et s'étend jusque vers le milieu du sternum.

Une ligne oblique reliant le bord inférieur du troisième cartilage costal gauche, à un centimètre en dehors du sternum, à l'extrémité interne du cinquième cartilage costal droit indique la projection sur la paroi thoracique des deux *orifices auriculo-ventriculaires.*

La *face inférieure* du cœur repose sur le centre tendineux du muscle diaphragme et, par là, répond à la face convexe du lobe gauche du foie.

La *face gauche* répond à la face interne concave du poumon gauche par l'intermédiaire du sac péricardique et de la plèvre. Entre les deux séreuses descend le nerf phrénique, accompagné des vaisseaux diaphragmatiques supérieurs.

Le *bord droit* de la partie auriculaire répond à la face interne du poumon droit. Celui de la partie ventriculaire est situé derrière le plastron sterno-costal.

La *base* répond, au niveau de l'*oreillette gauche*, aux organes du médiastin postérieur : l'œsophage accompagné par les deux nerfs pneumogastriques, l'aorte thoracique et la grande veine azygos, qui la séparent des corps de la sixième, septième et huitième vertèbres dorsales. Au niveau de l'*oreillette droite*, cette base répond à la face interne du poumon droit, par l'intermédiaire du péricarde et de la plèvre entre lesquels descendent à ce niveau le nerf phrénique droit et les vaisseaux diaphragmatiques supérieurs.

Structure du cœur.

Le cœur est formé essentiellement d'une couche plus ou moins épaisse de fibres musculaires striées, ramifiées et anastomosées, qui forment le *myocarde*. Cette couche se trouve comprise entre deux membranes séreuses : une interne, ou *endocarde*, et une externe ou *péricarde.*

Myocarde. Le myocarde est formé de fibres musculaires et d'anneaux fibreux qui entourent les orifices auriculo-ventriculaires et les orifices artériels et qu'on appelle les *cercles tendineux* du cœur. Le tissu de ces anneaux fibreux envoie une lame fibreuse entre les deux feuillets de l'endocarde, au niveau des valves des valvules auriculo-ventriculaires et au niveau des valvules sigmoïdes dont elle forme ainsi le squelette. C'est sur ces cercles tendineux des orifices auriculo-ventriculaires que viennent s'insérer les fibres musculaires. Celles-ci se divisent en fibres des oreillettes et fibres des ventricules.

Au niveau des oreillettes, on distingue une couche profonde, formée des fibres propres à chaque oreillette, et une couche superficielle, formée de fibres unitives ou fibres communes aux deux oreillettes. Au niveau des ventricules la disposition des fibres musculaires est plus complexe. Les fibres propres à chaque ventricule forment une couche moyenne qui affecte la forme d'un cône tronqué à base postérieure. Les fibres unitives, ou fibres communes aux deux ventricules, forment une couche superficielle de fibres obliques qui, arrivées au sommet du cœur, s'enroulent en tourbillon sur elles-mêmes pour pénétrer dans l'intérieur des ventricules et y constituer la couche profonde. Elles se continuent en même temps avec les muscles papillaires, auxquels sont fixés les cordages tendineux des valves des valvules auriculo-ventriculaires.

Endocarde. L'endocarde est une mince membrane séreuse, intimement adhérente au myocarde, qui tapisse la face interne des ventricules et des oreillettes, en même temps qu'elle recouvre les muscles papillaires, les cordages tendineux et la partie libre de toutes les valvules.

Péricarde viscéral. La face externe du cœur est recouverte par une mince membrane séreuse qui forme le feuillet viscéral du péricarde.

Vaisseaux et nerfs. Artères. Le sang artériel est amené aux différentes parties constituantes du cœur par les *artères coronaires*, branches de l'aorte ascendante. Les *veines* se rendent dans la *grande veine coronaire*, qui va se déverser dans l'oreillette droite.

Les *nerfs* proviennent du plexus cardiaque situé entre la concavité de la crosse de l'aorte et la bifurcation de l'artère pulmonaire. Ce plexus est constitué, de chaque côté, par des branches du nerf sympathique et du nerf pneumogastrique. De ce plexus partent des filets nerveux qui se rendent directement dans la portion auriculaire du cœur, ou bien accompagnent les artères coronaires sur les deux faces de la portion ventriculaire. Ces filets cardiaques présentent sur leur trajet, le long des oreillettes et de la partie supérieure des ventricules, de nombreux ganglions cardiaques microscopiques. Ces ganglions prédominent cependant au niveau des orifices veineux et dans le sillon auriculo-ventriculaire.

Les *lymphatiques* accompagnent les vaisseaux sanguins et se rendent dans les ganglions situés dans le voisinage de la crosse de l'aorte.

Le péricarde.

Le péricarde est un sac fibro-séreux qui enveloppe le cœur et l'origine des gros troncs vasculaires.

Il est formé d'une couche externe fibreuse, le *péricarde fibreux*, tapissé sur sa face interne par une membrane séreuse.

Le *péricarde fibreux* enveloppe entièrement le cœur ainsi que le commencement de l'artère pulmonaire et de l'aorte. Il a dans son ensemble une forme de cône triangulaire, à base inférieure intimement unie au centre phrénique du muscle diaphragme, et dont le sommet se perd sur le pourtour de l'artère pulmonaire et de l'aorte ascendante.

Le *péricarde séreux* est une membrane séreuse qui recouvre à la fois la face profonde du péricarde fibreux (feuillet pariétal) et toute l'étendue de la face externe du cœur (feuillet viscéral). Le *feuillet viscéral* forme en même temps une gaîne séreuse commune à l'artère pulmonaire et à l'aorte. Arrivé à l'endroit où le péricarde fibreux se continue avec la couche externe de ces artères, la séreuse viscérale se réfléchit pour devenir séreuse pariétale. Le *feuillet pariétal* adhère intimement à la face profonde du péricarde fibreux et de la face convexe du muscle diaphragme. Le feuillet viscéral est uni au myocarde par un tissu conjonctif sous-séreux dans lequel courent les artères et les veines coronaires et qui s'infiltre souvent de tissu graisseux surtout le long des sillons ventriculaires. Les deux feuillets du péricarde séreux délimitent une cavité virtuelle appelée *cavité péricardique*.

La face antérieure du péricarde fibreux est reliée, par des tractus conjonctifs, à la partie supérieure de la face postérieure du sternum, *(ligament sterno-péricardique supérieur)*, ainsi qu'à la partie inférieure du sternum et la partie voisine de l'appendice xyphoïde *(ligament sterno-péricardique inférieur)*.

La circulation pulmonaire.

La circulation pulmonaire, ou petite circulation, est formée par une partie centrifuge, l'*artère pulmonaire* amenant le sang veineux du ventricule droit jusque dans la profondeur des deux poumons, et par une partie centripète, les *veines pulmonaires* conduisant le sang artériel de la profondeur des poumons jusque dans l'oreillette gauche. Entre ces deux parties se trouve interposé le réseau capillaire qui enveloppe les vésicules pulmonaires.

Artère pulmonaire.

C'est le gros tronc artériel qui part de la base du ventricule droit et qui s'étend jusque en-dessous de la crosse de l'aorte, où il se divise en *artère pulmonaire droite* et *artère pulmonaire gauche*. Il a une longueur d'environ cinq centimètres et une épaisseur de deux centimètres et demi à trois centimètres.

Il nait de la base du ventricule droit prolongée en entonnoir ou infundibulum, au-devant de l'origine de l'aorte. A partir de son origine il se dirige obliquement en haut, à gauche et en arrière, en contournant la face antéro-latérale gauche de l'aorte ascendante.

Dans la plus grande partie de son trajet ce tronc de l'artère pulmonaire est renfermé dans le sac péricardique, entouré par le feuillet viscéral du péricardique qui forme une gaine séreuse commune à l'artère pulmonaire et à l'aorte. Au sortir du sac péricardique l'artère arrive en dessous de la crosse aortique, où elle se divise en deux branches terminales.

L'*artère pulmonaire droite* se dirige transversalement à droite, au-dessus de l'oreillette droite, derrière l'aorte ascendante et la veine cave supérieure, au-devant de la bronche droite, pour gagner le hile du poumon droit où elle se divise en deux branches qui pénètrent dans la profondeur du poumon.

L'artère pulmonaire gauche se dirige à gauche, vers le hile du poumon, où elle se divise en deux branches qui pénètrent dans sa profondeur.

Du point de bifurcation du tronc commun part, chez l'adulte, un cordon fibreux qui va s'insérer sur les parois de la face concave de la crosse aortique. Ce cordon est la transformation fibreuse du *canal artériel* qui relie, chez le fœtus, l'artère pulmonaire à l'aorte.

Veines pulmonaires.

Elles sortent de la profondeur de chaque poumon et forment, au niveau du hile, au-devant et un peu en dessous de l'artère pulmonaire, deux veines volumineuses, qui se dirigent transversalement en dedans pour aller s'ouvrir aux quatre angles de la paroi postérieure de l'oreillette gauche.

La circulation aortique.

La circulation aortique ou grande circulation est formée :

1°) par une partie centrifuge : le *gros tronc aortique* qui, par ses branches de division et de subdivision, va porter le sang artériel du ventricule gauche jusque dans la profondeur de tous les organes et de tous les tissus du corps.

2° Par une partie centripète : les *veines* qui naissent dans la profondeur des tissus et des organes et, en se réunissant en troncs de plus en plus volumineux, ramènent le sang veineux jusque dans l'oreillette droite.

Entre ces deux parties se trouvent interposés, dans la profondeur même des organes, des réseaux capillaires qui enveloppent dans leurs mailles les éléments constituants de tous les tissus.

Circulation artérielle.

Aorte.

C'est le tronc commun de toutes les artères de la grande circulation. Il commence au niveau de la base du ventricule gauche et s'étend jusqu'au bord inférieur du corps de la quatrième vertèbre lombaire, où il se divise en *artère sacrée moyenne* et en *artères iliaques primitives.*

Trajet. A partir de son origine, l'aorte se dirige en haut, en avant et à droite, contournant lentement la face latérale droite de l'artère pulmonaire, renfermée avec cette dernière dans le sac péricardique. Au sortir du sac, elle se recourbe sur elle-même en forme de crosse à convexité supérieure, dirigée d'avant en arrière, de droite à gauche et quelque peu de haut en bas. Arrivée sur la face latérale gauche de la quatrième vertèbre dorsale elle redevient descendante, parcourt de haut en bas la cage thoracique, traverse le muscle diaphragme, pénètre dans la cavité abdominale où elle se bifurque au bord inférieur du corps de la quatrième vertèbre lombaire.

Division. D'après sa direction, l'aorte est divisée en trois parties 1° *l'aorte descendante*, 2°) la *crosse de l'aorte*, 3°) l'*aorte descendante* subdivisée en *aorte thoracique* et *aorte abdominale.*

Aorte ascendante.

C'est la partie initiale de l'aorte, qui s'étend depuis l'orifice artériel du ventricule gauche jusqu'à la sortie du sac péricardique où elle prend le nom de crosse aortique.

Trajet. A son origine, à la base du ventricule gauche, elle présente un renflement plus ou moins marqué, appelé *bulbe aortique*, constitué par trois dilatations ou sinus correspondant aux trois valvules sigmoïdes. Placée d'abord en arrière de l'orifice de l'artère pulmonaire, elle se dirige en haut, en avant et à droite en contournant lentement la face droite de cette dernière.

Rapports. Dans ce trajet, l'aorte ascendante, réunie avec l'artère pulmonaire dans la même gaîne séreuse du péricarde, répond : à droite, à l'auricule droit et à la veine cave supérieure ; à gauche, à l'artère pulmonaire ; en arrière, à la bronche droite accompagnée par l'artère et les veines pulmonaires correspondantes.

Branches collatérales. Elle fournit les *deux artères coronaires*, l'une *gauche* ou *antérieure*, l'autre *droite ou postérieure.*

L'*artère coronaire gauche* naît de la partie inférieure de l'aorte ascendante, immédiatement au-dessus de la valvule sigmoïde limitant le sinus gauche de l'aorte. De là elle passe entre l'artère pulmonaire et l'oreillette gauche, pour descendre dans le sillon interventriculaire supérieur jusqu'à la pointe du cœur, où elle s'anastomose avec la terminaison de l'artère coronaire droite. Elle fournit de nombreuses branches collatérales, parmi lesquelles, au niveau du sillon auriculo-ventriculaire, l'*artère auriculo-ventriculaire* qui contourne la face gauche du cœur pour s'anastomoser, avec l'artère coronaire droite, sur la face inférieure du cœur.

L'*artère coronaire droite* naît de l'aorte immédiatement au-dessus de la valvule sigmoïde limitant le sinus droit, s'engage dans le sillon auriculo-ventriculaire, contourne d'avant en arrière le bord droit du cœur jusqu'au niveau du sillon interventriculaire inférieur, où elle se divise en deux branches, l'une s'anastomose avec l'artère coronaire gauche, l'autre descend dans le sillon interventriculaire inférieur et va s'anastomoser, au niveau de la pointe, avec la terminaison de l'artère coronaire gauche.

Crosse de l'aorte.

C'est la partie du tronc aortique qui s'étend depuis la sortie de l'aorte du sac péricadique jusque sur la face latérale gauche de la quatrième vertèbre dorsale où elle prend le nom d'aorte descendante.

Trajet. Elle décrit dans son ensemble une vaste courbe à convexité supérieure. Cette courbe a une direction oblique d'avant en arrière, de droite à gauche et un peu de haut en bas, de telle sorte que sa face gauche regarde en avant et à gauche, tandis que sa face droite regarde quelque peu en arrière.

Rapports. Sa *face antérieure et gauche* est croisée par le nerf pneumogastrique et le nerf phrénique gauches, qui la séparent quelque peu de la plèvre et du poumon gauches.

La *face postérieure et droite* croise successivement, d'avant en arrière : quelque peu la veine cave supérieure, puis, la trachée-artère légèrement déprimée à ce niveau par l'aorte, l'œsophage et la face latérale gauche la colonne vertébrale.

La *face inférieure* concave est enlacée par le nerf récurrent gauche. Elle donne attache au ligament fibreux remplaçant le canal artériel qui la relie à l'artère pulmonaire gauche. Elle répond à la bifurcation du tronc de l'artère pulmonaire et à la bifurcation de la trachée-artère.

La *face supérieure* convexe donne origine, d'avant en arrière, à trois gros troncs artériels : le *tronc artériel brachio-céphalique droit*, l'*artère carotide primitive gauche* et l'*artère sous-clavière gauche.*

Tronc artériel brachi-océphalique droit.

Il se détache de la partie la plus antérieure et la plus élevée de la crosse aortique, se dirige en haut et un peu à droite et, arrivé au niveau de l'articulation sterno-claviculaire droite, se divise en deux branches terminales : l'*artère carotide primitive droite* et l'*artère sous-clavière droite.*

Pendant ce trajet le tronc brachio-céphalique ne fournit aucune branche collatérale.

Rapports. Il est accompagné, *en dehors*, par le tronc veineux brachio céphalique droit, et répond à la plèvre qui le sépare de la face interne du sommet du poumon droit.

En dedans il répond à l'origine de l'artère carotide primitive gauche.

En arrière, à la trachée-artère qui fait saillie dans l'espace triangulaire limité par le tronc artériel et la carotide primitive gauche.

En avant, il est croisé par le tronc veineux brachio-céphalique gauche, qui le sépare du thymus s'il existe ou du tissu conjonctif qui le remplace et de la face postérieure de la poignée du sternum recouverte par les insertions des muscles sterno-thyroïdiens et sterno hyoïdiens.

Artères carotides primitives.

Au nombre de deux, l'une droite et l'autre gauche, les carotides primitives sortent par l'orifice supérieur de la cage thoracique, montent dans la région latérale du cou et s'étendent jusque en un point variable compris entre le cartilage thyroïde et l'os hyoïde, où chacune d'elles se divise en deux branches terminales : l'*artère carotide externe* et l'*artère carotide interne.*

L'artère carotide droite provient de la bifurcation du tronc artériel brachio-céphalique droit. L'artère carotide gauche naît directement de la crosse de l'aorte. La carotide droite est donc plus courte que la carotide gauche, de plus, à son origine, elle est plus superficielle que cette dernière.

Rapports. Dans la *région cervicale*, les deux carotides présentent les mêmes rapports. A côté de ces rapports communs aux deux vaisseaux, la carotide primitive gauche présente des rapports particuliers pour sa portion intra-thoracique, que ne possède pas la carotide primitive droite.

Portion intra-thoracique de la carotide gauche. Cette portion, longue d'environ trois centimètres, répond : *en arrière et en dedans*, à la trachée-artère et à l'œsophage ; *en arrière et en dehors*, à l'origine de l'artère sous-clavière gauche ; *en avant et en dedans*, à l'origine du tronc artériel brachio-céphalique droit ; *en avant et en dehors*, elle est longée par le nerf pneumogastrique gauche qui la sépare de la plèvre gauche. Elle est encore croisée transversalement par le tronc veineux brachio-céphalique gauche qui la sépare de la face postérieure du sternum.

Portion cervicale. Dans sa portion cervicale chaque artère carotide primitive présente des *rapports immédiats* et des *rapports éloignés.*

Rapports immédiats. Le long de la face antéro-externe de l'artère descend la veine jugulaire interne. Entre les deux vaisseaux et le long de leur face postérieure descend le nerf pneumogastrique. Ces trois organes sont renfermés dans une même gaîne conjonctive qui forme la gaîne des gros vaisseaux du cou.

Rapports éloignés. Cette gaîne vasculaire et nerveuse repose, *en arrière*, sur les apophyses transverses des vertèbres cervicales, un peu en dedans des tubercules antérieurs, surtout du tubercule de Chassaignac ou tubercule antérieur de l'apophyse transverse de la sixième vertèbre cervicale. Ce rapport se fait par l'intermédiaire de l'aponévrose prévertébrale recouvrant les muscles longs du cou et grand droit antérieur de la tête. Au niveau du tubercule de Chassaignac la gaîne des vaisseaux est croisée, en arrière, par l'artère thyroïdienne inférieure. En dehors et en arrière de la gaîne des vaisseaux, au-devant de l'aponévrose prévertébrale, descend le cordon intermédiaire du sympathique cervical.

En dedans, la gaîne vasculaire répond à l'œsophage et à la partie inférieure du pharynx, à la trachée-artère, au larynx, au nerf récurrent ou laryngé inférieur et à la face postérieure du lobe latéral du corps thyroïde.

En avant et en dehors, la gaîne vasculaire est recouverte par les divers plans musculaires et aponévrotiques de la région antéro-latérale du cou. Si on dissèque cette région de dehors en dedans, on rencontre successivement :

1°) La peau.

2°) Le pannicule adipeux, avec le muscle peaucier et le fascia superficialis.

3°) L'aponévrose cervicale superficielle renfermant dans son dédoublement le muscle sterno-cléido-mastoïdien. Ce muscle contracte avec l'artère des rapports différents dans sa partie supérieure et dans sa partie inférieure. Le muscle a, en effet, une direction *oblique* de bas en haut et d'avant en arrière, tandis que l'artère a une direction verticale. Il résulte de là que si, dans sa partie inférieure, la carotide primitive est recouverte par le muscle sterno-cléido-mastoïdien, elle s'en dégage dans sa partie moyenne et surtout dans sa partie supérieure où, sous-aponévrotique, elle longe le bord antérieur du muscle.

Si on enlève le muscle sterno-cléido mastoïdien, on tombe sur l'aponévrose cervicale moyenne qui recouvre la gaîne des gros vaisseaux et qui renferme, dans son épaisseur, le ventre charnu supérieur du muscle omo-hyoïdien. Celui-ci croise la gaîne des vaisseaux et divise la région latérale du cou en un *triangle inférieur*, ou *omo-trachéal*, et un *triangle supérieur*, ou *omo-hyoïdien*. Dans le triangle inférieur, l'artère est profonde, recouverte encore en partie par le bord externe des muscles sterno-hyoïdien et sterno-thyroïdien. Dans le triangle supérieur l'artère est sous-aponévrotique. Elle est accompagnée par la branche descendante du nerf hypoglosse allant se réunir avec la branche descendante du plexus cervical pour former l'*anse nerveuse de l'hypoglosse*. Elle est croisée par un plexus veineux appartenant à la veine thyroïdienne moyenne.

Branches collatérales. Les carotides primitives ne fournissent pas de branches collatérales.

Artère carotide externe.

C'est la branche *interne* de bifurcation de l'artère carotide primitive. Elle commence au niveau de la bifurcation de cette dernière et s'étend jusqu'au col du condyle du maxillaire inférieur où elle se divise en *artère temporale superficielle* et en *artère maxillaire interne.*

Trajet. A partir de son origine l'artère monte, en haut et en dehors, vers l'angle de la mâchoire inférieure. Arrivée là elle devient verticale jusqu'au col du condyle du maxillaire où elle se bifurque.

Rapports. Dans la première partie de son trajet, depuis son origine jusqu'à l'angle du maxillaire, elle est *superficielle* et *sous-aponévrotique*, longeant le bord antérieur du muscle sterno-cléido-mastoïdien. Elle répond, *en dedans*, au muscle constricteur inférieur du pharynx ; *en dehors*, à l'origine de l'artère carotide interne. Elle est croisée, en haut, par le nerf hypoglosse ; en bas, par le tronc veineux qui résulte de la réunion de la veine faciale, de la veine linguale et de la veine thyroïdienne inférieure, tronc veineux qui croise transversalement les deux artères pour se jeter dans la veine jugulaire interne.

Au niveau de l'angle du maxillaire l'artère devient plus profonde : elle passe sous le muscle digastrique, sous le muscle stylo-hyoïdien et sous le nerf grand hypoglosse, longe quelque peu la face interne de la loge parotidienne, puis pénètre dans cette loge, traverse l'épaisseur de la glande jusqu'au niveau du col où elle se divise en branches terminales.

Branches collatérales. Pendant ce trajet l'artère carotide externe fournit six branches collatérales, dont cinq naissent *en-dessous* du muscle digastrique, de sa portion superficielle, et une *au-dessus* du muscle digastrique, de sa portion profonde.

De ces six branches, trois proviennent de la face antérieure de l'artère, ce sont : la *thyroïdienne supérieure*, la *linguale* et la *faciale ;* deux proviennent de sa face postérieure : l'*occipitale* et l'*auriculaire postérieure* ; une branche naît de sa face interne : la *pharyngienne inférieure.*

1°) L'*artère thyroïdienne supérieure* naît de la carotide externe immédiatement au-dessus de la bifurcation de l'artère carotide primitive. Elle se dirige d'abord en dedans, puis se recourbe en bas vers le lobe correspondant du corps thyroïde dans lequel elle se termine. Pendant ce trajet elle fournit de nombreuses branches collatérales, parmi lesquelles l'*artère laryngée supérieure*. Celle ci traverse la membrane thyro-hyoïdienne pour se distribuer à la partie sus-glottique du larynx. Elle fournit encore l'*artère laryngée inférieure* qui traverse la membrane crico-thyroïdienne.

2°) L'*artère linguale* provient de la carotide externe immédiatement au-dessus de l'origine de l'artère thyroïdienne supérieure. Elle se dirige en avant, en longeant la grande corne de l'os hyoïde, et passe derrière le muscle hyo-glosse. Là elle se recourbe en haut jusqu'à la face inférieure de la langue où elle s'infléchit en avant, entre le muscle lingual inférieur et le muscle génio-glosse, et se laisse poursuivre jusqu'à la pointe de la langue. Pendant ce trajet elle fournit un *rameau hyoïdien* qui se distribue aux muscles hyoïdiens, et l'*artère dorsale de la langue* qui se termine dans la base de la langue.

3°) L'*artère faciale* naît de la carotide externe au-dessus de l'origine de l'artère linguale. A partir de son origine elle se dirige en dedans, en-dessous du muscle digastrique, du muscle stylo-hyoïdien et du nerf hypoglosse et pénètre ainsi dans la loge sous-maxillalre. Elle parcourt la face externe de la glande sous-maxillaire, étant située entre cette glande et la face interne du corps du maxillaire inférieur. Arrivée au niveau du bord antérieur du muscle masséter, elle contourne le bord inférieur du maxillaire,sort de la loge sous-maxillaire pour pénétrer dans la face, étant située au-devant de la veine faciale. Elle se sépare alors de cette dernière, se dirige obliquement en haut et en avant vers la commissure de la bouche, en passant sous le peaucier et sous le muscle abaisseur de la commissure, elle gagne ainsi le sillon naso-labial, en passant sous le muscle zygomatique et sous le muscle releveur de la lèvre supérieure, monte le long de l'aile du nez pour se terminer, au niveau de l'angle interne de l'œil, en s'anastomosant avec la branche nasale de l'artère ophtalmique.

Elle fournit, dans ce long trajet, de nombreuses branches collatérales parmi lesquelles les plus importantes sont :

a) L'*artère sous-mentonnière* qui provient de la faciale dans la loge sous maxillaire, se dirige en avant entre le corps du maxillaire inférieur et le muscle mylo-hyoïdien et se termine à la peau du menton.

b) L'*artère coronaire labiale inférieure* et l'*artère coronaire labiale supérieure* qui proviennent de l'artère faciale, dans le voisinage de la commissure des lèvres, et se ramifient dans l'épaisseur des lèvres sur la face profonde du muscle orbiculaire.

c) L'*artère de l'aile du nez* qui se ramifie autour du cartilage de l'aile du nez.

4°) L'*artère occipitale* naît de la face postérieure de la carotide externe vis-à-vis de l'origine de l'artère faciale, en-dessous du muscle digastrique. Elle se dirige en arrière, étant contournée par le nerf grand hypoglosse qui sort de l'espace compris entre la carotide externe et la veine jugulaire interne ; elle croise ensuite la face externe de la veine jugulaire interne, longe le bord inférieur du ventre postérieur du muscle digastrique jusqu'au niveau de l'apophyse transverse de l'atlas, passe au-dessus de cette apophyse, parcourt un sillon creusé à la face interne de l'apophyse mastoïde, monte le long de l'écaille occipitale sous l'insertion supérieure du muscle splénius. Au bord interne de ce muscle, elle traverse l'aponévrose cervicale superficielle pour se ramifier dans l'épaisseur du cuir chevelu de la région occipitale. Pendant ce trajet elle fournit de nombreuses branches collatérales aux muscles de la nuque.

5°) L'*artère pharyngienne inférieure*, très grêle, naît de la face interne de la carotide externe, de là monte verticalement en haut, le long de la paroi latérale du pharynx jusqu'au niveau de la base du crâne, où elle fournit une branche méningée pénétrant dans le crâne par le trou déchiré postérieur. Elle fournit surtout des branches au pharynx.

6°) L'*artère auriculaire postérieure* provient de l'artère carotide externe au-dessus du ventre postérieur du muscle digastrique, se dirige en haut et en arrière dans l'épaisseur de la glande parotide. Arrivée au niveau de l'apophyse mastoïde elle se termine en une *branche mastoïdienne* et une *branche auriculaire* se ramifiant sur la face interne du pavillon de l'oreille.

Arrivée au niveau du col du condyle du maxillaire inférieur, l'artère carotide externe se divise en deux branches terminales : l'*artère temporale superficielle* et l'*artère maxillaire interne.*

Artère temporale superficielle.

C'est la branche externe de bifurcation de la carotide externe. Elle naît au niveau du col du condyle du maxillaire inférieur, renfermée dans la loge aponévrotique de la glande parotidienne. Elle sort de cette loge accompagnée de la veine temporale superficielle et du nerf temporal superficiel, monte entre le tragus et l'extrémité postérieure de l'arcade zygomatique, appliquée contre l'aponévrose temporale, en présentant un trajet flexueux, pour se diviser bientôt en deux branches terminales : une branche antérieure, l'*artère frontale* ; et une branche postérieure : l'*artère pariétale*.

Branches collatérales. L'artère temporale superficielle fournit plusieurs branches collatérales parmi lesquelles trois sont assez constantes et assez volumineuses :

1°) l'*artère transverse de la face* nait de la temporale dans l'épaisseur même de la parotide. Elle se dirige horizontalement en avant, croise la face externe du muscle masséter en-dessous du conduit de STÉNON, et se termine dans le voisinage de la pommette en rameaux musculaires et cutanés.

2°) L'*artère orbitaire* provient de la temporale au-dessus de l'arcade zygomatique dont elle suit le bord supérieur, étant renfermée dans un dédoublement de l'aponévrose temporale. Elle se termine sous le muscle orbiculaire en s'anastomosant avec l'artère palpébrale supérieure.

3°) L'*artère temporale moyenne* nait de la temporale superficielle au-dessus de l'arcade zygomatique. Elle traverse l'aponévrose temporale et se termine dans l'épaisseur du muscle temporal.

Branches terminales. L'*artère frontale* se dirige en avant, dans l'épaisseur du tissu cellulaire sous-cutané, soulevant la peau à travers laquelle on peut suivre chez certaines personnes ses flexuosités. Elle se divise bientôt en plusieurs rameaux qui vont s'anastomoser, en avant, avec l'artère sus-orbitaire (branche de l'artère ophtalmique) ; en dedans, avec l'artère frontale du côté opposé ; en arrière, avec des rameaux de l'artère pariétale.

L'*artère pariétale* monte verticalement dans le tissu conjonctif sous-cutané et se divise en rameaux antérieurs, s'anastomosant avec l'artère frontale, en rameaux supérieurs, s'anastomosant avec l'artère du côté opposé, et en rameaux postérieurs qui vont s'anastomoser avec des branches de l'artère auriculaire postérieure et de l'artère occipitale.

Artère maxillaire interne.

C'est la branche interne de division de l'artère carotide externe. Elle nait sur la face externe du col du condyle du maxillaire inférieur, et s'étend jusque dans la fosse ptérygo-maxillaire où elle se divise en deux branches terminales, l'*artère palatine postérieure* et l'*artère sphéno-palatine*.

A son origine, elle est située dans la loge parotidienne dans l'épaisseur de la parotide. Elle se dirige d'abord transversalement en dedans, derrière le col du condyle. Arrivée en dedans de celui-ci, elle s'incline en avant, traverse le feuillet profond de l'aponévrose parotidienne, tendue entre l'apophyse styloïde du temporal et le bord postérieur de la branche montante du maxillaire inférieur, puis passe en dessous du tendon d'insertion du muscle ptérygoïdien externe, par un orifice formé par le col du condyle en dehors et le bord externe épaissi de l'aponévrose ptérygoïdienne en dedans. Elle arrive ainsi dans la fosse zygomatique. Elle traverse cette fosse en se dirigeant en haut, en avant et en dedans. Elle croise soit la face externe, soit la face interne du muscle ptérygoïdien externe et arrive jusque dans la fosse ptérygo-palatine où elle se divise en branches terminales.

Branches collatérales. L'artère maxillaire interne fournit un grand nombre de branches collatérales que l'on peut diviser en trois groupes :

un *groupe externe* formé de branches naissant dans le voisinage de l'articulation temporo-maxillaire,

un *groupe interne* formé par les artères nées dans le voisinage du maxillaire supérieur, et

un *groupe moyen* forme par les artères nées dans le voisinage des muscles ptérygoïdiens.

A. *Groupe externe.* Dans le voisinage de l'articulation temporo-maxillaire, l'artère maxillaire interne fournit généralement cinq branches collatérales dont deux ont une réelle importance : l'*artère méningée moyenne* et l'*artère dentaire inférieure*.

L'*artère méningée moyenne* est la plus volumineuse de toutes les branches collatérales. Elle naît de l'artère maxillaire en dedans du muscle ptérygoïdien externe, traverse immédiatement le trou sphéno-épineux et entre ainsi dans la boîte cranienne. Là, elle se dirige en dehors, entre la face externe de la dure-mère et la face interne du pariétal en se divisant en deux branches, une antérieure et une postérieure,qui vont parcourir par leurs branches de division et de subdivision les gouttières ramifiées qui existent sur la face interne de l'os pariétal.

L'*artère dentaire inférieure* naît de la maxillaire interne au moment où celle-ci croise le bord inférieur du muscle ptérygoïdien externe. De là elle se dirige en bas et en avant, appliquée contre la face interne de la branche montante du maxillaire inférieur par une partie épaissie de l'aponévrose interptérygoïdienne connue sous le nom de ligament sphéno-maxillaire. Elle pénètre ensuite dans le canal dentaire inférieur, qu'elle parcourt jusqu'au niveau du trou mentonnier, où elle se divise en *rameau mentonnier* se terminant dans les muscles de la lèvre inférieure, et en *rameau incisif* destiné aux racines des dents incisives.

Pendant ce trajet, elle fournit :

1°) le *rameau mylo-hyoïdien* qui se détache de l'artère au moment où elle pénètre dans le canal dentaire inférieur. Ce rameau parcourt le sillon mylo-hyoïdien et se termine dans le muscle mylo-hyoïdien.

2°) des *rameaux dentaires* aux racines des dents molaires et des *rameaux osseux*.

A côté de ces deux branches importantes, l'artère maxillaire interne fournit encore, dans sa partie externe, une *artère auriculaire profonde*, une *artère tympanique* et une *artère petite méningée*.

B. *Groupe moyen*. Dans sa partie moyenne l'artère maxillaire interne fournit exclusivement des branches musculaires :

L'*artère massétérine* traverse l'échancrure sigmoïde du maxillaire inférieur et se termine dans le masséter.

Les *artères ptérygoïdiennes*.

L'*artère buccale* destinée au muscle buccinateur.

L'*artère temporale profonde antérieure* et l'*artère temporale profonde postérieure* qui se ramifient sur la face profonde du muscle temporal.

C. *Groupe interne*. Dans le voisinage du maxillaire supérieur, au fond de la fosse zygomatique, l'artère maxillaire interne fournit encore :

L'*artère dentaire supérieure et postérieure* ou *artère alvéolaire* qui se divise en plusieurs rameaux *gingivaux* et *dentaires*. Ceux-ci parcourent les petites conduits dentaires creusés, dans la tubérosité du maxillaire supérieur, et se terminent dans les racines des dents molaires supérieures.

L'*artère sous-orbitaire*. Elle entre dans l'orbite par la fente sphéno-maxillaire, parcourt le conduit sous-orbitaire, sort par le trou sous-orbitaire et se termine dans les muscles de la fosse canine. En parcourant le canal sous-orbitaire elle fournit l'*artère dentaire supérieure et antérieure* destinée aux racines des dents incisives supérieures.

L'*artère vidienne* et l'*artère ptérygo-palatine* sont deux branches très grêles qui parcourent les conduits de même nom et se terminent dans la muqueuse de la voûte du pharynx.

Branches terminales. Arrivée dans la partie supérieure de la fosse ptérygo-palatine, l'artère maxillaire interne se divise en *artère palatine postérieure* et en *artère sphéno-palatine.*

L'*artère palatine postérieure* parcourt de haut en bas le canal palatin postérieur. Arrivée à l'orifice inférieur de ce canal, elle se réfléchit en avant, entre la voûte palatine et la muqueuse, dans la gouttière limitée en dehors par l'arcade dentaire supérieure. Elle donne des rameaux à la gencive et à la muqueuse de la voûte palatine et s'anastomose sur la ligne médiane avec l'artère du côté opposé.

L'*artère sphéno-palatine* traverse le trou sphéno-palatin et entre ainsi dans la fosse nasale. Elle se divise alors en branches internes qui se ramifient dans la muqueuse de la cloison et en branches externes se distribuant à la muqueuse de la paroi externe des fosses nasales.

Artère carotide interne.

C'est la branche externe de division de l'artère carotide primitive. Elle s'étend depuis la bifurcation de cette dernière jusqu'à la base du cerveau où elle se divise en branches terminales.

A son origine elle est située en dehors et un peu en arrière de la carotide externe. Elle se dirige alors en haut et un peu en dedans, en croisant à angle aigu la carotide externe. Elle passe sous le muscle digastrique et sous les muscles styliens et, arrivée sous la parotide, devient verticale, parcourt de bas en haut le triangle pharyngo-maxillaire, accompagnée par la veine jugulaire interne et le nerf pneumogastrique, et s'étend jusqu'à la base du crâne. Là elle pénètre dans le canal carotidien creusé dans l'épaisseur du rocher du temporal. Au sortir de ce canal elle entre dans la boîte cranienne, parcourt le sinus caverneux creusé sur la face latérale de la selle turcique. Arrivée au niveau de l'apophyse clinoïde antérieure, elle se recourbe en haut, traverse la dure-mère, arrive à la base de l'encéphale dans l'angle externe du chiasma optique, et se divise en deux branches terminales : l'*artère cérébrale antérieure* et l'*artère cérébrale moyenne.*

Dans sa *portion cervicale* l'artère carotide interne présente une partie superficielle et une partie profonde.

La partie superficielle s'étend depuis son origine jusqu'au niveau du muscle digastrique et des muscles styliens. Elle présente les mêmes rapports que la partie correspondante de l'artère carotide externe.

La partie profonde parcourt le triangle pharyngo-maxillaire étant située dans la loge stylo-pharyngo-prévertébrale.

Dans toute l'étendue de sa portion cervicale l'artère carotide interne ne fournit aucune branche collatérale.

Dans sa *portion pétreuse*, l'artère parcourt le canal carotidien, accompagnée par un plexus veineux et un plexus sympathique, sans fournir de branches importantes.

Dans sa *portion intra-cranienne*, l'artère occupe le sinus caverneux, entourée de toutes parts par le sang veineux renfermé dans ce sinus. Elle vient là en rapport avec le nerf oculo-moteur commun, le nerf pathétique, le nerf oculo-moteur externe et le nerf ophtalmique de WILLIS. Sous l'apophyse clinoïde antérieure elle se recourbe en haut en fournissant une branche collatérale importante : l'artère ophtalmique.

Branches collatérales. Pendant ce long trajet l'artère carotide interne ne fournit donc qu'une seule branche collatérale importante, c'est l'*artère ophtalmique.* Elle naît de la carotide interne au niveau de l'apophyse clinoïde antérieure, pénètre dans la cavité orbitaire par le trou optique, étant située en dehors et en-dessous du nerf optique. Elle croise ensuite ce dernier nerf de dehors en dedans, en passant sous le muscle droit supérieur, longe la paroi interne de l'orbite le long du bord inférieur du muscle grand oblique et, arrivée à l'angle supéro-interne de la base de l'orbite, elle se divise en branches terminales.

Pendant ce trajet intra-orbitaire l'artère fournit en grand nombre de branches collatérales :

1°) L'*artère centrale de la rétine*, très grêle, provient de l'artère ophtalmique en dehors du nerf optique, pénètre dans l'épaisseur du nerf qu'elle accompagne jusqu'au niveau de la papille optique où elle se divise en branches terminales.

2°) L'*artère lacrymale* naît également en dehors du nerf optique ; elle longe la paroi externe de l'orbite au-dessus du muscle droit externe, traverse la glande lacrymale à laquelle elle abandonne des rameaux et se termine dans l'angle externe des deux paupières.

3°) L'*artère sus-orbitaire* provient de l'artère ophtalmique au moment où elle croise le nerf optique et se dirige en avant, au-dessus du muscle releveur de la paupière supérieure, appliquée contre la voûte de l'orbite en même temps que le nerf frontal. Elle parcourt la cavité orbitaire d'arrière en avant, sort de cette dernière par l'échancrure sus-orbitaire et se termine en branches terminales : une palpébrale et deux frontales.

4°) Les *artères ciliaires*. Elles se divisent en *artères ciliaires longues* et en *artères ciliaires courtes*.

Les *artères ciliaires longues*, au nombre de deux, naissent de l'artère ophtalmique au niveau du nerf optique et se dirigent horizontalement en avant de chaque côté de ce nerf. Elles traversent la sclérotique, cheminent entre cette dernière et la choroïde jusqu'au niveau du corps ciliaire, où elles se divisent en branches qui s'anastomosent entre elles en formant un cercle artériel autour de l'iris ; c'est le *grand cercle artériel de l'iris*.

Les *artères ciliaires courtes* comprennent deux groupes : des artères postérieures et des artères antérieures. Les *artères ciliaires courtes postérieures* proviennent, en nombre variable, soit de l'artère ophtalmique, soit de l'artère lacrymale. Elles gagnent la face postérieure du globe oculaire, traversent la sclérotique sur le pourtour du nerf optique et se ramifient dans la choroïde. Les *artères ciliaires courtes antérieures* proviennent d'une artère musculaire ou d'une artère palpébrale, dans le voisinage de la base de l'orbite. Elles traversent la sclérotique un peu en arrière de la circonférence de la cornée transparente de l'œil et s'épuisent dans le muscle ciliaire et dans le grand cercle artériel de l'iris.

5°) Les *artères musculaires* existent en nombre variable.

6°) Les *artères ethmoïdales*. Ce sont deux petites branches nées de l'artère ophtalmique pendant son trajet le long de la paroi interne de l'orbite. Elles traversent les conduits orbitaires internes, qui les amènent jusque dans la boite crânienne sur la face supérieure de la lame criblée de l'ethmoïde. L'artère postérieure se termine dans la dure-mère. L'artère antérieure traverse une fente creusée dans la lame criblée pour se terminer dans la muqueuse de la voûte des fosses nasales.

7°) Les *artères palpébrales*. Elles naissent au nombre de deux de l'artère ophtalmique à la base de l'orbite. Chacune d'elles pénètre dans la paupière correspondante où elle se divise en deux branches qui se ramifient autour du cartilage tarse, s'anastomosant vers l'angle externe de l'œil avec une branche de l'artère lacrymale.

A la base de l'orbite l'artère ophtalmique se divise en une *artère frontale* et une *artère nasale*. L'artère frontale se ramifie sous le muscle orbiculaire des paupières. L'artère nasale traverse ce dernier muscle, au-dessus de son tendon direct, se recourbe en bas, entre la racine du nez et la paupière inférieure, et s'anastomose à plein canal avec la terminaison de l'artère faciale.

Branches terminales. L'artère carotide interne, arrivée à la base du cerveau, se divise en *artère cérébrale antérieure* et *artère cérébrale moyenne*, dont nous verrons le trajet en étudiant la circulation cérébrale.

Artère sous-clavière.

L'artère sous-clavière est la première partie du tronc artériel destiné au membre supérieur. Elle provient, à droite, du tronc artériel brachio-céphalique droit ; elle naît, à gauche, directement de la crosse de l'aorte. Les deux artères sortent par l'orifice supérieur de la cage thoracique, contournent le dôme pleural ou cul-de-sac de la plèvre recouvrant le sommet du poumon, croisent la première côte en passant derrière le muscle scalène antérieur, traversent une partie de la région sus-claviculaire, puis passent en-dessous de la clavicule où elles prennent le nom d'*artères axillaires.*

Les deux artères sous-clavières diffèrent entre elles par leur origine, par leur longueur, par leur direction et par leurs rapports.

La sous-clavière gauche est plus longue que la sous-clavière droite, car elle présente une portion thoracique à direction plus ou moins verticale que ne possède pas la sous-clavière droite.

Rapports. Pour la facilité de la description on considère à la sous-clavière : une partie située en dedans des scalènes, une partie placée entre les scalènes et une partie située en dehors des scalènes. De plus, la sous-clavière gauche présente encore à étudier les rapports de sa partie thoracique.

1°) *Rapports en dedans des scalènes.* Ces rapports varient à droite et à gauche.

En avant, la sous-clavière *droite* est recouverte successivement, de dehors en dedans, par la peau, le pannicule adipeux, le muscle peaucier, l'aponévrose cervicale superficielle enveloppant le muscle sterno-cléido-mastoïdien, l'extrémité interne de la clavicule et l'articulation sterno-claviculaire, l'aponévrose cervicale moyenne avec la partie externe du muscle sterno-thyroïdien et du muscle sterno-hyoïdien. Quand toutes ces couches ont été rabattues, on tombe sur la veine sous-clavière se réunissant avec la veine jugulaire interne qui croise de haut en bas l'artère sous-clavière. La veine sous-clavière est située sur un plan antérieur et inférieur à l'artère ; elle reçoit, à ce niveau, la veine vertébrale passant au-devant de l'artère, ainsi que la veine jugulaire antérieure et la veine jugulaire externe. En arrière de ce plan veineux, on voit l'artère sous-clavière à direction transversale croisée par trois cordons nerveux :

1° en dedans, le nerf pneumo-gastrique abandonnant, au niveau du bord inférieur de l'artère, le nerf récurrent droit ; celui-ci contourne d'avant en arrière l'artère pour remonter sur la face latérale de la trachée vers l'extrémité inférieure du larynx;

2° en dehors, le nerf phrénique qui passe de la face antérieure du muscle scalène antérieur sur la face antérieure de l'artère sous-clavière, croise la face postérieure de la veine sous-clavière pour pénétrer dans la cage thoracique;

3°) entre les deux nerfs passe un filet du sympathique reliant le ganglion cervical moyen au ganglion cervical inférieur. Il forme, avec un filet semblable passant derrière l'artère, une anse nerveuse appelée *anse de Vieussens*.

En arrière l'artère sous-clavière répond à l'apophyse transverse de la septième vertèbre cervicale, dont elle est séparée par le nerf récurrent et un filet sympathique de l'anse de Vieussens.

En *bas*, l'artère repose sur le dôme pleural recouvrant le sommet du poumon. Elle est contournée par le nerf récurrent.

En *haut* elle donne origine à l'artère vertébrale et à l'artère thyroïdienne inférieure.

Rapports particuliers de la sous-clavière gauche en dedans des scalènes. La sous-clavière *gauche*, en dedans des scalènes, est recouverte par les mêmes couches que la sous-clavière droite. Elle présente certains rapports immédiats autres que la sous-clavière droite.

1°) La veine jugulaire interne et le nerf pneumo-gastrique ne la croisent pas, mais ces organes passent en dedans de l'artère.

2°) Le nerf récurrent gauche naît beaucoup plus bas au niveau de la crosse de l'aorte.

3°) Le canal thoracique contourne l'artère sous-clavière d'arrière en avant, pour venir se déverser dans le confluent de la veine jugulaire interne et de la veine sous-clavière.

2°) *Rapports de la partie thoracique de la sous-clavière gauche.* La sous-clavière gauche, dans sa *portion thoracique*, répond : *en dehors*, à la plèvre médiastine dont elle est séparée par le nerf pneumogastrique et le nerf phrénique ;

en avant, à la veine sous-clavière gauche qui la croise et à l'origine de l'artère carotide primitive ;

en dedans, à la face latérale de la trachée-artère et de l'œsophage ainsi qu'au nerf récurrent gauche.

3°) *Rapports entre les scalènes.* L'artère sous-clavière repose sur la face supérieure de la première côte. Elle répond :

en avant, au muscle scalène antérieur qui la sépare du nerf phrénique et de la veine sous-clavière ;

en arrière, au muscle scalène moyen ;

en haut, à l'intervalle laissé libre entre les deux muscles scalènes et occupé par les branches d'origine du plexus brachial.

4°) *Rapports en dehors des scalènes.* Dans cette dernière partie de son trajet l'artère sous-clavière traverse la partie inférieure du creux sus-claviculaire, reposant sur le premier espace intercostal et le premier chef d'insertion du muscle grand dentelé. Elle est recouverte, de dehors en dedans : par la peau, le pannicule adipeux et le peaucier, les branches sus-claviculaires du plexus cervical avec la veine jugulaire externe, l'aponévrose cervicale superficielle, une couche de tissu conjonctif chargé de graisse, puis le ventre inférieur du muscle omohyoïdien avec l'aponévrose cervicale moyenne. Sous cette aponévrose on rencontre l'artère accompagnée par la veine, placée en avant et en bas, et par les nerfs du plexus brachial placés en arrière et un peu au-dessus.

Branches collatérales. L'artère sous-clavière fournit un nombre considérable de branches collatérales qui naissent presque toutes en dedans des muscles scalènes, ce sont :

L'*artère vertébrale*, le tronc commun de l'*artère thyroïdienne inférieure*, de l'*artère cervicale inférieure*, de l'*artère cervicale transverse* et de l'*artère scapulaire supérieure* naissant de la face antéro-supérieure de l'artère.

L'*artère mammaire interne*, l'*artère intercostale supérieure* et l'*artère cervicale profonde* provenant de la face postéro-inférieure de l'artère.

L'*artère scapulaire postérieure*, la seule des branches qui naisse de l'artère en dehors des scalènes.

1°) *Artère vertébrale.* C'est une artère volumineuse qui nait de la face supérieure de l'artère sous-clavière. A partir de son origine elle se dirige verticalement en haut et un peu en arrière, en dehors et en arrière de la carotide primitive. Elle passe ainsi au-devant de l'apophyse transverse de la septième vertèbre cervicale, puis se recourbe pour pénétrer dans le trou transversaire de la sixième vertèbre. Elle monte alors verticalement, par les trous transversaires des vertèbres cervicales, jusqu'à l'axis. Là, elle s'incline en dehors pour traverser le trou transversaire de l'atlas, puis se recourbe horizontalement en arrière, longe la masse latérale de l'atlas et la gouttière creusée sur la face supérieure de son arc postérieur, traverse ensuite la membrane occipito-atloïdienne postérieure et la dure-mère et pénètre dans la boite cranienne par la partie postéro-latérale du trou occipital. De là l'artère s'incline en avant et en dedans, en contournant le bord latéral de la moelle allongée ; vers la partie supérieure de la face antérieure du bulbe, les deux artères se rencontrent et se fusionnent en formant un tronc unique, le *tronc basilaire*. Celui-ci passe entre la gouttière basilaire de l'os occipital et la protubérance annulaire jusque vers la partie moyenne du mésencéphale, où il se divise en deux branches terminales : les *artères cérébrales postérieures*.

Pendant ce trajet chaque artère vertébrale fournit un grand nombre de branches collatérales que l'on peut subdiviser en deux groupes : des *branches cervicales* et des *branches intra-craniennes*.

Les branches cervicales sont très grêles. Ce sont des *rameaux spinaux* qui pénètrent dans la cavité rachidienne par les trous de conjugaison.

Les branches intra-craniennes sont beaucoup plus importantes. Nous les étudierons plus tard en même temps que la circulation cérébrale.

2°) *Artère thyroïdienne inférieure*. Elle naît de la face antéro-supérieure de l'artère sous-clavière, immédiatement en dedans du muscle scalène antérieur, en formant un tronc commun avec l'artère cervicale ascendante, l'artère cervicale transverse et l'artère scapulaire supérieure.

A partir de son origine elle se dirige en haut, jusqu'au niveau de l'apophyse transverse de la cinquième vertèbre cervicale. Là elle s'infléchit en dedans, passe derrière la veine jugulaire interne, le nerf pneumogastrique et la carotide primitive, puis se recourbe en haut, longe la trachée-artère et l'œsophage pour gagner le lobe correspondant du corps thyroïde.

Pendant ce trajet elle fournit des rameaux musculaires, œsophagiens et trachéaux et une branche plus importante, l'*artère laryngée postérieure*, qui accompagne le nerf récurrent jusque dans le larynx.

3°) *Artère cervicale ascendante.* Elle provient de l'artère thyroïdienne inférieure au moment où celle-ci s'incline en dedans, monte verticalement en haut le long des tubercules antérieurs des apophyses transverses jusque près de la base du crâne. Elle donne des *rameaux musculaires* et des *rameaux spinaux*.

4°) *Artère cervicale transverse.* Elle naît de la sous-clavière d'un tronc commun avec l'artère thyroïdienne inférieure, se dirige immédiatement en dehors au-devant du muscle scalène antérieur, traverse le creux sus-claviculaire à environ 25 mm. au-dessus de la clavicule et se termine dans la face profonde du muscle trapèze.

5°) *Artère scapulaire supérieure.* Elle provient du même tronc commun, se dirige en dehors, au devant du muscle scalène antérieur, un peu en dessous de l'artère cervicale transverse. Elle traverse le creux sus-claviculaire en longeant le bord postérieur de la clavicule. Elle gagne ainsi le bord supérieur de l'omoplate, passe au-dessus du ligament coracoïdien, traverse la fosse sus-épineuse et pénètre dans la fosse sous-épineuse où elle se termine dans le muscle sous-épineux. Pendant ce trajet cette artère fournit de nombreux rameaux cutanés et musculaires.

6°) *Artère mammaire interne.* Elle naît de la face inférieure de l'artère sous-clavière en dedans du muscle scalène. De là elle se dirige obliquement en bas et en dedans, passe derrière la veine sous-clavière et le nerf phrénique, pénètre dans la cage thoracique au niveau de l'articulation sterno-claviculaire, descend verticalement derrière les cartilages costaux, entre la plèvre costale et ces cartilages, jusqu'au niveau de la sixième côte où elle se termine en une branche interne et une branche externe.

La branche interne ou abdominale passe derrière le cartilage de la septième côte, sort de la cage thoracique en passant entre le faisceau sternal et le faisceau costal du muscle diaphragme et pénètre de la gaîne du muscle grand droit de l'abdomen où elle s'anastomose, vers la région ombilicale, avec des branches de l'artère épigastrique.

La branche externe ou thoracique descend obliquement en dehors derrière les cartilages des côtes, depuis la septième jusqu'à la onzième, le long de l'insertion costale du muscle diaphragme, pour se terminer dans le dernier espace intercostal.

L'artère mammaire interne et sa branche de bifurcation externe fournissent un grand nombre de branches collatérales.

a) Des branches *postérieures*, destinées au thymus et au péricarde. Parmi ces branches, il y en a une plus importante, qui accompagne le nerf phrénique jusque dans le diaphragme, c'est l'*artère diaphragmatique supérieure.*

b) Des branches *externes*, deux pour chaque espace intercostal, *artères intercostales antérieures*, allant s'anastomoser avec les intercostales aortiques.

c) Des branches *antérieures* ou *perforantes* qui traversent les espaces intercostaux pour se distribuer au muscle grand pectoral, à la glande mammaire et à la peau.

7°) *Artère intercostale supérieure.* Elle naît de la face postérieure de l'artère sous-clavière en même temps que l'artère cervicale profonde.

A partir de son origine elle se porte en bas, au-devant du col de la première et de la deuxième côtes, pour se terminer dans le deuxième espace intercostal. En passant au-devant du premier espace elle fournit l'intercostale postérieure de ce premier espace.

8°) *Artère cervicale profonde.* Elle nait de la face postérieure de l'artère sous-clavière, se porte de là en haut et en arrière, passe entre la première côte et l'apophyse transverse de la septième vertèbre cervicale, pour pénétrer dans les muscles profonds de la nuque où elle se termine.

9°) *Artère scapulaire postérieure.* C'est la seule des branches collatérales de l'artère sous-clavière qui naisse soit entre les scalènes, soit en dehors des scalènes. A partir de son origine elle se porte en haut, puis en arrière, traverse le plexus brachial et arrive ainsi au niveau de l'angle supéro-interne de l'omoplate où elle se termine en une branche supérieure, se ramifiant dans le muscle trapèze, et une branche inférieure, qui descend devant le muscle rhomboïde jusque dans le voisinage de l'angle inférieur de l'omoplate.

Artère axillaire.

C'est la partie du tronc artériel du membre supérieur qui commence derrière le bord postérieur de la clavicule et qui s'étend jusqu'au niveau du bord inférieur du muscle grand pectoral où elle prend le nom d'*artère humérale.* Rectiligne quand le bras est dans la position horizontale, l'artère décrit une courbe à concavité interne quand le bras pend le long du corps.

Rapports. L'artère traverse le creux axillaire en longeant la paroi antérieure de ce dernier, et en croisant immédiatement la face postérieure du muscle petit pectoral. Ce muscle la subdivise en quelque sorte en deux parties : une partie supérieure, située dans le creux sous-clavier, et une partie inférieure traversant le creux axillaire proprement dit.

Au-dessus du muscle petit pectoral, l'artère axillaire est recouverte, de dehors en dedans : par la peau, le pannicule adipeux et le peaucier, l'aponévrose du muscle grand pectoral et le muscle lui-même, puis l'aponévrose clavi-pectorale fermant le triangle sous-clavier limité par la clavicule et le muscle sous-clavier en haut, le muscle petit pectoral en bas et les deux premiers espaces intercostaux en dedans. Quand on incise cette aponévose on tombe sur du tissu graisseux dans lequel chemine l'artère.

Celle-ci est accompagnée par la veine axillaire, placée en avant, et en dedans, et par les branches d'origine du plexus brachial qui sont en arrière et en dehors.

Derrière et en dessous du muscle petit pectoral, l'artère a quitté la paroi interne du creux axillaire ; elle répond à l'insertion supérieure du biceps et du coraco-brachial en dehors ; aux tendons du muscle sous-scapulaire, du muscle grand dorsal et du muscle grand rond en arrière.

Dans cette partie inférieure de son trajet, l'artère est accompagnée de la veine axillaire qui la longe en avant et en dedans. Elle est de plus enlacée par les branches terminales du plexus brachial qui se mettent sur deux plans : un plan superficiel à l'artère, formé de dehors en dedans : par le nerf musculo-cutané, le nerf médian dont les deux branches d'origine forme un V ouvert en haut qui enlace l'artère, le nerf cutané brachial interne et le nerf cubital ;

un plan profond situé derrière l'artère et qui comprend le nerf radial et le nerf circonflexe.

Branches collatérales. En traversant le creux de l'aisselle l'artère fournit cinq branches collatérales :

1°) *Artère acromio-thoracique.* Elle naît de la face antérieure de l'artère axillaire, au-dessus du muscle petit pectoral, traverse l'aponévrose clavi-pectorale puis se divise en deux branches terminales.

Une branche externe, l'*artère acromiale*, longe le bord supérieur du muscle petit pectoral et va se terminer dans le muscle deltoïde.

Une branche interne, l'*artère thoracique supérieure*, qui va se ramifier à la face profonde du muscle grand pectoral.

2°) *Artère thoracique inférieure* ou *artère mammaire externe*. Elle naît derrière le muscle petit pectoral, descend entre ce muscle et le grand dentelé dans lequel elle se termine.

3°) *Artère scapulaire inférieure* ou *scapulaire commune*. C'est une branche volumineuse qui naît de l'artère axillaire au niveau du bord inférieur du tendon du muscle sous-scapulaire. Elle longe ensuite le bord externe de ce muscle pour se diviser bientôt en deux branches : l'une, antérieure, descend verticalement en bas pour se ramifier dans le muscle grand dentelé et le muscle grand dorsal ; l'autre, postérieure, contourne le bord externe de l'omoplate pour se terminer dans le muscle sous-épineux.

4°) *Artère circonflexe postérieure*. Elle naît d'un tronc commun avec l'artère circonflexe antérieure de la face postérieure de l'artère axillaire. Elle se dirige immédiatement en arrière, traverse avec le nerf circonflexe un trou carré limité par le muscle sous-scapulaire en haut, le bord supérieur du tendon du grand rond en bas, le col chirurgical de l'humérus en dehors et le long chef du triceps en dedans. Elle arrive ainsi à la face profonde du muscle deltoïde dans lequel elle se termine.

5°) *Artère circonflexe antérieure*. Elle est beaucoup plus grêle que la circonflexe postérieure, se dirige transversalement en dehors, passe sous le muscle coraco-brachial et le tendon de la courte portion du biceps, pour se terminer au niveau de la gouttière bicipitale.

Artère humérale.

C'est la continuation directe de l'artère axillaire. Elle commence au niveau du bord inférieur du tendon du muscle grand pectoral et s'étend jusque un peu en dessous du pli du coude, où elle se termine en deux branches terminales : l'*artère radiale* et l'*artère cubitale*.

Trajet. Interne à la partie supérieure du bras, elle descend obliquement en bas et en dehors, de façon à venir occuper le milieu de la région antérieure du coude.

Rapport. Le long du *bras*, l'artère est recouverte, *en dedans*, par l'aponévrose d'enveloppe du bras recouverte par le pannicule adipeux et la peau. En *dehors*, elle répond, en haut, à la face interne du muscle coraco-brachial; en bas, à l'interstice compris entre le brachial antérieur et le biceps. En *avant*, elle est ou sous-aponévrotique, ou recouverte par le bord interne du biceps. En *arrière*, elle repose sur la cloison intermusculaire interne en haut, sur la face antérieure du muscle brachial antérieur en bas.

Elle est accompagnée de ses deux veines satellites et du nerf médian. Celui-ci est situé en dehors de l'artère à la partie supérieure du bras, il passe ensuite lentement au-devant de l'artère de façon à venir occuper son côté interne à quelques centimètres au-dessus de l'épitrochlée. L'artère, les deux veines et le nerf médian sont renfermés dans une même gaîne conjonctive commune qui est une dépendance de l'aponévrose d'enveloppe du bras.

Dans ce trajet descendant, l'artère humérale affecte encore des rapports avec quelques-unes des branches terminales du plexus brachial. C'est ainsi que le nerf cutané brachial interne descend au-devant de l'artère jusqu'à l'endroit où il traverse l'aponévrose pour devenir sous-cutané. Le nerf cubital, situé en dedans de l'artère à la partie supérieure du bras, s'en sépare bientôt pour traverser la cloison intermusculaire interne et devenir postérieur.

Au niveau du pli du coude, l'artère repose sur le muscle brachial antérieur qui la sépare de l'articulation. Elle est située entre le tendon du biceps qui est en dehors, le nerf médian et le faisceau coronoïdien du muscle rond pronateur qui sont en dedans. Elle est recouverte par l'aponévrose d'enveloppe, considérablement renforcée à ce niveau par l'expansion aponévrotique du muscle biceps. Au-devant de cette expansion passent la veine médiane basilique et les filets du nerf cutané brachial interne.

Branches collatérales. L'artère humérale fournit un nombre considérable de branches collatérales destinées aux muscles, à l'humérus et aux téguments voisins. Parmi ces branches quelques-unes, plus volumineuses et plus constantes, ont reçu des noms particuliers. Ce sont l'*artère humérale profonde*, l'*artère du nerf cubital* et l'*artère collatérale interne*.

L'*artère humérale profonde* naît de la face postérieure de l'artère humérale, au niveau du bord inférieur du tendon du grand rond. A partir de son origine elle se dirige en bas, en arrière et en dehors, pénètre dans la gouttière radiale de l'humérus, entre l'os et les deux vastes du muscle triceps brachial, qu'elle parcourt de haut en bas, accompagnant le nerf radial. A la sortie de cette gouttière elle se divise en deux branches : une branche antérieure qui accompagne le nerf radial entre le long supinateur et le muscle brachial antérieur et une branche postérieure *(artère collatérale externe)* qui descend le long de la cloison intermusculaire externe jusque dans le voisinage de l'épicondyle.

L'*artère collatérale du nerf cubital* naît le plus souvent de l'artère humérale profonde avant son entrée dans la gouttière de l'humérus. Elle se dirige en bas, traverse la cloison intermusculaire interne avec le nerf cubital et se laisse poursuivre jusqu'au niveau de l'épitrochlée.

L'*artère collatérale interne* se détache du bord interne de l'artère humérale à quelques centimètres au-dessus du pli du coude. Elle se dirige transversalement en dedans et se divise en deux rameaux qui vont se ramifier dans le voisinage de l'épitrochlée.

Artère radiale.

C'est la branche externe de bifurcation de l'artère humérale. Elle commence un peu en-dessous du pli du coude et s'étend jusque dans la paume de la main où elle se termine par l'arcade palmaire profonde.

Trajet. A partir de son origine elle se dirige obliquement en bas et en dehors, traversant toute la région antérieure de l'avant-bras en suivant le trajet d'une ligne qui relie le milieu du pli du coude à l'apophyse styloïde du radius. Arrivée au bord externe du carpe, elle contourne le ligament latéral externe de l'articulation radio-carpienne et gagne ainsi la face dorsale de la main. Là elle se dirige vers l'extrémité proximale du premier espace interosseux, qu'elle traverse d'arrière en avant, pour pénétrer dans la paume de la main où elle se termine.

Rapports. Au point de vue de ses rapports on peut la subdiviser en une portion antibrachiale, une portion carpienne et une portion palmaire.

Le *long de l'avant-bras* l'artère est profonde dans ses deux tiers supérieurs, recouverte par le bord interne du muscle long supinateur; elle est sous-aponévrotique dans son tiers inférieur. Elle repose, de haut en bas, sur le muscle court supinateur, le tendon d'insertion du muscle rond pronateur, le long fléchisseur propre du pouce et le muscle carré pronateur. Dans son tiers inférieur elle descend entre le tendon du long supinateur qui est en dehors et le tendon du grand palmaire qui est en dedans. Pendant tout ce trajet elle est accompagnée de ses deux veines satellites et de la branche superficielle du nerf radial qui la longe en dehors.

Dans sa *portion carpienne*, l'artère repose sur le ligament latéral externe de l'articulation radio-carpienne et sur les ligaments postérieurs des articulations carpiennes. Elle est croisée d'abord par les tendons réunis du muscle long abducteur propre du pouce et du muscle court extenseur propre du pouce, puis par le tendon du long extenseur propre du pouce qui la séparent de l'aponévrose et de la peau. Elle s'engage ensuite dans le premier espace interosseux qu'elle traverse pour pénétrer dans la paume de la main, en passant entre le chef carpien et le chef métacarpien du muscle adducteur du pouce.

Dans sa *portion palmaire*, l'artère a une direction nettement transversale. Elle forme, en s'anastomosant vis-à-vis du quatrième espace interosseux avec le rameau radio-cubital de l'artère cubitale, l'arcade palmaire profonde. Cette arcade repose sur la partie proximale des métacarpiens; elle est accompagnée par la branche profonde du nerf cubital. Elle est recouverte par l'aponévrose profonde, puis par les tendons de tous les muscles fléchisseurs.

Branches collatérales.

1°) Le long de l'avant-bras, l'artère fournit un nombre considérable de rameaux musculaires et cutanés. Parmi ces branches les plus volumineuses sont : l'*artère récurrente radiale antérieure*, l'*artère transverse antérieure du carpe* et l'*artère radio-palmaire*.

L'*artère récurrente radiale antérieure* naît de l'artère radiale tout près de son origine. Elle se dirige en dehors, puis en haut entre le long supinateur et le brachial antérieur et s'anastomose avec une branche de l'artère collatérale externe.

L'*artère transverse antérieure du carpe* est très grêle. Elle longe le bord inférieur du muscle carré pronateur et s'anastomose avec une artère semblable née de l'artère cubitale.

L'*artère radio-palmaire* se détache de l'artère radiale au moment où celle-ci contourne le bord externe du carpe. Elle descend verticalement en bas pour se terminer dans les muscles de l'éminence thénar. Quand cette artère est volumineuse elle va s'anastomoser à plein canal avec la terminaison de l'artère cubitale, complétant ainsi l'arcade palmaire superficielle.

2°) Dans sa partie carpienne l'artère radiale fournit deux branches collatérales grêles : l'*artère interosseuse dorsale du carpe* et l'*artère interosseuse dorsale du premier espace.*

L'*artère interosseuse dorsale du carpe* naît de l'artère radiale, se dirige transversalement en dedans et s'anastomose avec une petite artère fournie par la cubitale. Elle repose sur la face postérieure des os de la seconde rangée du carpe et se trouve recouverte par les tendons des muscles extenseurs. Pendant ce trajet transversal elle fournit des branches collatérales grêles qui descendent le long des trois derniers espaces interosseux.

L'*artère interosseuse dorsale du premier espace* naît de l'artère radiale au niveau de l'extrémité proximale du premier espace interosseux. Elle descend entre le muscle interosseux dorsal du premier espace et le muscle adducteur du pouce et se termine en deux branches qui vont devenir l'artère collatérale externe de l'indicateur et l'artère collatérale interne et externe du pouce.

3°) Dans sa partie palmaire, l'artère radiale fournit :

a) des *rameaux ascendants* grêles destinés aux articulations du carpe ;

b) des *branches postérieures* ou *perforantes* qui traversent les trois derniers espaces interosseux et s'anastomosent avec les interosseuses postérieures nées de l'artère transverse dorsale du carpe ;

c) des *branches descendantes* ou *artères interosseuses palmaires* au nombre de trois ou de quatre, qui descendent au-devant des muscles interosseux et vont s'anastomoser, au niveau des articulations métacarpo-phalangiennes, avec les branches descendantes fournies par l'arcade palmaire superficielle.

Artère cubitale.

C'est la branche interne de bifurcation de l'artère humérale. Beaucoup plus volumineuse que l'artère radiale, elle naît avec cette dernière un peu en-dessous du pli du coude et s'étend jusque dans la paume de la main où elle se termine en formant l'arcade palmaire superficielle.

Trajet. A partir de son origine l'artère cubitale se dirige obliquement en bas et en dedans, en dessous de tous les muscles épitrochléens. Arrivée ainsi au-devant du cubitus, elle se recourbe en bas et descend verticalement le long de la partie inférieure de la région antérieure de l'avant-bras. Elle passe au-devant du ligament annulaire antérieur du carpe, en dehors de l'os pisiforme, et pénètre dans la paume de la main où elle se termine en décrivant une courbe à convexité inférieure appelée *arcade palmaire superficielle.*

Rapports. Dans sa *portion antibrachiale,* l'artère est profonde dans ses deux tiers supérieurs, superficielle et sous-aponévrotique dans son tiers inférieur. Dans sa *partie supérieure* elle croise, en arrière, le tendon d'insertion du muscle brachial antérieur et repose sur le muscle fléchisseur profond commun des doigts contre lequel elle est maintenue par une lame aponévrotique. Elle est croisée par le nerf médian et recouverte par les muscles épitrochléens.

Dans sa *partie inférieure* l'artère repose sur le muscle fléchisseur profond commun des doigts et le muscle carré pronateur, elle est située entre le tendon du muscle cubital antérieur qui est en dedans et les tendons du muscle fléchisseur superficiel commun des doigts qui est en dehors, accompagnée le long de son bord interne par le nerf cubital. Elle est recouverte par une double lame aponévrotique dont l'une représente l'aponévrose d'enveloppe de l'avant-bras, l'autre le feuillet profond qui recouvre le muscle fléchisseur profond commun des doigts.

Dans sa *partie carpienne,* l'artère cubitale, accompagnée du nerf cubital, passe au-devant du ligament annulaire antérieur du carpe, dans une gaîne ostéo-fibreuse formée en dedans par l'os pisiforme et, en avant, par une expansion fibreuse que le tendon du muscle cubital antérieur envoie au ligament annulaire.

Dans sa *portion palmaire,* l'artère est recouverte par le muscle cutané palmaire, puis elle s'incline en dehors, au-devant des tendons des fléchisseurs immédiatement en-dessous de l'aponévrose palmaire moyenne.

Branches collatérales. 1°) Le long de l'*avant-bras,* l'artère cubitale fournit, à côté de nombreux rameaux musculaires et cutanés, le *tronc commun des récurrentes cubitales,* le *tronc commun des interosseuses,* l'*artère transverse dorsale du carpe* et l'*artère transverse antérieure du carpe.*

Le *tronc commun des artères récurrentes cubitales* naît de l'origine de l'artère cubitale, se dirige transversalement en dedans et se divise en une *artère récurrente antérieure,* qui monte entre le muscle rond pronateur et le muscle brachial antérieur pour s'anastomoser avec une branche de l'artère collatérale interne, et une *artère récurrente postérieure,* qui passe sous l'insertion du muscle fléchisseur superficiel des doigts, remonte ensuite vers l'articulation du coude où elle s'anastomose avec l'artère du nerf cubital et avec une branche de l'artère collatérale interne.

Le *tronc commun des interosseuses* naît de la face postérieure de la cubitale au niveau de la tubérosité bicipitale du radius ; de là elle se porte horizontalement en arrière et se bifurque en deux branches :

a) L'artère interosseuse antérieure descend sur la face antérieure du ligament interosseux jusque sur la face profonde du muscle carré pronateur.

b) L'artère interosseuse postérieure passe au-dessus du ligament interosseux et devient dorsale. Là elle se recourbe en bas, descend entre le court supinateur et le long abducteur du pouce, puis entre les muscles du plan superficiel et ceux du plan profond de la région postérieure de l'avant-bras, et se laisse poursuivre jusque sur la face dorsale du carpe.

L'*artère transverse antérieure du carpe* très grêle, longe le bord inférieur du muscle carré pronateur.

L'*artère transverse postérieure du carpe*, très grêle également, va s'anastomoser avec l'artère transverse dorsale née de l'artère radiale.

2°) Dans la *paume de la main*, l'artère cubitale se termine en s'anastomosant avec l'artère radio-palmaire née de l'artère cubitale. Elle fournit, à la base de l'éminence hypothénar, l'artère radio-cubitale qui passe entre l'adducteur et l'opposant du pouce pour aller s'anastomoser avec l'arcade palmaire profonde.

De son bord convexe elle fournit quatre *artères digitales* qui descendent verticalement en bas sous l'aponévrose palmaire moyenne. La première digitale descend au-devant des muscles de l'éminence hypothénar et va devenir l'artère collatérale palmaire interne du petit doigt. Les trois autres digitales descendent derrière l'aponévrose palmaire moyenne, arrivées dans le voisinage de l'articulation métacarpo-phalangienne elles se réunissent avec les artères interosseuses antérieures correspondantes en formant un tronc unique. Celui-ci va se bifurquer en artère collatérale interne et artère collatérale externe pour les deux doigts voisins. Ces artères collatérales longent de chaque côté la gaîne tendineuse des doigts et se laissent poursuivre jusqu'à l'extrémité de la troisième phalange.

Aorte thoracique.

Elle commence sur la face latérale gauche de la quatrième vertèbre dorsale, où elle se continue avec la crosse de l'aorte, et s'étend jusque sur la face antérieure de la onzième vertèbre dorsale où elle traverse l'orifice aortique du muscle diaphragme pour devenir aorte abdominale.

Trajet. Elle traverse de haut en bas le médiastin postérieur en suivant une direction légèrement oblique en bas, en dedans et en avant.

Rapports. Elle répond, *en arrière*, à la colonne vertébrale dont elle est séparée par le tronc des veines intercostales supérieures gauches et par la veine demi-azygos ;

en avant et de haut en bas : à la bronche et aux vaisseaux pulmonaires gauches, au péricarde et à l'extrémité inférieure de l'œsophage qui passe au-devant de l'aorte pour se rendre vers le trou œsophagien du muscle diaphragme ;

à *droite*, à l'œsophage en haut, à la grande veine azygos, au canal thoracique et à la plèvre médiastine en bas ;

à *gauche*, elle est recouverte par la plèvre médiastine et répond par là à la face interne du poumon gauche.

Le rapport le plus important est celui qu'elle affecte avec l'œsophage. Au niveau des vertèbres dorsales moyennes l'œsophage passe au-devant des corps des vertèbres, tandis que l'aorte est située sur leur face latérale gauche. Dans leur trajet descendant les deux organes se déplacent : l'aorte, en glissant derrière l'œsophage, s'incline lentement vers la ligne médiane pour venir se placer au-devant des vertèbres dorsales inférieures, tandis que l'œsophage dévie à gauche en passant au-devant de l'aorte thoracique.

Branches collatérales. Les branches nées de l'aorte thoracique se divisent en *viscérales* et en *pariétales.*

Les branches viscérales comprennent les *artères bronchiques,* les *artères œsophagiennes* et les *artères médiastines.* Les branches pariétales sont représentées par les *artères intercostales inférieures* ou *artères intercostales aortiques.*

1°) *Artères bronchiques.* Au nombre de deux ou trois, une droite et une ou deux gauches, les artères bronchiques naissent de la face inférieure de la crosse de l'aorte, à l'endroit où celle-ci se recourbe pour devenir aorte descendante. De là elles se dirigent en avant et en dehors, gagnent la face postérieure de la bronche correspondante avec laquelle elles pénètrent dans l'intérieur du poumon et dont elles accompagnent les branches de division et de subdivision.

2°) *Artères œsophagiennes.* Elles naissent en nombre variable de la face antérieure de l'aorte thoracique et se ramifient dans les parois de l'œsophage.

3°) *Artères médiastines.* Ce sont des artères très grêles qui naissent de l'aorte thoracique et sont destinées aux différents organes du médiastin postérieur : ganglions lymphatiques, péricarde, piliers du diaphragme, etc.

4°) *Artères intercostales inférieures.* Ce sont les branches les plus importantes fournies par l'aorte thoracique. Elles sont généralement au nombre de neuf de chaque côté, les deux premiers espaces intercostaux recevant leurs artères de l'intercostale supérieure, née de l'artère sous-clavière. Elles naissent de la face postérieure de l'aorte thoracique ; les supérieures se dirigent obliquement en haut et en dehors ; les moyennes, transversalement en dehors ; les inférieures, obliquement en bas et en dehors. A cause de la situation de l'aorte thoracique un peu à gauche de la ligne médiane, les intercostales droites passent au-devant des corps des vertèbres. Arrivée dans l'espace intercostal au niveau de la tête des côtes, chaque artère intercostale se divise en une *branche dorsale* et une *branche intercostale.*

La *branche dorsale* traverse d'avant en arrière l'espace intertransversaire correspondant, abandonne un *rameau spinal* qui traverse le trou de conjugaison pour pénétrer dans la cavité rachidienne, puis va se terminer dans les muscles du dos.

La *branche antérieure* ou *artère intercostale proprement dite* se dirige en dehors, au milieu de l'espace intercostal entre la plèvre et le muscle intercostal externe. Vers l'angle de la côte l'artère se divise en une branche inférieure et une branche supérieure. La branche inférieure, grêle, va longer le bord supérieur de la côte inférieure. La branche supérieure, plus volumineuse, s'engage dans la gouttière creusée le long du bord inférieur de la côte supérieure, entre les deux muscles intercostaux. Elle parcourt cette gouttière entre le nerf qui est en-dessous et la veine qui est au-dessus. Les intercostales supérieures se terminent en s'anastomosant avec les intercostales antérieures correspondantes, nées de l'artère mammaire interne. Les intercostales inférieures pénètrent dans l'épaisseur de la paroi antéro-latérale de l'abdomen, entre le muscle petit oblique et le muscle transverse.

Aorte abdominale.

L'aorte abdominale s'étend depuis la onzième vertèbre dorsale, où elle se continue avec l'aorte thoracique, jusqu'au bord inférieur du corps de la quatrième vertèbre lombaire où elle se divise en deux branches terminales : les deux *artères iliaques primitives*. Elle a une longueur d'environ 15 centimètres et diminue de volume de haut en bas.

Trajet. Elle est située sur la ligne médiane, au-devant des corps des vertèbres lombaires, entre les piliers du muscle diaphragme.

Rapports. Elle répond, *en arrière*, à la colonne lombaire dont elle est séparée par les veines lombaires gauches.

En avant, l'artère, à son origine, est recouverte par le plexus solaire. Elle est croisée par le pancréas, la troisième portion du duodénum, la veine splénique, la veine rénale gauche et le bord adhérent du mésentère.

A droite, l'aorte répond à la veine cave inférieure dont elle est séparée en haut par le pilier droit du muscle diaphragme.

A gauche, elle répond au pilier gauche du muscle diaphragme et au bord antéro-interne du rein gauche.

Branches collatérales. En traversant la cavité abdominale, l'aorte fournit un grand nombre de branches collatérales que l'on peut subdiviser en deux groupes : les *artères pariétales* et les *artères viscérales*.

Les *artères pariétales* sont les *artères diaphragmatiques* et les *artères lombaires.*

Les *artères viscérales* comprennent des artères impaires et des paires. Les artères impaires sont, de haut en bas : le *tronc coeliaque*, l'*artère mésentérique supérieure* et l'*artère mésentérique inférieure.* Les artères paires comprennent les *artères capsulaires*, les *artères rénales* et les *artères spermatiques* chez l'homme, ou *ovariques* chez la femme.

1°) *Artères diaphragmatiques inférieures.* Elles naissent de l'aorte immédiatement en dessous de l'orifice aortique du muscle diaphragme. De là, chaque artère se dirige en haut et en dehors, en passant au devant du pilier correspondant du muscle diaphragme, et va se ramifier sur la face inférieure de ce muscle entre lui et le péritoine pariétal qui le recouvre. En passant dans le voisinage de la capsule surrénale, l'artère diaphragmatique inférieure lui abandonne une branche : l'*artère capsulaire supérieure.*

2) *Artères lombaires.* Elles naissent, au nombre de quatre de chaque

côté, de la face postérieure de l'aorte abdominale, se dirigent en dehors, passent sous les arcades aponévrotiques du muscle psoas et, arrivées au niveau des apophyses costiformes des vertèbres lombaires, elles se divisent en une *branche dorsale* et une *branche abdominale*. La *branche dorsale* passe entre les apophyses costiformes des vertèbres, abandonne un *rameau spinal* qui traverse le trou de conjugaison pour pénétrer dans la cavité rachidienne, puis va se terminer dans les muscles du dos. La *branche abdominale* passe entre le muscle carré lombaire et l'aponévrose d'insertion du muscle transverse, puis entre ce dernier muscle et le muscle petit oblique pour se ramifier dans l'épaisseur de la paroi antéro-latérale de l'abdomen.

3) *Tronc coeliaque.* C'est une artère volumineuse qui naît de la face antérieure de l'aorte abdominale, immédiatement en-dessous de l'orifice aortique du diaphragme. A partir de son origine elle se dirige horizontalement en avant, pour se diviser bientôt en trois branches terminales : l'*artère coronaire stomachique*, l'*artère splénique* et l'*artère hépatique*.

L'*artère coronaire stomachique* se dirige en haut et en dehors jusqu'au bord droit du cardia. Là elle abandonne des rameaux oesophagiens et des rameaux cardiaques puis se recourbe en bas, longe le bord droit de l'estomac auquel elle fournit des branches, entre les deux feuillets de l'épiploon gastro-hépatique, et se termine dans le voisinage du pylore en s'anastomosant avec l'artère pylorique.

L'*artère splénique* naît du tronc coeliaque, se dirige transversalement à gauche, vers le bord supérieur du pancréas qu'elle longe jusqu'au niveau du hile de la rate, où elle arrive en passant entre les deux feuillets du ligament pancréatico-liénal et où elle se divise en plusieurs branches terminales.

Pendant ce trajet elle fournit : *a)* Des *artères pancréatiques;*

b) L'*artère gastro-épiploïque gauche* qui naît de l'artère splénique un peu au-devant du hile de la rate, va longer la grande courbure de l'estomac de gauche à droite et s'anastomoser avec l'artère gastro-épiploïque droite.

c) Les *vaisseaux courts*. Ceux-ci, au nombre de quatre à six, proviennent de l'artère splénique dans le voisinage de la rate, et entrent dans le ligament gastro-liénal avec lequel elles gagnent le grand cul-de-sac de l'estomac.

L'*artère hépatique* provient du tronc coeliaque. Elle se dirige à droite en passant au-devant du pilier droit du diaphragme et de la veine cave inférieure, dans l'épaisseur de l'épiploon gastro-hépatique avec lequel elle gagne le hile du foie. Dans cet épiploon elle est placée au-devant de la veine porte et à gauche du canal cholédoque. Arrivée au hile du foie, elle se divise en deux branches qui pénètrent dans la profondeur des deux lobes. Pendant se trajet elle fournit : *a) l'artère pylorique*, artère grêle qui, au niveau du pylore, se recourbe pour longer la petite courbure de l'estomac et s'anastomoser avec l'artère coronaire stomachique ; *b) l'artère gastro-épiploïque droite*, artère plus volumineuse qui passe verticalement derrière la première portion du duodénum, puis se recourbe à gauche dans l'épaisseur du grand épiploon, le long de la grande courbure de l'estomac. Au moment où elle se recourbe elle fournit *l'artère pancréatico-duodénale* supérieure, qui contourne la tête du pancréas et s'anastomose avec l'artère pancréatico-duodénale inférieure, branche de l'artère mésentérique supérieure ; *c) l'artère cystique* qui se ramifie sur les deux faces de la vésicule biliaire.

4) *Artère mésentérique supérieure.* C'est une artère volumineuse qui nait de la face antérieure de l'aorte en arrière de la tête du pancréas. A partir de son origine elle se dirige en bas, passe entre le bord inférieur du pancréas et le bord supérieur de la troisième portion du duodénum, croise la face antérieure de cette troisième portion et pénètre entre les deux feuillets du mésentère Dans l'épaisseur du mésentère elle décrit une large courbe à convexité dirigée en bas et à gauche, et se termine au niveau de l'embouchure de l'intestin grêle dans le gros intestin.

Au nivean du bord inférieur du pancréas elle fournit une branche collatérale, *l'artère pancréatico-duodénale inférieure*, qui contourne la tête du pancréas et va s'anastomoser avec l'artère pancréatico-duodénale supérieure née de l'artère hépatique.

Entre les deux feuillets du mésentère elle fournit, de son bord convexe, les *artères intestinales* et, de son bord concave, les *artères coliques droites.*

Les *artères intestinales*, au nombre de seize à vingt, naissent du bord convexe de la mésentérique supérieure et descendent entre les deux feuillets du mésentère. Après un trajet de quelques centimètres chaque artère se bifurque en deux branches ; celles-ci s'anastomosent avec les branches des artères voisines de façon à former une longue série d'arcades artérielles, d'où naissent des artères plus petites et plus nombreuses ; celles-ci se bifurquent à leur tour et s'anastomosent, formant une deuxième série d'arcades d'où partent des branches plus nombreuses encore, qui se bifurquent et s'anastomosent à leur tour dans le voisinage immédiat du bord adhérent de l'intestin grêle. De cette troisième série d'arcades artérielles partent les artères qui vont se ramifier dans les parois de l'intestin grêle.

Les *artères coliques droites*, au nombre de trois, naissent de la face concave de l'artère mésentérique supérieure. De là elles se dirigent en dehors, en dessous du feuillet pariétal du péritoine. L'*artère colique supérieure* pénètre dans l'épaisseur du mésocolon transverse et, dans le voisinage du bord adhérent du colon, se divise en une branche gauche, qui va s'anastomoser avec la branche supérieure de l'artère colique gauche, et une branche droite ou inférieure qui va s'anastomoser avec la branche supérieure née de l'artère colique moyenne. L'*artère colique moyenne* se dirige en dehors et se termine, au niveau du colon ascendant, en une branche supérieure et une branche inférieure.

L'*artère colique inférieure* ou *artère ilio-colique* se dirige en bas et en dehors ; dans le voisinage du coecum, elle se termine en une branche supérieure s'anastomosant avec la colique moyenne, une branche inférieure s'anastomosant avec la terminaison de l'artère mésentérique elle-même, et une branche moyenne qui se ramifie sur le coecum.

Toutes ces branches artérielles, en s'anastomosant, forment des arcades artérielles qui longent le bord postéro-interne du colon ascendant et de la moitié droite du colon transverse et d'où naissent les artères nourricières pour toute la moitié droite du gros intestin.

5) *Artère mésentérique inférieure.* Elle naît de la face antéro-latérale gauche de l'aorte abdominale, à trois ou quatre centimètres au-dessus de la bifurcation de cette dernière. A partir de son origine elle descend obliquement à gauche, derrière le feuillet pariétal du péritoine, et se divise bientôt en deux branches : le *tronc commun des artères coliques gauches* et l'*artère hémorrhoïdale supérieure.*

Le *tronc des coliques gauches* se divise en trois branches qui s'écartent l'une de l'autre en se bifurquant. Les branches artérielles qui en proviennent vont s'anastomoser entre elles, de façon à former des arcades artérielles qui longent le bord postéro-interne du colon descendant, du colon iliaque et du colon pelvien. La branche supérieure s'anastomose avec une branche de l'artère colique supérieure droite.

La branche inférieure s'anastomose avec une branche de l'artère hémorrhoïdale. De toutes ces arcades naissent les artères nourricières pour les parois de la moitié gauche du gros intestin.

L'*artère hémorrhoïdale supérieure* descend entre les deux feuillets du mésocolon pelvien, pour gagner la face postérieure du rectum. Au niveau de l'ampoule rectale elle se divise en deux branches qui descendent le long du rectum jusqu'à l'anus.

6) *Artère capsulaire moyenne.* Elle naît de chaque côté de l'aorte au niveau de l'origine de l'artère mésentérique supérieure, se dirige en dehors et se termine dans la capsule surrénale.

7) *Artère rénale.* Elle naît de l'aorte au niveau du corps de la deuxième vertèbre lombaire, se dirige en dehors, en arrière de la veine rénale correspondante. Celle du côté droit passe encore derrière la veine cave inférieure. Au niveau du hile du rein chaque artère se divise en plusieurs branches qui pénètrent dans le hile, au-devant et en arrière du bassinet. Pendant ce trajet transversal, l'artère rénale fournit une branche à la capsule surénale correspondante, c'est l'*artère capsulaire inférieure.*

8) *Artères spermatiques.* Ce sont des artères excessivement grêles qui naissent de l'aorte un peu en dessous de l'origine de l'artère rénale Elles se dirigent obliquement en bas et en dehors, derrière le péritoine au-devant du muscle psoas. Elles croisent successivement l'uretère et les vaisseaux iliaques externes et arrivent ainsi jusqu'au niveau de l'orifice péritonéal du canal inguinal dans lequel elles s'engagent. L'artère parcourt le canal inguinal, descend avec le cordon spermatique jusque dans la profondeur des bourses où elle se termine, en se divisant en *artère testiculaire* et *artère épididymaire.*

L'*artère utéro-ovarique* remplace chez la femme l'artère spermatique de l'homme. Elle naît de l'aorte abdominale et se dirige obliquement en bas et en dehors jusqu'au niveau du détroit supérieur du petit bassin. Là, elle pénètre entre les deux feuillets du ligament large et arrivée au niveau de l'ovaire, se divise en une branche ovarique qui pénètre dans le hile de l'ovaire, et une branche utérine qui va s'anastomoser avec une branche de l'artère utérine.

Branches terminales. Au niveau du bord inférieur du corps de la quatrième vertèbre lombaire, l'aorte abdominale se divise en branches terminales : l'*artère sacrée moyenne* et les *deux artères iliaques primitives*

Artère sacrée moyenne.

Elle naît de la face postérieure de l'aorte, au niveau de l'origine es artères iliaques primitives, descend verticalement en bas, au-devant u corps de la cinquième vertèbre lombaire, du sacrum et du coccyx, t se termine en s'anastomosant avec les artères sacrées latérales.

Pendant ce trajet elle fournit :

1° Au niveau du corps de la cinquième vertèbre lombaire, l'*artère ombaire inférieure* qui se comporte comme les artères lombaires nées le l'aorte.

2° Au devant de chaque vertèbre sacrée, une branche transver-ale qui va s'anastomoser avec des rameaux de l'artère sacrée latérale.

Artère iliaque primitive.

Elle s'étend depuis la bifurcation de l'aorte abdominale jusqu'au iiveau de la symphyse sacro-iliaque où elle se termine en deux bran-hes : l'*artère iliaque interne* et l'*artère iliaque externe.*

Trajet. La direction de l'artère est oblique en bas et en dehors.

Rapports. En arrière, l'artère iliaque primitive répond au corps de a cinquième vertèbre lombaire et au bord interne du muscle psoas.

En avant, tapissée par le péritoine, elle est croisée par l'uretère et par les vaisseaux spermatiques chez l'homme, tandis que chez la femme es vaisseaux utéro-ovariques longent son bord externe.

Chaque artère iliaque primitive affecte un rapport particulier avec a veine correspondante. A *droite*, la veine iliaque primitive est placée en dehors et en arrière de l'artère. A *gauche*, la veine est située en de-lans de l'artère. Au niveau du corps de la cinquième vertèbre lom-baire, la veine iliaque primitive gauche passe derrière l'artère iliaque primitive droite pour se réunir avec la veine iliaque primitive droite et constituer la veine cave inférieure.

Artère iliaque interne.

L'*artère iliaque interne* ou *artère hypogastrique* est la branche de division interne de l'artère iliaque primitive. Elle commence vis-à-vis de l'articulation sacro-iliaque, pénètre dans l'excavation pelvienne, appliquée par le péritoine contre la paroi latérale de l'excavation et, arrivée à la partie supérieure de la grande échancrure sacro-sciatique, elle se divise généralement en deux troncs qui vont donner naissance à un nombre considérable de branches.

Ces branches se laissent subdiviser en deux groupes : des *brancl* *intrapelviennes* et des *branches extrapelviennes.*

Les *branches intrapelviennes* sont ou des branches viscérales : l'*artè* *hémorrhoïdale moyenne*, les *artères vésicales*, l'*artère utérine* et l'*artère v* *ginale* ; ou des branches pariétales : l'*artère ombilicale*, l'*artère ili* *lombaire* et les *artères sacrées latérales.*

Les *branches extrapelviennes* sont au nombre de quatre : l'*artè* *fessière*, l'*artère obturatrice*, l'*artère ischiatique* et l'*artère honteuse co* *mune.*

1°) *Artère ombilicale.* Cette artère est très volumineuse chez le fœtu où elle paraît être la continution de l'artère iliaque interne. Elle na du tronc antérieur de l'artère, monte sur le côté de la vessie, le lo de la face postérieure de la paroi abdominale antérieure jusqu'a niveau de l'ombilic, parcourt ensuite le cordon ombilical pour se ram fier dans le placenta. Après la naissance elle s'oblitère jusque da le voisinage immédiat de l'artère iliaque interne, et se trouve ain remplacée chez l'adulte par un cordon fibreux. La partie qui res perméable donne origine à deux petites artères qui sont les *artèr* *vésicales supérieures.* Celles-ci vont se ramifier dans les parois latéral de la vessie.

2°) *Artère vésicale inférieure.* Elle naît de l'artère hypogastrique c de l'artère hémorrhoïdale moyenne et va se distribuer au bas-fond c la vessie.

3°) *Artère hémorrhoïdale moyenne.* Elle naît de la branche antérieu de l'artère iliaque interne, souvent d'un tronc commun avec l'artè vésicale inférieure, et va se ramifier dans la paroi latérale du rectu au niveau de l'ampoule.

4°) *Artère utérine.* Elle provient du tronc antérieur de l'iliaque i terne, se dirige transversalement en dedans, étant renfermée dans l bord inférieur du ligament large. Au niveau du cul-de-sac latéral d vagin elle se recourbe en haut, longe le bord latéral de la matrice ju qu'à son angle supérieur. Là, elle se recourbe en dehors pour s'anasto moser avec une branche de l'artère utéro-ovarique dans l'épaisseur d l'aileron postérieur du ligament large. En longeant le bord latéral d la matrice elle abandonne à cet organe de nombreuses branches uté rines.

5°) *Artère vaginale.* Elle naît souvent d'un tronc commun avec l'ar tère utérine, se porte en dedans et en bas jusqu'au niveau du bor latéral du vagin, où elle se divise en une branche antérieure et un branche postérieure qui vont se ramifier sur les deux faces du vagin.

6°) *Artère ilio-lombaire.* Elle provient du tronc postérieur de l'artère iliaque interne, se dirige en haut et en arrière, au devant de l'articulation sacro-iliaque, croise le détroit supérieur du petit bassin, passe sous le muscle psoas où elle se divise en *branches ascendantes*, qui se ramifient dans le psoas et dans le muscle carré lombaire, et en *branches transversales*, qui vont se ramifier dans la fosse iliaque interne.

7°) *Artères sacrées latérales.* Au nombre de deux de chaque côté, elles naissent du tronc postérieur de l'iliaque interne et vont se ramifier sur la face antérieure du sacrum, s'anastomosant avec les branches transversales de l'artère sacrée moyenne. Au niveau des trous sacrés antérieurs, elles donnent des branches qui pénètrent dans les canaux sacrés, abandonnant des rameaux aux racines des nerfs sacrés et des rameaux aux muscles et aux téguments de la région sacrée.

8°, *Artère obturatrice.* Elle naît du tronc postérieur de l'iliaque interne, se dirige horizontalement eu avant en longeant la paroi latérale du petit bassin, accompagnée par le nerf obturateur et recouverte par le péritoine pariétal. Elle parcourt le canal sous-pubien et arrive dans les muscles dans la région interne de la cuisse dans lesquels elle se termine.

9°) *Artère fessière.* Elle représente la terminaison du tronc postérieur de l'artère iliaque interne. Arrivée à la partie la plus élevée du grand trou sacro-sciatique, elle se recourbe en dehors, sort du bassin au-dessus du muscle pyramidal et arrive dans la région fessière, où elle se divise en plusieurs branches qui vont se ramifier dans les trois muscles fessiers.

10°) *Artère ischiatique.* Elle forme la branche postérieure de bifurcation du tronc antérieur de l'artère iliaque interne. Elle sort du bassin par la partie la plus inférieure du grand trou sacro-sciatique, en dessous du muscle pyramidal, entre dans la région fessière où elle descend entre l'ischion et le grand trochanter, pour se ramifier dans les muscles de la partie supérieure de la région postérieure de la cuisse.

11°) *Artère honteuse commune.* Elle forme la branche antérieure de bifurcation du tronc antérieur de l'artère iliaque interne, sort du bassin avec l'artère ischiatique, le nerf honteux commun et le grand nerf sciatique, en passant en dessous du bord inférieur du muscle pyramidal. Arrivée dans la région fessière elle s'applique contre l'épine sciatique, passe par le petit trou sacro-sciatique et arrive ainsi dans la région périnéale postérieure où elle longe la paroi externe du creux ischio-rectal, étant située entre le muscle obturateur interne et son aponévrose. Elle continue son trajet le long du bord inférieur de la branche ischio-pubienne, étant renfermée entre les deux feuillets du ligament de CARCASONNE, et s'étend jusqu'au niveau de bord inférieur de la symphyse pubienne où elle se termine en deux branches terminales : l'*artère dorsale de la verge* et l'*artère du corps caverneux.*

Pendant son trajet dans la région périnéale elle fournit successivement : l'*artère hémorhoïdale inférieure* qui traverse le creux ischio-rectal pour se distribuer à la partie terminale du rectum ; l'*artère périnéale superficielle* qui contourne le bord postérieur du muscle transverse superficiel du périnée et se ramifie dans la région périnéale antérieure, jusque dans les bourses chez l'homme et jusque dans les grandes lèvres chez la femme. A partir de ce moment l'artère honteuse commune prend le nom d'*artère périnéale profonde.* En longeant le bord inférieur de la branche ischio-pubienne elle fournit l'*artère transverse du bulbe*, qui traverse le feuillet inférieur du ligament de CARCASONNE, croise transversalement le périnée uréthral et se termine dans le bulbe de l'urèthre.

En dessous de la symphyse pubienne l'artère périnéale profonde se divise en *artère du dos de la verge* et en *artère du corps caverneux.* L'*artère caverneuse* pénètre dans la racine du corps caverneux, parcourt ce corps lui-même jusqu'à son extrémité antérieure en donnant de toutes parts des rameaux au tissu caverneux. L'*artère dorsale de la verge* traverse le ligament de CARCASONNE, sous le bord inférieur de la symphyse pubienne, et gagne ainsi le dos de la verge qu'elle parcourt jusqu'au niveau de la base du gland. Là elle forme, en s'anastomosant avec l'artère du côté opposé, un cercle artériel complet.

Chez la femme les deux branches terminales de l'artère honteuse commune sont beaucoup moins développées. Elles forment l'*artère du corps caverneux du clitoris* et l'*artère dorsale du clitoris.*

Artère iliaque externe.

C'est la branche de bifurcation externe de l'artère iliaque primitive. Elle commence vis-à-vis de l'articulation sacro-iliaque et s'étend jusque en dessous de l'arcade crurale où elle prend le nom d'*artère fémorale.*

Trajet. Elle a une direction oblique en bas, en avant et en dehors, continuant la direction de l'artère iliaque primitive.

Rapports. En *arrière*, l'artère répond au muscle psoas dont elle longe le bord interne dans sa partie supérieure, et sur lequel elle repose dans sa partie inférieure. En *avant*, l'artère, recouverte par le péritoine, est croisée, près de l'arcade crurale, par le canal déférent et la veine circonflexe iliaque.

En *dedans* elle répond à la veine iliaque externe.

Branches collatérales. Tout près de l'arcade crurale l'artère iliaque externe fournit deux branches collatérales : l'*artère circonflexe iliaque* et l'*artère épigastrique*.

L'*artère circonflexe iliaque* naît du côté externe de l'artère, se dirige ensuite en haut et en dehors, dans l'épaisseur de l'aponévrose iliaque, jusqu'au niveau de l'épine iliaque antérieure et supérieure où elle se divise en deux branches : l'une, *ascendante*, va se ramifier dans les muscles larges de l'abdomen ; l'autre, *horizontale*, longe quelque temps la crête iliaque pour se terminer également dans les muscles larges.

L'*artère épigastrique* naît du côté interne de l'artère iliaque externe, ordinairement à un centimètre au-dessus de l'arcade crurale. Elle se dirige d'abord en dedans, sous l'orifice péritonéal du canal inguinal ; arrivée en dedans de cet orifice, elle décrit une courbe à concavité externe, enlaçant la courbe à concavité interne décrite par le canal déférent chez l'homme et par le ligament rond chez la femme. Elle contourne ainsi en bas et en dedans l'orifice postérieur du canal inguinal, se dirige ensuite en haut et en dedans, étant renfermée dans le tissu conjonctif sous-péritonéal, recouverte par le péritoine qu'elle soulève en un repli séparant la fossette inguinale externe de la fossette inguinale moyenne. Elle gagne ensuite la face postérieure du muscle grand droit de l'abdomen, s'engage sous la ligne demi-circulaire de DOUGLAS et pénètre dans la gaine du grand droit, où elle va s'anastomoser avec des branches de l'artère mammaire interne.

Pendant ce trajet l'artère épigastrique fournit l'*artère funiculaire*, branche grêle qui traverse la paroi postérieure du canal inguinal, entre dans la constitution du cordon spermatique et se distribue au muscle crémaster et à la tunique vaginale commune.

Elle fournit encore un *rameau anastomotique avec l'artère obturatrice*, rameau qui passe derrière la branche ischio-pubienne. Ce rameau est d'ordinaire excessivement grêle, l'artère obturatrice est alors une branche de l'artère iliaque interne. Quelquefois il est plus volumineux ; l'artère obturatrice semble alors provenir à la fois de l'artère épigastrique et de l'artère iliaque interne. Dans un grand nombre de cas, la racine fournie par l'artère iliaque interne fait défaut : l'artère obturatrice naît de l'artère iliaque externe d'un tronc commun avec l'artère épigastrique.

Si ce tronc commun est *court*, l'anomalie artérielle n'a aucune importance pratique. Il en est tout autrement dans les cas où le tronc commun est *long*, car alors l'artère obturatrice, à partir de son origine et avant de croiser la face postérieure de la branche ischio-pubienne, contourne le bord supérieur de l'anneau crural, de telle sorte qu'elle affecte des rapports importants avec cet anneau dans les cas de hernie crurale.

Artère fémorale.

C'est la continuation de l'artère iliaque externe. Elle commence au niveau de l'arcade crurale et s'étend jusqu'au niveau de l'anneau du troisième adducteur, qu'elle traverse pour pénétrer dans le creux poplité devenant *artère poplitée.*

Trajet. Elle traverse la région antéro-interne de la cuisse, en suivant le trajet d'une ligne qui relie le milieu de l'arcade crurale au bord interne de la rotule. Pendant ce trajet descendant, elle s'incline lentement en arrière, de telle sorte que, antérieure à la partie supérieure de la cuisse, elle occupe la face interne au niveau de l'anneau du troisième adducteur.

Rapports. Elle est accompagnée dans toute son étendue par la veine fémorale. Celle-ci est placée en dedans de l'artère au moment où elle passe sous l'arcade crurale; à quelques centimètres en dessous de cette dernière, elle s'incline en arrière pour se mettre derrière l'artère, position qu'elle occupe jusque dans le creux poplité. Ces deux vaisseaux sont renfermés dans un dédoublement de l'aponévrose crurale qui forme la *gaine des vaisseaux cruraux*. La partie supérieure évasée de cette gaine aponévrotique porte encore le nom de *canal crural*. La partie inférieure de cette gaine, renforcée par une expansion aponévrotique du muscle vaste interne vers le tendon du troisième adducteur, porte le nom de *canal de Hunter*. Le nerf crural, à la partie supérieure de la cuisse, est placé en dehors de la gaine, entre le muscle psoas et son aponévrose. A quelques centimètres en dessous de l'arcade, le nerf saphène interne, branche du nerf crural, entre dans la gaine des vaisseaux et la parcourt, étant situé en dehors de l'artère. Au niveau de l'anneau du troisième adducteur, le nerf croise l'artère pour devenir interne.

La gaine des vaisseaux cruraux présente des rapports qui varient de haut en bas.

Dans sa *partie supérieure*, depuis l'arcade crurale jusqu'à l'endroit où la gaine est croisée par le muscle couturier, l'artère est superficielle et sous-aponévrotique. Elle repose sur le bord antérieur de l'os coxal et l'articulation coxo-fémorale par l'intermédiaire du muscle psoas-iliaque, puis sur le muscle pectiné et le muscle petit adducteur. Elle forme la perpendiculaire du triangle de SCARPA circonscrit par l'arcade crurale, le muscle conturier et le muscle long adducteur. Dans sa *partie moyenne*, elle passe entre le couturier qui est en avant et le tendon du muscle moyen adducteur qui est en arrière. Dans sa *partie inférieure*, la gaine des vaisseaux cruraux devenue canal de HUNTER est située entre le couturier qui est en dedans et le vaste interne qui est en dehors.

Branches collatérales. L'artère fémorale donne un grand nombre de branches collatérales, dont les plus importantes naissent dans le voisinage plus ou moins immédiat de l'arcade crurale.

1°) L'*artère sous-cutanée abdominale*, très grêle, naît de la face antérieure de l'artère fémorale en dessous de l'arcade crurale. Elle traverse le feuillet superficiel de l'aponévrose crurale, puis se recourbe en haut au-devant de l'arcade crurale pour se terminer dans le voisinage de l'ombilic.

2°) Les *artères honteuses externes*, au nombre de deux, sont deux artères grêles qui naissent de la face interne de l'artère fémorale en dessous de l'arcade et vont se ramifier dans la partie antérieure des bourses chez l'homme, dans le mont de Vénus et les grandes lèvres chez la femme.

3°) L'*artère fémorale profonde* est une branche volumineuse qui naît de la face postérieure de la fémorale à environ 4 ou 5 centimètres en dessous de l'arcade. A partir de son origine elle se dirige en arrière, puis se recourbe en bas, pour descendre verticalement en arrière de la fémorale superficielle dont elle s'écarte progressivement. Elle croise l'insertion inférieure du muscle pectiné et du muscle petit adducteur, passe derrière le tendon d'insertion du muscle moyen adducteur, pour traverser le troisième adducteur, en devenant *perforante inférieure*, et se distribuer dans les muscles de la région postérieure de la cuisse. Pendant ce trajet descendant elle fournit un certain nombre de *branches perforantes* qui traversent les arcades formées par les tendons des muscles adducteurs, pour se terminer dans les muscles de la région postérieure en s'anastomosant en haut avec les branches de l'artère ischiatique, en bas avec une des branches de l'artère poplitée.

4°) L'*artère circonflexe interne* naît souvent de l'origine de l'artère fémorale profonde, se dirige en arrière en passant entre le muscle psoas et le muscle pectiné, contourne le col du fémur et se termine en branches terminales au-devant du muscle carré de la cuisse.

5°) L'*artère circonflexe externe* provient du côté externe de la fémorale profonde, souvent d'un tronc commun avec l'artère musculaire superficielle. Elle se dirige en dehors, derrière le muscle couturier et le muscle droit antérieur de la cuisse, contourne le bord inférieur du grand trochanter en traversant le muscle vaste externe et va se terminer dans les muscles de la région postérieure de la cuisse.

6°) L'*artère musculaire superficielle* naît de la fémorale profonde, d'un tronc commmn avec l'artère circonflexe externe, se dirige obliquement en bas et en dehors et va se distribuer aux quatre chefs du muscle quadriceps crural.

Dans le voisinage immédiat de l'anneau du troisième adducteur l'artère fémorale fournit encore deux branches artérielles ; l'une traverse la paroi antérieure du canal de HUNTER, longe le bord postérieur du muscle couturier et accompagne le nerf saphène interne jusque sur la face interne du genou, c'est l'*artère articulaire superficielle*. L'autre descend directement dans l'épaisseur du muscle vaste interne, c'est l'*artère grande anastomotique*.

Artère poplitée.

Elle s'étend depuis l'anneau du troisième adducteur, où elle se continue avec l'artère fémorale, jusque un peu en dessous de l'arcade aponévrotique du muscle soléaire, où elle se divise en deux branches terminales : l'*artère tibiale antérieure* et le *tronc tibio-péronier*.

Trajet. Elle traverse de haut en bas et un peu de dedans en dehors toute l'étendue du creux poplité.

Rapports. L'artère répond, *en avant*, à la partie inférieure du fémur, au ligament postérieur de l'articulation du genou et au muscle poplité dont elle est séparée par une couche de graisse. *En arrière*, elle est accompagnée par la veine poplitée qui est située un peu en dehors d'elle. Derrière la veine passe le nerf sciatique poplité interne. Ces trois organes sont entourés de toutes parts par de la graisse qui les sépare de l'aponévrose jambière fermant le creux poplité.

Latéralement, l'artère poplitée répond, dans le triangle supérieur du creux, aux tendons d'insertion du muscle biceps en dehors, du demi-tendineux et surtout du demi-membraneux qui sont en dedans. Dans le triangle inférieur elle répond au jumeau interne en dedans, au jumeau externe et au muscle plantaire grêle en dehors.

Branches collatérales. Pendant son trajet descendant l'artère poplitée fournit des *branches articulaires* et des *branches musculaires.*

Les branches articulaires naissent de la face antérieure de l'artère. Elles sont au nombre de cinq, deux supérieures, une moyenne et deux inférieures. Les articulaires supérieures se dirigent transversalement l'une en dedans et l'autre en dehors. L'interne passe sous les tendons du demi-tendineux et du demi-membraneux, contourne le bord interne du fémur et se ramifie dans les parties voisines de l'articulation du genou. L'articulaire externe passe sous le tendon du biceps fémoral, contourne le bord externe du fémur et se distribue dans la région antéro-externe de l'articulation.

L'articulation moyenne se dirige en avant et se distribue dans le ligament postérieur et les ligaments croisés.

L'articulaire inférieure externe contourne le cartilage semi-lunaire, en passant sous le ligament latéral externe de l'articulation du genou. L'articulaire inférieure interne contourne la tubérosité interne du tibia, en passant sous le ligament latéral interne. Les deux artères se terminent sur la face antérieure de l'articulation du genou.

Les *artères musculaires* ou *jumelles*, au nombre de deux, naissent de la face postérieure de l'artère poplitée et se terminent dans les muscles jumeaux.

Artère tibiale antérieure.

C'est la branche antérieure de division de l'artère poplitée. A partir de son origine elle se dirige en avant, traverse l'espace interrosseux au dessus du ligament interosseux, puis se recourbe en bas pour descendre le long de la face antérieure du ligament en devenant de plus en plus interne. Arrivée au niveau du cou de pied, elle passe sous le ligament annulaire dorsal du tarse où elle prend le nom d'*artère pédieuse.*

Trajet. Dans la région antérieure de la jambe, elle suit le trajet d'une ligne tirée du milieu de l'espace compris entre la tête du péroné et la tubérosité externe du tibia d'une part, le milieu de l'espace intermalléolaire d'autre part.

Rapports. Profonde dans la partie supérieure de la région, où elle est appliquée contre le ligament interosseux, l'artère devient plus superficielle dans la partie inférieure où elle repose sur la face antéro-externe du tibia.

Dans son *tiers supérieur*, elle est située entre le muscle tibial antérieur et le muscle extenseur commun des orteils. Dans sa *partie moyenne*, elle descend entre le tibial antérieur et l'extenseur propre du gros orteil. Dans son tiers inférieur elle est croisée par le tendon de ce dernier muscle, de telle sorte qu'elle se trouve entre le tendon de l'extenseur propre qui est en dedans et celui de l'extenseur commun qui est en dehors.

Dans tout ce trajet elle est accompagnée par ses deux veines satellites et par le nerf tibial antérieur. Celui-ci se trouve en dehors de l'artère dans la partie supérieure de la région. Il passe ensuite insensiblement au-devant, puis en dedans de l'artère.

Branches collatérales. L'artère tibiale antérieure fournit un grand nombre de rameaux *musculaires* et *cutanés*. Parmi ces branches il en est trois plus volumineuses et plus constantes : 1°) l'*artère récurrente tibiale antérieure* qui se détache de la tibiale au moment où elle traverse l'espace interosseux, monte entre le tibia et la face profonde du muscle tibial et se termine au niveau de la tubérosité antérieure du tibia.

2°) l'*artère malléolaire externe* naît un peu au-dessus de l'articulation tibio-tarsienne, se dirige en dehors sous les tendons des muscles pour se ramifier au niveau de la malléole.

3° l'*artère malléolaire interne*, un peu moins volumineuse que l'externe, se ramifie le long du bord antérieur de la malléole interne.

Artère pédieuse.

Elle commence au niveau du bord inférieur du ligament annulaire dorsal du tarse, où elle se continue avec l'artère tibiale antérieure, et s'étend jusqu'à l'extrémité proximale du premier espace interosseux, qu'elle traverse de haut en bas pour s'anastomoser à la plante du pied avec l'artère plantaire externe.

Trajet. Elle suit la direction d'une ligne menée du milieu de espace intermalléolaire jusqu'à la partie postérieure du premier space interosseux.

Rapports. L'artère repose sur les os et les ligaments du tarse (tête le l'astragale, scaphoïde et deuxième cunéiforme).

Elle chemine entre le tendon du muscle extenseur propre du gros orteil qui est en dedans et le premier chef du tendon du muscle extenseur commun des orteils qui est en dehors, accompagnée par les deux veines et par le nerf pédieux qui est en dedans.

Elle est recouverte immédiatement par l'aponévrose moyenne du dos du pied, ou aponévrose pédieuse, et croisée, près de l'extrémité proximale du premier espace interosseux, par le tendon interne du muscle pédieux. Au-dessus de l'aponévrose pédieuse, on rencontre aponévrose superficielle, le tissu conjonctif sous-cutané avec les veines et les nerfs superficiels et la peau.

Branches collatérales. L'artère pédieuse fournit des *rameaux internes* qui se rendent aux téguments du bord interne du pied. Elle fournit encore des *branches externes* parmi lesquelles deux importantes : *artère transverse dorsale du tarse* et l'*artère transverse dorsale du métatarse.*

L'*artère transverse dorsale du tarse* naît de l'artère pédieuse au niveau du scaphoïde, se dirige, en dehors, en dessous du muscle pédieux, et se termine au bord externe du pied en se divisant en un rameau postérieur, qui se ramifie sur la malléole externe, et un rameau antérieur, qui va s'anastomoser avec l'*artère transverse dorsale du métatarse.* Celle-ci provient de l'artère pédieuse au niveau de l'articulation métatarso-cunéenne, se dirige transversalement en dehors sous les tendons du muscle pédieux et, arrivée au bord externe du pied, elle s'anastomose avec une branche de l'artère dorsale du tarse en formant une arcade à convexité antérieure : l'*arcade dorsale du pied.*

De cette arcade naissent les *artères interosseuses dorsales* des trois derniers espaces interosseux. L'*interosseuse dorsale du premier espace* provient directement de l'artère pédieuse au moment où elle traverse le premier espace. Ces artères interosseuses dorsales parcourent les espaces interosseux correspondants en s'anastomosant avec les interosseuses plantaires par une artère perforante postérieure et une artère perforante antérieure. Arrivée au niveau de l'articulation métatarso-phalangienne, chaque artère interosseuse dorsale se bifurque en deux branches qui sont les *artères collatérales dorsales des orteils.*

Tronc tibio-péronier.

C'est la branche de division postérieure de l'artère poplitée. E commence sous l'arcade aponévrotique du muscle soléaire et, apı un trajet de quelques centimètres, se divise en *artère péronière* *artère tibiale postérieure*. Pendant ce trajet elle est accompagnée p ses deux veines et par le nerf tibial postérieur situé en arrière et peu en dehors. Elle est appliquée, par le feuillet profond de l'apor vrose jambière, sur les muscles du plan profond de la région pos rieure de la jambe. Le tronc tibio-péronier fournit des *branches mı culaires* au muscle soléaire, l'*artère nourricière du tibia* et l'*artère réc rente tibiale interne* ; celle-ci contourne le bord interne du tibia po se terminer sur la face interne de cet os.

Artère péronière.

C'est la branche externe de bifurcation du tronc tibio-péroni

Trajet. A partir de son origine elle se dirige en bas et en deho gagne le bord interne du péroné, le long duquel elle descend entre muscle tibial postérieur et le muscle long fléchisseur propre du gr orteil. En descendant elle devient de plus en plus profonde, de façon arriver sur la face postérieure du ligament interosseux au niveau (la partie inférieure de la jambe. Là, elle se divise en une branc antérieure et une branche postérieure.

La branche antérieure, *artère péronière antérieure*, traverse le lig ment interosseux et va se ramifier sur la malléole externe. Dans l cas où l'artère tibiale antérieure se termine à la partie inférieure (la jambe, l'artère péronière antérieure, plus volumineuse, va deven l'artère pédieuse. Celle-ci présente alors un trajet anormal à la fac profonde du muscle pédieux jusqu'au niveau de l'extrémité proxima du premier espace interosseux.

La branche postérieure, *artère péronière postérieure*, va se ramifi sur la face externe du calcanéum.

Pendant son trajet descendant, l'artère péronière fournit un non bre considérable de *rameaux musculaires* aux muscles péroniers (aux muscles profonds de la région postérieure de la jambe.

Rapports. L'artère est appliquée contre les muscles du plan pro fond par le feuillet profond de l'aponévrose jambière. Elle est croisé à son origine par le nerf tibial postérieur.

Artère tibiale postérieure.

C'est la branche interne de division du tronc tibio-péronier. Elle s'étend depuis la bifurcation de ce dernier jusque sur la face inférieure du calcanéum, où elle se divise en *artère plantaire interne* et en *artère plantaire externe*.

Trajet. Elle continue la direction de l'artère poplitée et suit le trajet d'une ligne tirée du milieu du creux poplité jusque un peu en dehors de la malléole interne ; elle parcourt ensuite la gouttière rétro-malléo-aire et gagne ainsi la face interne concave du calcanéum.

Rapports. Accompagnée de ses deux veines et du nerf tibial posté-ieur qui est placé en dehors d'elle, elle se trouve, dans sa *portion ambière*, appliquée contre les muscles du plan profond par le feuillet profond de l'aponévrose jambière. Elle répond, en haut, au muscle ibial postérieur et, plus bas, au muscle fléchisseur commun des orteils qui la sépare du tibia. Elle est recouverte par les muscles du plan superficiel, l'aponévrose superficielle, le pannicule adipeux et la eau.

Au niveau de la partie inférieure de la jambe et surtout dans la *outtière rétro-malléolaire*, les muscles du plan superficiel ont disparu. L'artère devient sous-aponévrotique, recouverte par deux lames super-cielle et profonde de l'aponévrose jambière, le pannicule adipeux et la eau. Elle descend entre la malléole interne et le bord interne du ten-on d'Achille, reposant en avant sur le tendon du muscle fléchisseur ommun des orteils.

Branches collatérales. Pendant ce trajet descendant elle fournit de ombreux *rameaux musculaires*, *tégumentaires* et *périostiques*.

Artère plantaire interne.

C'est la branche de division interne de l'artère tibiale postérieure.

Trajet. A partir de son origine, à la face interne du calcanéum u-dessus de l'extrémité postérieure du muscle adducteur du gros rteil, elle se dirige en avant, au-dessus de l'aponévrose plantaire, ntre les muscles de la région plantaire interne et ceux de la région antaire moyenne. Arrivée près de l'extrémité postérieure du premier étatarsien, elle se termine en se divisant en une branche interne, qui a devenir la collatérale plantaire interne du gros orteil, et une branche xterne qui, en se bifurquant, va fournir la collatérale plantaire externe u premier et la collatérale plantaire interne du deuxième orteil.

Artère plantaire externe.

C'est la branche de division externe de l'artère tibiale postérieu

Trajet. Plus volumineuse que l'artère plantaire interne, elle dirige, à partir de son origine, obliquement en dehors et en avant, passant entre le muscle court fléchisseur commun des orteils et muscle accessoire du long fléchisseur. Arrivée au niveau de l'ext mité proximale du cinquième métatarsien elle se recourbe brusq ment en dedans, entre les muscles interosseux et le muscle abduct oblique du gros orteil, jusqu'au niveau de l'extrémité proximale premier espace où elle s'anastomose à plein canal avec l'art pédieuse.

Branches collatérales. En traversant la plante du pied elle four de nombreux rameaux musculaires et articulaires.

Dans la dernière partie de son trajet, elle forme une vérita *arcade plantaire.* De la face supérieure de cette arcade naissent artères perforantes postérieures, qui traversent les trois derni espaces interosseux pour s'anastomoser avec les artères interosseu dorsales correspondantes.

De son bord antérieur naissent les quatre *artères interosse plantaires* et l'*artère collatérale plantaire externe du petit orteil.*

Les *artères interosseuses plantaires* parcourent d'arrière en av les espaces interosseux. Celle du premier espace se bifurque p s'anastomoser avec les branches terminales de l'artère plant interne. Les interosseuses du deuxième, troisième et quatriè espaces parcourent les espaces interosseux correspondants pour terminer, au niveau de l'articulation métatarso-phalangienne, en d branches qui vont devenir les collatérales plantaires interne et exte des deux orteils voisins.

Les artères collatérales dorsales et plantaires des orteils rest donc indépendantes les unes des autres, contrairement à ce qu passe au niveau de la main où les artères digitales et interosseu palmaires se réunissent en un tronc unique d'où nait, de chaque c une seule artère collatérale palmaire.

Circulation veineuse.

Le sang veineux qui provient de la profondeur de tous les orga et de tous les tissus est amené à l'oreillette droite du cœur par tr veines volumineuses : la *grande veine coronaire* ramenant le sang veineux de la substance propre du cœur,

la *veine cave supérieure* amenant le sang veineux de toute la partie sus-diaphragmatique du corps, et

la *veine cave inférieure* amenant à l'oreillette droite le sang veineux de toute la partie sous-diaphragmatique.

Système des veines cardiaques.

Les veines qui sortent de la profondeur du myocarde vont se déverser dans l'oreillette droite du cœur en formant soit la *grande veine coronaire*, soit les *petites veines coronaires*.

La *grande veine coronaire* commence sur la face antéro-supérieure du cœur près de la pointe. Elle monte dans le sillon interventriculaire supérieur jusqu'au niveau du sillon auriculo-ventriculaire en recevant, comme veines collatérales, les rameaux veineux des deux ventricules et de l'oreillette gauche. Elle contourne ensuite la face gauche du cœur, croise sa face inférieure, étant toujours située dans le sillon auriculo-ventriculaire et va s'ouvrir dans l'oreillette droite, à côté du sillon interauriculaire, par un orifice garni de la valvule de Thébésius.

Petites veines coronaires. Elles proviennent de la paroi supérieure et de la paroi externe du ventricule droit et s'ouvrent directement dans l'oreillette droite.

Système de la veine cave supérieure.

Veine cave supérieure. C'est la veine volumineuse qui amène à l'oreillette droite le sang veineux de la partie sus-diaphragmatique du corps.

Origine et trajet. Elle commence vis-à-vis du cartilage de la première côte droite, où elle se forme par la réunion des deux troncs veineux brachio-céphaliques. Elle se dirige en bas au devant de la bronche, de l'artère et de la veine pulmonaires droites, pénètre dans le péricarde et s'ouvre dans l'oreillette droite à droite de l'aorte ascendante, au point de réunion de sa paroi supérieure avec sa paroi postérieure. Elle a une longueur de quatre à cinq centimètres.

Branches collatérales. A côté des *veines thymiques*, *péricardiques* et *des diaphragmatiques droites*, la veine cave supérieure reçoit, comme branche importante, la *grande veine azygos* établissant une large anastomose entre le système de la veine cave supérieure et celui de la veine cave inférieure.

Troncs veineux brachio-céphaliques droit et gauche. Chaque tronc veinc brachio-céphalique commence vis à-vis de l'articulation sterno-cla culaire correspondante, où il se forme par la réunion de la veine ju laire interne avec la veine sous-clavière. Comme les deux troncs réunissent à droite de la ligne médiane pour former la veine ca supérieure, ils diffèrent entre eux par leur *longueur*, leur *direction* leurs *rapports*.

Le *tronc veineux brachio-céphalique droit* est le plus court. Il a u direction presque verticale. Il répond, en dehors, à la plèvre droite en dedans, au tronc artériel brachio-céphalique, séparé de ce dern par le nerf pneumo-gastrique.

Le *tronc veineux brachio-céphalique gauche* traverse obliquement partie supérieure du médiastin antérieur. Il passe derrière l'extrém supérieure du sternum, dont il est séparé par le thymus chez enfants et par le tissu conjonctif qui le remplace chez l'adulte. Il cro la face antérieure et supérieure de la crosse aortique ainsi que les tr troncs artériels qui en partent.

Branches collatérales. Les troncs veineux brachio-céphaliqu reçoivent, de chaque côté, comme branches collatérales, les branch veineuses qui correspondent aux branches artérielles nées de l'artè sous-clavière, à l'exception de la *veine scapulaire postérieure* et de *veine scapulaire supérieure* qui se rendent dans la veine jugula externe.

Ils reçoivent donc :

1) La *veine vertébrale* qui croise la face antérieure de l'artère sou clavière.

2) La *veine intercostale supérieure.*

3) La *veine cervicale profonde.*

4) Les *veines mammaires internes*, qui, au nombre de deux, acco pagnent l'artère correspondante et se réunissent en un tronc uniq avant de se jeter dans le tronc veineux.

5) Les *veines thyroïdiennes inférieures* qui sortent du bord inférie du corps thyroïde, descendent au-devant de la trachée-artère, passe derrière l'extrémité supérieure du sternum et se rendent dans le tro veineux brachio-céphalique gauche.

Veines jugulaires. Les veines du cou sont au nombre de trois chaque côté : une veine profonde, la *veine jugulaire interne*, qui corre pond à la carotide primitive ; deux veines superficielles ou sous-cut nées, la *veine jugulaire externe* et la *veine jugulaire antérieure.*

Veine jugulaire antérieure. La veine jugulaire antérieure commence dans la région sus-hyoïdienne par des branches musculaires et cutanées. Elle descend verticalement de chaque côté de la ligne médiane, dans un dédoublement de l'aponévrose cervicale superficielle jusque un peu au-dessus de la fourchette du sternum. Là, elle se coude en dehors, passe derrière le muscle sterno-cléido-mastoïdien et va s'ouvrir dans la veine sous-clavière.

Veine jugulaire externe. Elle commence au niveau de l'angle du maxillaire inférieur où elle traverse l'aponévrose parotidienne pour se continuer avec la veine temporo-maxillaire. De là elle se dirige obliquement en bas et un peu en arrière, étant située entre l'aponévrose cervicale superficielle et la face profonde du muscle peaucier ; elle croise le muscle sterno-cléido-mastoïdien, s'engage dans le triangle sus-clavier, traverse l'aponévrose un peu au-dessus de la clavicule, passe sous l'extrémité inférieure du muscle sterno-cléido-mastoïdien et va se jeter dans la veine sous-clavière.

Cette veine est pourvue de deux valvules : l'une vers le milieu de son trajet, l'autre au niveau de son embouchure dans la veine sous-clavière.

Elle reçoit, comme branches collatérales, les *veines occipitales superficielles* venant de la région de la nuque et de la région occipitale, la *veine scapulaire supérieure* et la *veine scapulaire postérieure.*

Veine jugulaire interne. Elle commence à la base du crâne au niveau du trou déchiré postérieur, par une partie élargie appelée *golfe* de la veine jugulaire. Elle se continue à ce niveau avec le sinus latéral. Elle traverse ensuite toute l'étendue de la région cervicale, en accompagnant la carotide interne et la carotide primitive, et va se réunir avec la veine sous-clavière pour constituer le tronc veineux brachio-céphalique. Pendant ce trajet descendant elle contourne lentement la face externe de la carotide correspondante. A son origine elle est située, en effet, en arrière de la carotide interne, tandis que dans la région sous-hyoïdienne elle recouvre la face antéro-externe de la carotide primitive. Plus bas encore elle croise, à droite, l'artère sous-clavière tandis que, à gauche, elle accompagne la carotide primitive jusque dans la cage thoracique.

Branches collatérales. Elle reçoit, comme branches collatérales, les branches veineuses qui correspondent aux branches artérielles nées de l'artère carotide externe. On les divise en branches *antérieures*, *internes* et *postérieures*. La branche interne est la *veine pharyngienne inférieure* qui naît d'un plexus veineux du pharynx.

Les branches postérieures sont au nombre de deux : la *veine occipitale profonde* et la *veine auriculaire postérieure*. Celle-ci se jette d'ordinaire dans la veine temporo-maxillaire qui, avant de devenir veine jugulaire externe, envoie une branche anastomotique, à travers la parotide, à la veine jugulaire interne.

Les branches antérieures comprennent : la *veine thyroïdienne moyenne*, la *veine thyroïdienne supérieure*, la *veine linguale* et la *veine faciale*.

La *veine thyroïdienne moyenne* correspond à l'artère thyroïdienne inférieure ; elle se jette directement dans la veine jugulaire interne vers le milieu de la région sous-hyoïdienne.

La *veine thyroïdienne supérieure* se réunit avec la veine faciale et la veine linguale en formant un tronc veineux volumineux. Celui-ci croise transversalement l'artère carotide externe et l'artère carotide interne, un peu au-dessus de la bifurcation de l'artère carotide primitive, pour se jeter dans la veine jugulaire interne.

Les *veines linguales* se divisent en superficielles et profondes. Les veines superficielles de la face inférieure de la pointe portent encore le nom de *veines ranines*. Toutes ces veines vont former un tronc unique, qui accompagne le nerf grand hypoglosse sur la face externe du muscle hyo-glosse, séparé par ce dernier muscle de l'artère linguale. Il se réunit avec la veine thyroïdienne supérieure et avec la veine faciale avant de s'ouvrir dans la veine jugulaire interne.

La *veine faciale* commence à la partie moyenne du front de chaque côté de la ligne médiane, sous le nom de *veine frontale*. Elle descend jusqu'à la racine du nez où elle s'anastomose avec celle du côté opposé. Elle descend alors, sous le nom de *veine angulaire*, dans le sillon qui existe entre le nez et la joue. A son origine, au niveau de l'angle interne de l'œil, elle s'anastomose avec la veine ophtalmique établissant une communication directe entre le sinus caverneux et la veine angulaire. Elle reçoit la *veine palpébrale inférieure*, la *veine du sac lacrymal* et les *veines de l'aile du nez*. Elle traverse alors, sous le nom de *veine faciale*, la région de la joue, étant située en dehors de l'artère faciale, et gagne le bord antérieur du muscle masséter où elle rejoint l'artère. Pendant ce trajet elle reçoit des *veines massétérines*, des *veines buccales* et les deux *veines coronaires labiales*. Arrivée au bord in férieur du corps du maxillaire inférieur elle quitte de nouveau l'artère faciale, entre dans la loge sous-maxillaire, croise la face externe de la glande sous-maxillaire, passe en dehors du muscle digastrique et du muscle stylo-hoïdien, forme un tronc commun avec la veine linguale et la veine thyroïdienne supérieure et va se déverser dans la veine jugulaire interne.

Veines d'origine de la jugulaire interne. Au niveau du trou déchiré postérieur la veine jugulaire interne se continue avec le *sinus latéral* qui communique, à son tour, avec les autres sinus de la dure-mère. Nous étudierons ces sinus avec la circulation veineuse de l'encéphale.

Veine temporo-maxillaire. C'est la veine d'origine de la jugulaire interne. Elle commence au niveau du col du condyle du maxillaire inférieur par la réunion de la *veine temporale superficielle* et de la *veine maxillaire interne*, les deux veines qui accompagnent les branches de division et de subdivision des deux artères correspondantes. La veine temporo-maxillaire traverse ensuite de haut en bas la glande parotidienne. A son origine elle est accollée à l'artère carotide externe. Pendant son trajet descendant elle s'écarte de la carotide en devenant superficielle, envoie une branche anastomotique à la jugulaire interne, traverse l'aponévrose au niveau de l'angle du maxillaire inférieur et devient veine jugulaire externe.

Veine sous-clavière. C'est le gros tronc veineux qui ramène à la veine cave supérieure tout le sang veineux du membre supérieur. Elle commence vis-à-vis de la clavicule, à la partie supérieure du creux axillaire, en se continuant avec la veine axillaire, passe sur la première côte, au-devant de l'insertion inférieure du muscle scalène antérieur qui la sépare de l'artère sous-clavière, et va se réunir avec la veine jugulaire interne pour former le tronc veineux brachio-céphalique.

Elle reçoit, comme branches collatérales, la veine jugulaire antérieure et la veine jugulaire externe.

Veines du membre supérieur. Elles se divisent en *veines profondes* et en *veines superficielles*.

Les *veines profondes* suivent le trajet des artères. Chaque artère est accompagnée de deux veines qui l'enlacent. Il n'y a d'exception que pour l'artère axillaire qui n'est accompagnée que d'une seule *veine axillaire*. Celle-ci est placée en dedans et un peu au-devant de l'artère.

Les *veines superficielles* sont complètement indépendantes des artéres. Elles sont sus-aponévrotiques, étant situées soit dans l'épaisseur du fascia superficialis, soit dans le tissu conjonctif sous-cutané. Elles suivent la direction de l'axe du membre supérieur, s'anastomosent souvent entre elles en formant un réseau veineux plus ou moins compliqué. A différents points elles communiquent avec les veines profondes par des branches anastomotiques qui traversent l'aponévrose d'enveloppe du membre.

Veines de la main. Les veines superficielles sont beaucoup plus développées du côté de la face dorsale que du côté de la face palmaire. Au niveau de la face dorsale de la main elles commencent par les *veines collatérales des doigts* qui se réunissent sur le dos de la main en un réseau veineux ou en formant une *arcade veineuse.* Du côté radial de la main cette arcade donne naissance à une veine plus volumineuse, la *veine céphalique du pouce*, qui, après avoir reçu les veines collatérales dorsales du pouce, prend le nom de *veine radiale.* Du côté cubital de la main, l'arcade donne naissance à la *veine salvatelle* qui, plus haut, va prendre le nom de *veine cubitale.*

Du côté de la face palmaire des doigts et de la main on trouve un réseau veineux très fin, donnant naissance à une ou deux veines peu importantes qui gagnent la région antérieure de l'avant-bras.

Veines de l'avant-bras. Les veines de l'avant-bras prédominent du côté de la face antérieure. Elles naissent de l'arcade veineuse dorsale et du réseau veineux palmaire de la main. Elles sont généralement au nombre de trois : la *veine radiale*, la *veine cubitale* et la *veine médiane.*

La *veine radiale* est la continuation, le long de l'avant-bras, de la veine céphalique du pouce. Elle monte d'abord le long du côté externe du carpe et de l'avant-bras, contourne d'arrière en avant le bord radial de ce dernier, pour monter ensuite le long de la partie externe de la face antérieure de l'avant-bras jusqu'au-dessus du pli du coude, où elle va se réunir avec la *veine médiane-céphalique*, branche de la veine médiane, pour constituer la *veine céphalique.*

Vers la partie moyenne de l'avant-bras, la veine radiale abandonne une branche collatérale, qui monte le long de la face antérieure de l'avant-bras et va se réunir avec la veine médiane née du réseau veineux de la paume de la main.

La *veine cubitale* fait suite à la veine salvatelle née de l'extrémité interne de l'arcade veineuse dorsale. Elle monte le long de la partie interne de la face postérieure de l'avant-bras, contourne lentement d'arrière en avant le bord interne de ce dernier pour venir occuper la partie interne de la face antérieure du pli du coude. Un peu au-dessus de ce dernier, elle reçoit la *veine médiane-basilique*, branche de la veine médiane, et devient *veine basilique*.

La *veine médiane* sort du réseau veineux palmaire, monte sur la face antérieure de l'avant-bras, reçoit une branche veineuse volumineuse de la veine radiale et se laisse poursuivre jusque un peu en dessous du pli du coude. Là, elle reçoit une branche anastomotique née des veines profondes, qui traverse à ce niveau l'aponévrose de l'avant-bras, puis elle se divise en une branche externe et une branche interne. La branche externe, *veine médiane-céphalique*, monte dans le sillon délimité par le relief des muscles épicondyliens et celui du muscle biceps, et va se réunir avec la veine radiale pour constituer la *veine céphalique*. La branche interne, *veine médiane-basilique*, se dirige obliquement en haut et en dedans, croise l'expansion aponévrotique du biceps qui la sépare de l'artère et des veines humérales, et va se réunir avec la veine cubitale pour former la *veine basilique*.

Veines du bras. Le long du bras on ne trouve que deux veines superficielles : la *veine basilique* et la *veine céphalique*.

La *veine basilique* monte le long du bord interne du biceps. Arrivée vers le milieu du bras, elle traverse l'orifice de l'aponévrose d'enveloppe qui donne passage au nerf cutané brachial interne. Elle devient ainsi sous-aponévrotique et va s'ouvrir soit dans la veine humérale interne, soit plus haut dans la veine axillaire.

La *veine céphalique* monte le long du bord externe du biceps, en recevant les veines superficielles du bras. Elle parcourt le sillon qui sépare le muscle deltoïde du muscle grand pectoral, traverse l'aponévrose du muscle grand pectoral, croise l'apophyse coracoïde de l'omoplate où elle reçoit la *veine acromio-thoracique*, traverse ensuite l'aponévrose clavi-pectorale et va s'ouvrir dans la veine axillaire à la partie supérieure du creux de l'aisselle.

Système de la veine cave inférieure.

Veine cave inférieure. La veine cave inférieure est la veine volumineuse qui amène à l'oreillette droite du cœur le sang veineux de la partie sous-diaphragmatique du corps.

Elle commence, au niveau du ménisque interarticulaire qui unit la quatrième et la cinquième vertèbres lombaires, par la réunion des deux veines iliaques primitives. Cette réunion se fait un peu en dehors de la ligne médiane, à droite de la terminaison de l'aorte abdominale. A partir de son origine la veine cave inférieure se dirige en haut jusqu'au niveau de la face postérieure du foie. Là elle s'engage dans le sillon vertical droit du foie, traverse le trou carré du muscle diaphragme, soulève quelque peu le péricarde et va s'ouvrir dans l'oreillette droite au point de réunion de sa paroi inférieure avec sa paroi postérieure.

Rapports. La veine cave inférieure répond : *en arrière*, aux corps des vertèbres lombaires, à l'insertion du muscle psoas, aux artères lombaires et à l'artère rénale du côté droit ; *en dehors*, au bord interne du rein droit ; *en dedans*, à l'aorte abdominale dont elle est séparée en haut par le pilier droit du muscle diaphragme.

Elle est recouverte par le péritoine et répond, de bas en haut, au bord adhérent du mésentère, à la troisième portion du duodénum, à la tête du pancréas et à la première courbure du duodénum. Entre cette dernière et la face inférieure du foie elle limite, en arrière, l'hiatus de WINSLOW qui la sépare de la veine porte.

Branches collatérales. La veine cave inférieure reçoit, sur son trajet ascendant, comme branches collatérales, toutes les veines qui correspondent aux branches artérielles nées de l'aorte abdominale.

Les branches de l'aorte se divisent, avons-nous vu, en branches impaires et en branches paires. Celles-ci à leur tour comprennent des branches viscérales et des branches pariétales.

Les veines qui correspondent aux branches artérielles paires nées de l'aorte se jettent *directement* dans la veine cave inférieure. Ce sont :

1°) Les *veines rénales*, une de chaque côté. Ce sont des veines volumineuses qui sortent du hile du rein et se rendent transversalement dans la veine cave en passant au-devant de l'artère correspondante.

La veine rénale gauche, plus longue que la veine rénale droite, croise l'aorte abdominale et reçoit sur son trajet la *veine capsulaire moyenne gauche* et la *veine spermatique gauche* chez l'homme ou *veine utéro-ovarique* chez la femme.

2°) Les *veines capsulaires*. La gauche s'ouvre dans la veine rénale, la droite dans la veine cave.

3) Les *veines spermatiques* se forment en nombre variable dans la profondeur des bourses par la réunion des veines testiculaires et des veines épididymaires. Elles montent dans le cordon spermatique en

formant le *plexus pampiniforme*. Ce plexus traverse le canal inguinal ; arrivé au niveau de l'orifice péritonéal de ce dernier il se sépare du canal déférent, en continuant son trajet ascendant à côté de l'artère spermatique. Les veines qui le constituent se réunissent bientôt en une veine unique qui va se jeter dans la veine rénale à gauche et dans la veine cave inférieure à droite.

Les *veines ovariques* sortent du bord adhérent de l'ovaire, montent, au sortir du bord externe du ligament large, le long de la face antérieure du muscle psoas et se terminent comme les veines spermatiques chez l'homme.

4) Les *veines lombaires*, au nombre de quatre de chaque côté, se jettent directement dans la veine cave. Les veines lombaires gauches passent derrière l'aorte abdominale. Elles commencent entre les muscles larges de l'abdomen où elles s'anastomosent, en bas, avec les veines épigastriques et les veines ilio-lombaires ; en arrière, avec les veines rachidiennes ; en haut, avec l'origine des veines azygos.

5) Les *veines diaphragmatiques inférieures* qui sont satellites des artères.

Système de la veine porte.

Les branches veineuses impaires, qui correspondent aux branches artérielles impaires nées de l'aorte abdominale, vont se réunir ensemble pour constituer un système veineux particulier, le *système de la veine porte*. Celui-ci va traverser le réseau capillaire du foie avant de se déverser dans la veine cave inférieure. Le système de la veine porte se forme par la réunion de la *veine mésentérique inférieure*, de la *veine mésentérique supérieure*, de la *veine splénique* et de la *veine coronaire stomachique*, c'est-à-dire de toutes les veines qui proviennent de la partie sous-diaphragmatique du tube intestinal.

Veine mésentérique inférieure. Elle se forme par la réunion des *veines coliques gauches*, provenant de la moitié gauche du gros intestin, et de la *veine hémorrhoïdale supérieure*, constituée par les veines provenant de la partie supérieure du rectum. Elle monte verticalement le long du côté gauche de la colonne vertébrale, passe derrière la troisième portion du duodénum et le corps du pancréas et va s'ouvrir dans la veine splénique. Dans les parois du rectum cette veine s'anastomose, par l'intermédiaire du plexus hémorrhoïdal, avec les veines hémorrhoïdales moyenne et inférieure qui se rendent dans la veine cave inférieure. Ainsi se forme une large anastomose entre la circulation de la veine cave et la circulation de la veine porte.

Veine mésentérique supérieure. Elle se trouve entre les deux feuillets du mésentère, à droite de l'artère correspondante. Elle se forme par la réunion de toutes les veines venant du duodénum, de l'intestin grêle et de la moitié droite du gros intestin. Elle passe avec l'artère derrière la tête du pancréas où elle va se réunir avec la veine splénique pour constituer la veine porte.

Veine splénique. Elle sort du hile de la rate, reçoit les veines qui correspondent aux vaisseaux courts et à l'artère gastro-épiploïque gauche, longe la face postérieure du pancréas en recevant la veine mésentérique inférieure, les veines pancréatiques, quelquefois aussi la veine coronaire stomachique et, arrivée au niveau de la tête pancréas, se réunit avec la veine mésentérique supérieure pour former la veine porte.

Veine coronaire stomachique. Elle provient de la courbure droite de l'estomac et va se réunir soit avec la veine splénique, soit avec la veine porte.

Veine porte. Le tronc de la veine porte résulte de la réunion de la veine mésentérique supérieure et de la veine splénique, réunion qui se fait derrière la tête du pancréas. De là il se dirige à droite, passe derrière la première portion du duodénum, entre les deux feuillets du ligament hépato-duodénal, étant situé en arrière du canal cholédoque et de l'artère hépatique, et gagne ainsi le hile du foie où il se divise en deux branches destinées aux deux lobes du foie. Pendant ce trajet il reçoit la *veine cystique*, quelquefois aussi la *veine coronaire stomachique.*

Les deux branches de la veine porte pénètrent dans la profondeur des lobes hépatiques, elles se divisent et se subdivisent en accompagnant les ramifications de l'artère hépatique et des conduits biliaires. Au niveau des lobules du foie, elles forment les *veines interlobulaires* qui, en s'anastomosant entre elles, constituent un plexus veineux périlobulaire. De ce plexus partent des capillaires veineux qui traversent le lobule hépatique en se mettant en connexion étroite avec les cellules hépatiques. Ces capillaires se réunissent au centre du lobule sous le nom de *veine intralobulaire.* Les veines intralobulaires se réunissent ensuite les unes aux autres en formant des veines de plus en plus volumineuses et de moins en moins nombreuses. Ce sont les *veines sus-hépatiques* qui se rendent vers le sillon vertical droit du foie où elles se jettent dans la veine cave inférieure.

Tout le sang veineux provenant de la partie sous-diaphragmatique du tube intestinal, de la rate et du pancréas, avant de se rendre dans la veine cave inférieure, traverse donc le réseau veineux capillaire du foie.

Le système de la veine porte ne constitue pas une circulation veineuse complètement indépendante. Il est relié indirectement au système de la veine cave inférieure et au système de la veine cave supérieure. Ces anastomoses sont de la plus grande importance au point de vue pratique.

Le système de la veine porte communique avec le système de la veine cave inférieure :

1°) Par l'intermédiaire des *plexus veineux du rectum*. Le sang veineux provenant de la partie supérieure du rectum se rend dans le tronc de la veine porte par la veine mésentérique inférieure et la veine splénique, tandis que le sang veineux de la partie inférieure du rectum se rend, par les veines hémorrhoïdales moyenne et inférieure, dans les veines iliaques et la veine cave inférieure.

2° Par de petites *veines sous-péritonéales* dont les unes se rendent dans les veines mésentériques et les autres, dans les veines rénales et les veines spermatiques.

3°) Par les *veines-portes accessoires*. Ce sont de petites veines renfermées dans les ligaments du foie, surtout le ligament falciforme. Elles pénètrent d'une part dans la substance hépatique où elles communiquent avec les veines périlobulaires. Elles accompagnent d'autre part le ligament falciforme jusqu'au niveau de l'ombilic où elles communiquent avec les veines profondes et superficielles de la paroi abdominale. Celles-ci se rendent soit dans le système de la veine cave inférieure par les veines épigastriques et la veine sous-cutanée abdominale, soit dans le système de la veine cave supérieure, par la veine mammaire interne ou le plexus veineux sous-cutané de la paroi thoracique.

Le système de la veine porte communique avec le système de la veine cave supérieure :

1°) Par les *veines portes accessoires* que nous venons de décrire.

2°) Par les *veines œsophagiennes* qui forment plexus autour de l'œsophage et dont les inférieures se rendent, par la veine coronaire stomachique, dans le système de la veine porte, tandis que les supérieures se rendent, soit directement, soit indirectement dans la veine cave supérieure.

Veines iliaques primitives. Elles se forment par la réunion de la veine iliaque interne et de la veine iliaque externe, vis-à-vis de l'articulation sacro-iliaque. La *veine iliaque primitive droite* est située en arrière et en dehors de l'artère correspondante. La *veine iliaque primitive gauche* est placée en arrière et en dedans de l'artère. Les deux veines se réunissent pour former la veine cave inférieure, à droite de l'aorte abdominale, vis-à-vis du ménisque qui relie la quatrième et la cinquième vertèbres lombaires. Pour se rendre dans la veine cave, la veine iliaque primitive gauche passe derrière l'artère iliaque primitive droite entre cette artère et le corps de la cinquième vertèbre lombaire. Elle reçoit sur ce trajet la *veine sacrée moyenne*, quelquefois aussi les *veines sacrées latérales*.

Veine iliaque interne La *veine iliaque interne* ou *veine hypogastrique* accompagne l'artère du même nom sur la paroi latérale de l'excavation pelvienne. Elle se forme, à la partie supérieure du grand trou sacro-sciatique, par la réunion de toutes les veines qui correspondent aux branches artérielles nées de l'artère iliaque interne, à l'exception de la veine ombilicale qui se rend, chez le fœtus, dans la veine cave inférieure, par l'intermédiaire du canal veineux d'ARANTIUS.

Ces branches veineuses se divisent en branches extra-pelviennes et en branches intra-pelviennes.

Les branches extra-pelviennes comprennent la *veine fessière*, la *veine ischiatique*, la *veine obturatrice* et la *veine honteuse commune*.

Les branches intra-pelviennes sont ou des branches pariétales : les *veines sacrées latérales* et les *veines ilio-lombaires*, ou des branches viscérales. Celles-ci présentent à leur origine dans les différents viscères de véritables plexus veineux qui s'anastomosent souvent entre eux. Ce sont : le *plexus vésical* (ou *vésico-prostatique* chez l'homme) recevant les veines superficielles dorsales de la verge ou du clitoris, le *plexus hémorrhoïdal*, le *plexus vaginal* et le *plexus utérin*.

Veine iliaque externe. C'est le gros tronc veineux qui amène à la veine cave inférieure tout le sang veineux du membre inférieur. Cette veine commence au niveau de l'arcade crurale, où elle se continue avec la veine fémorale, et s'étend jusque vis-à-vis de l'articulation sacro-iliaque où elle va former la veine iliaque primitive en se réunissant avec la veine iliaque interne. Elle accompagne l'artère iliaque interne Dans le voisinage de l'arcade crurale la veine est placée en dedans de l'artère. Elle garde cette position sur toute sa longueur à gauche, tan dis que, à droite, elle passe derrière l'artère pour venir se mettre du côté externe.

La veine iliaque externe reçoit, comme branches collatérales, la *veine circonflexe iliaque* et la *veine épigastrique*. Ces veines, doubles dans leur trajet, se réunissent en un tronc unique avant de s'ouvrir dans la veine iliaque externe.

Sur la face profonde du muscle grand droit les veines épigastriques s'anastomosent avec les ramifications des veines mammaires internes. Ainsi se forme une anastomose entre la circulation de la veine cave inférieure et celle de la veine cave supérieure.

Veines du membre inférieur. Elles se divisent en *veines profondes* et en *veines superficielles*.

Les *veines profondes* suivent le trajet des artères. Chaque artère est accompagnée de deux veines. Il n'y a d'exception que pour la *veine fémorale*, la *veine poplitée* et le *tronc veineux tibio-péronier*.

La *veine fémorale* est située en dedans de l'artère dans le voisinage de l'arcade crurale. A quelques centimètres en dessous de cette dernière, la veine se met derrière l'artère qu'elle accompagne jusqu'à l'anneau du troisième adducteur.

La *veine poplitée* et le *tronc veineux tibio-péronier* sont placés en arrière et un peu en dehors des artères correspondantes.

Les *veines superficielles* sont sus-aponévrotiques, étant situées entre l'aponévrose et le fascia superficialis. Elles suivent la direction de l'axe du membre inférieur en s'anastomosant fréquemment entre elles et quelquefois aussi avec les veines profondes. Elles ont des parois plus épaisses que celles du membre supérieur et sont pourvues de nombreuses valvules.

Veines du pied. Les veines superficielles sont beaucoup plus développées du côté de la face dorsale que du côté de la face plantaire. Au niveau du dos du pied elles commencent par les *veines collatérales* des orteils, qui se réunissent les unes avec les autres de façon à former un *réseau veineux dorsal* ou une *arcade veineuse* d'où sort, de chaque côté, une veine plus grosse : la *veine dorsale interne* et la *veine dorsale externe*, origine de deux veines saphènes.

Du côté de la face plantaire on trouve un réseau veineux très fin et très serré donnant naissance à de petites veines qui vont se rendre dans les veines saphènes.

Veines de la jambe. La veine dorsale externe longe le côté externe du pied en prenant le nom de *veine saphène externe*. Elle passe derrière la malléole externe, longe le bord externe du tendon d'Achille, se place ensuite entre les deux jumeaux et, arrivée à la partie inférieure du creux poplité, elle traverse l'aponévrose pour s'ouvrir dans la veine poplitée. Avant de traverser l'aponévrose elle abandonne une branche collatérale qui se rend dans la veine saphène interne.

La veine dorsale interne longe le bord interne du pied, en recevant des veines dorsales et des veines plantaires et en s'anastomosant avec les veines profondes. Au niveau du cou de pied elle prend le nom de *veine saphène interne*. Celle-ci passe au-devant de la malléole interne, longe la face interne du tibia et le côté interne de l'articulation du genou. Pendant ce trajet elle reçoit les veines sous-cutanées de la région interne de la jambe.

Veines de la cuisse. Après avoir longé la face interne de l'articulation du genou, la *veine saphène interne* monte dans la région antéro-interne de la cuisse en recevant les veines sous-cutanées de la région rotulienne, une branche anastomotique avec la veine saphène externe et les veines superficielles de la cuisse.

Dans le voisinage de l'arcade crurale la veine saphène interne reçoit encore les *veines honteuses externes* et la *veine sous-cutanée abdominale*. Elle traverse ensuite la paroi antérieure du canal crural, en adhérant intimement au fascia cribriformis, et se jette dans la veine crurale.

La *veine sous-cutanée abdominale* s'anastomose, dans le voisinage de l'ombilic, avec les veines portes accessoires de SAPPEY, qui ont accompagné le ligament falciforme, et avec les veines sous-cutanées venant de la paroi thoracique. Ainsi s'établissent des anastomoses importantes entre la circulation de la veine cave inférieure et la circulation de la veine porte, entre la circulation de la veine cave inférieure et celle de la veine cave supérieure.

Veines rachidiennes.

Sur toute la longueur de la colonne vertébrale on trouve des plexus veineux que l'on peut subdiviser en *plexus intra-rachidiens* et *plexus extra-rachidiens*.

Les *plexus intra-rachidiens* sont formés de branches veineuses nombreuses, anastomosées les unes avec les autres et situées entre la face externe de la dure-mère et la face interne des os. A l'intérieur du sac dure-mérien, sur la face externe de la moelle épinière, on trouve les *veines médullaires* qui forment plexus dans l'épaisseur de la pie-mère.

Des veines radiculaires provenant des plexus médullaires et des branches veineuses provenant des plexus intra-rachidiens quittent la cavité rachidienne par les trous de conjugaison, pour se jeter dans les veines extra-rachidiennes.

Les *plexus veineux extra-rachidiens* comprennent des *veines extra-rachidiennes postérieures* et des *veines extra-rachidiennes antérieures*.

Les *veines extra-rachidiennes postérieures* proviennent des muscles de la gouttière vertébrale. Elles répondent à l'artère cervicale profonde et à la branche dorsale des artères intercostales et lombaires. Elles forment plexus autour des saillies osseuses de la colonne vertébrale, puis se jettent, avec les veines intra-rachidiennes sortant par les trous de conjugaison, dans les veines extra-rachidiennes antérieures.

Les *veines extra-rachidiennes antérieures* ont une disposition spéciale au niveau des différentes régions de la colonne vertébrale.

Au niveau de la *région cervicale* elles forment la *veine vertébrale* et la *veine cervicale profonde*, qui vont se rendre dans le tronc veineux brachio-céphalique correspondant.

Au niveau de la *région lombo-sacrée*, les veines extra-rachidiennes antérieures sont formées par les *veines lombaires*, la *veine ilio-lombaire* et les *veines sacrées*, qui sont tributaires du système de la veine cave inférieure.

Au niveau de la *région dorsale*, les veines extra-rachidiennes antérieure sont représentées par les *veines intercostales*.

Les *veines intercostales supérieures* des deux ou trois premiers espaces intercostaux se réunissent, de chaque côté, en un tronc unique qui va s'ouvrir dans le tronc veineux brachio-céphalique correspondant.

Les veines intercostales inférieures qui accompagnent les neuf ou dix dernières côtes vont constituer, sur les faces latérales de la colonne dorsale, le *système des veines azygos*.

Système des veines azygos.

Ce système comprend :

1°) la *veine demi-azygos supérieure* et la *veine demi-azygos inférieure* du côté gauche.

2°) la *grande veine azygos droite.*

La *grande veine azygos* commence dans la cavité abdominale par la première veine lombaire. Elle est reliée ainsi indirectement à la veine cave inférieure. Elle reçoit quelquefois une veine directe soit de la veine cave, soit de la veine rénale. La veine azygos pénètre ensuite dans la cage thoracique en passant par l'orifice aortique du muscle diaphragme. Elle monte sur la face antéro-latérale droite de la colonne dorsale jusqu'au niveau du corps de la quatrième vertèbre dorsale. Là, elle se recourbe en avant, passe au-dessus de la bronche droite et va s'ouvrir dans la face postérieure de la veine cave supérieure.

En montant dans la cage thoracique, elle reçoit : à droite, les neuf ou dix *veines intercostales inférieures* ;

en avant, la *veine bronchique droite*, des *veines œsophagiennes* et des *veines médiastines* ;

à gauche, les veines demi-azygos inférieure et supérieure.

La *veine demi-azygos inférieure* commence dans la cavité abdominale par la première veine lombaire. Elle traverse l'orifice aortique du muscle diaphragme, monte le long de la face gauche de la colonne dorsale en recevant les *quatre ou cinq veines intercostales inférieures* et des *veines œsophagiennes*, croise ensuite la face antérieure de la colonne vertébrale pour se réunir avec la grande veine azygos.

La *veine demi-azygos supérieure* se forme par la réunion d'un nombre variable de veines intercostales gauches. Elle descend sur le côté gauche de la colonne dorsale, croise transversalement cette dernière pour s'ouvrir dans la grande veine azygos soit séparément, soit par un tronc commun avec la veine demi-azygos inférieure.

Le système des veines azygos constitue un système important, parce qu'il établit une large communication entre le système de la veine cave supérieure et celui de la veine cave inférieure.

Le long du tronc, on trouve donc un nombre considérable de plexus veineux reliant entre elles la circulation de la veine cave supérieure, la circulation de la veine cave inférieure et la circulation de la veine porte.

1°) Les plexus veineux intra- et péri-rachidiens.

2°) Le système des veines azygos.

3°) Le système des veines œsophagiennes s'ouvrant d'une part dans le système de la veine porte et, d'autre part, dans le système de la veine cave supérieure.

4°) Le système veineux formé par les anastomoses entre la veine mammaire interne et la veine épigastrique.

5) Le réseau veineux sous-cutané de la face antérieure du tronc et de l'abdomen communiquant : *en bas*, par les veines sous-cutanées abdominales avec le système de la veine cave inférieure ;

au milieu, par les veines portes accessoires de Sappey avec le système de la veine porte ;

en haut, par les veines thoraciques avec le système de la veine cave supérieure.

La circulation lymphatique.

Le sang artériel, amené dans la profondeur des organes et des tissus par les branches de ramification des artères, abandonne, en traversant le réseau capillaire, le sérum sanguin qui va imbiber les éléments des tissus. Après avoir servi à la nutrition de ces derniers le sérum, appelé *lymphe*, est repris par des vaisseaux particuliers, les *vaisseaux lymphatiques*, pour être ramené dans la circulation générale par deux gros troncs lymphatiques : le *canal thoracique* à gauche et la *grande veine lymphatique droite*.

Les lymphatiques qui naissent dans les parois intestinales de la partie sous-diaphragmatique du corps, n'y recueillent pas seulement la *lymphe* des tissus, mais encore le *chyle* provenant de la digestion alimentaire. C'est pour ce motif qu'on leur donne encore le nom de *vaisseaux chylifères*.

Les vaisseaux lymphatiques forment donc, dans leur ensemble, un système circulatoire convergent, absolument comme les vaisseaux du système veineux. Il y a cependant entre ces deux systèmes convergents des différences profondes.

1) Les *veines* naissent dans les réseaux capillaires veineux où elles sont en continuité anatomique avec les ramifications des capillaires artériels. Les *lymphatiques* sortent directement de la profondeur des tissus, sans continuité anatomique aucune ni avec les ramifications artérielles, ni avec les ramifications veineuses.

2) Les *veines* convergent les unes vers les autres et se réunissent pour former des troncs de plus en plus volumineux et de moins en moins nombreux, au fur et à mesure que l'on se rapproche de la partie auriculaire du cœur. Les *lymphatiques* cheminent parallèlement les

uns aux autres; ils suivent un trajet rectiligne et, s'ils s'anastomosent de temps en temps entre eux, ils gardent leur individualité. Ils présentent le même calibre sur toute leur longueur.

3) Les *veines* se déversent dans les oreillettes du cœur, soit par les quatre veines pulmonaires de la petite circulation, soit par les veines coronaires et les veines caves de la circulation aortique. Les *lymphatiques* aboutissent en dernière analyse à deux gros troncs collecteurs qui vont se déverser dans les troncs veineux brachio-céphaliques.

4) Les *veines* se laissent poursuivre, sans interruption aucune, depuis leur origine dans les résaux capillaires jusque dans la partie auriculaire du cœur. Les *lymphatiques* présentent sur leur trajet ascendant des organes particuliers, apppelés *ganglions lymphatiques*, qu'ils traversent et au niveau desquels ils subissent une réduction en nombre. Les vaisseaux qui arrivent à ces ganglions, *vaisseaux afférents*, sont, en effet, toujours plus nombreux que ceux qui en partent et que l'on désigne sous le nom de *vaisseaux efférents*.

5) Les *veines* se divisent en superficielles et profondes. Les veines profondes suivent le trajet des artères. Les veines superficielles, indépendantes des artères, se caractérisent par la présence de valvules, placées par paires en face l'une de l'autre, et qui favorisent la circulation en retour. Les *lymphatiques* se divisent aussi en superficiels et profonds. Ils suivent toujours le trajet des veines correspondantes. Ils possèdent des valvules comme les veines superficielles, mais en nombre beaucoup plus considérable que ces dernières.

La circulation lymphatique comprend donc des *ganglions lymphatiques* et des *vaisseaux lymphatiques*.

Les *ganglions lymphatiques* sont répartis en groupes plus ou moins nombreux en différents endroits du corps.

Les *vaisseaux lymphatiques* sont en connexion intime avec les ganglions dont ils forment soit les *vaisseaux afférents*, soit les *vaisseaux efférents*.

La description de la circulation lymphatique consiste à décrire les différents groupes de ganglions, à rechercher l'origine et le trajet de leurs vaisseaux afférents, le trajet et la terminaison de leurs vaisseaux efférents et cela depuis la profondeur des tissus jusque dans les troncs veineux brachio-céphaliques où la lymphe va rentrer dans la circulation générale.

Pour la facilité de la description on distingue les vaisseaux lymphatiques

des membres inférieurs,
de la cavité abdominale,
de la cage thoracique,
de la tête,
du cou,
des membres supérieurs.

Ganglions et vaisseaux lymphatiques des membres inférieurs.

Ganglion tibial antérieur. Le premier ganglion que l'on rencontre, en allant de l'extrémité vers la racine du membre inférieur, est le *ganglion tibial*, situé au-devant de la partie supérieure du ligament interosseux de la jambe.

Il reçoit, comme *vaisseaux afférents*, les lymphatiques profonds du pied et de la face antérieure de la jambe qui accompagnent l'artère pédieuse et l'artère tibiale antérieure, depuis la plante du pied jusqu'à la partie supérieure de la jambe.

Les *vaisseaux efférents* traversent le ligament interosseux pour se rendre dans les ganglions poplités.

Ganglions poplités. Ils sont situés dans le creux poplité le long de l'artère et de la veine.

Leurs *vaisseaux afférents* comprennent :

les vaisseaux efférents du ganglion tibial,

les vaisseaux profonds qui accompagnent les artères et veines plantaires, tibiales postérieures et péronières ;

les vaisseaux superficiels qui accompagnent la veine saphène externe ;

les vaisseaux articulaires provenant de l'articulation du genou et accompagnant les artères et les veines articulaires.

Les *vaisseaux efférents* accompagnent l'artère et la veine proplitées à travers l'anneau du troisième adducteur, puis l'artère et la veine fémorales jusqu'au niveau des ganglions inguinaux profonds.

Ganglions inguinaux. C'est le groupe le plus nombreux et le plus important du membre inférieur. Les ganglions qui le constituent sont situés à la partie supérieure du triangle de Scarpa et se divisent en *ganglions superficiels* et en *ganglions profonds*.

Les *ganglions inguinaux superficiels* sont situés au-devant du fascia cribriformis, autour de l'embouchure de la veine saphène interne dans la veine crurale. Au nombre de douze à quinze ils sont répartis en plusieurs groupes : supéro-externe, supéro-interne, inférieur et intermédiaire.

Les ganglions du groupe inférieur reçoivent, comme *vaisseaux afférents*, tous les lymphatiques superficiels qui accompagnent la veine saphène interne.

Dans les ganglions du groupe supéro-interne arrivent les lymphatiques superficiels des organes génitaux, du périnée et de l'anus. Dans les ganglions supéro-externe arrivent les lymphatiques superficiels de toute la région fessière.

Les lymphatiques superficiels de la partie sous-ombilicale de la paroi abdominale se rendent dans les ganglions moyens et supéro-internes.

Les *ganglions profonds* ou *sous-aponévrotiques*, peu nombreux, occupent le canal crural. L'un d'eux, ganglion de Cloquet, se trouve contre le ligament de Gombernat immédiatement en dessous du septum crural. Ils reçoivent comme *vaisseaux afférents*, les vaisseaux afférents des ganglions poplités, et tous les lymphatiques profonds de la région antéro-interne de la cuisse.

Les vaisseaux efférents des ganglions profonds passent en dessous de l'arcade crurale. Ils se joignent aux vaisseaux lymphatiques efférents des ganglions superficiels qui ont traversé le fascia cribriformis. Tous ces lymphatiques se divisent alors en deux groupes : un groupe externe qui va se rendre dans les ganglions iliaques externes et un groupe interne qui pénètre dans le petit bassin pour s'y rendre dans les ganglions hypogastriques.

Ganglions et vaisseaux lymphatiques de la cavité abdominale.

Ganglions pelviens. Les *ganglions pelviens*, nombreux mais peu volumineux, sont répartis en deux groupes : les *ganglions hypogastriques* et les *ganglions sacrés.*

Les *ganglions hypogastriques* sont situés le long de la paroi latérale du petit bassin, au devant de l'artère et de la veine iliaques internes.

Les *ganglions sacrés* sont situés sur la face antérieure du sacrum, le long de la face latérale du rectum. Tous ces ganglions pelviens reçoivent, comme *vaisseaux afférents*, les vaisseaux lymphatiques qui accompagnent les branches veineuses correspondant aux branches artérielles nées de l'artère iliaque interne. Nous aurons donc :

1) Les vaisseaux lymphatiques *extrapelviens* provenant de la zone de distribution périphérique de l'artère fessière, de l'artère ischiatique, de l'artère obturatrice et de l'artère honteuse commune.

2) Les vaisseaux lymphatiques *intrapelviens* provenant des différents viscères de l'excavation pelvienne : le rectum, la vessie, la prostate, les vésicules séminales, la partie inférieure de la matrice et la partie intrapelvienne du vagin.

3) Quelques vaisseaux efférents provenant des ganglions inguinaux.

Les *vaisseaux efférents* de ces ganglions se rendent en partie dans les ganglions iliaques externes, en partie dans les ganglions lombaires.

Ganglions iliaques externes. Ils sont situés, au-dessus de l'arcade crurale, dans le voisinage immédiat de l'artère et de la veine iliaques externes.

Ils reçoivent, comme *vaisseaux afférents*, quelques vaisseaux efférents des ganglions inguinaux, ainsi que les lymphatiques qui accompagnent les veines épigastriques et les veines circonflexes iliaques. Leurs *vaisseaux efférents* se rendent dans les ganglions lombaires inférieurs.

Ganglions lombo-aortiques ou abdominaux. Ils se laissent subdiviser en deux groupes : les *ganglions pariétaux* et les *ganglions viscéraux.*

Les *ganglions pariétaux* accompagnent l'aorte abdominale et la veine cave inférieure, depuis la bifurcation de l'aorte jusqu'au niveau du bord supérieur du pancréas. Ils sont situés en partie au devant, en partie sur les faces latérales de ces vaisseaux.

Leurs *vaisseaux afférents* comprennent :

les vaisseaux efférents des ganglions pelviens et des ganglions iliaques externes,

les lymphatiques qui accompagnent les veines correspondant aux branches viscérales paires nées de l'aorte abdominale, c'est-à-dire :

les lymphatiques de la face inférieure du diaphragme,

les lymphatiques lombaires,

les lymphatiques capsulaires, rénaux, spermatiques et ovariques. Ces derniers proviennent de la partie supérieure de la matrice, du ligament large et de l'ovaire.

Les *vaisseaux efférents* des ganglions lombaires se réunissent avec les vaisseaux efférents des ganglions mésocoliques, mésentériques et coeliques pour constituer l'origine du canal thoracique.

Les *ganglions viscéraux* comprennent :

a) les *ganglions mésocoliques* situés en nombre variable sur toute l'étendue de la face postérieure du colon, ou entre les deux feuillets du mésocolon. Leurs *vaisseaux afférents* proviennent des diverses parties du gros intestin après le coecum jusqu'au colon pelvien. Les *vaisseaux efférents* prennent part à la constitution du réservoir de Pecquet.

b) Les *ganglions mésentériques* répartis en plusieurs rangées entre les deux feuillets du mésentère Leurs *vaisseaux afférents* ramènent le chyle de toute l'étendue de l'intestin grêle. Les *vaisseaux efférents* se réunissent avec les vaisseaux efférents des ganglions mésocoliques pour constituer le canal thoracique.

*c)*Les *ganglions coeliaques* sont situés autour de la partie supérieure de l'aorte abdominale. Ils reçoivent, comme *vaisseaux afférents*, les lymphatiques qui proviennent de la zone de distribution des trois artères nées du tronc coeliaque : l'artère coronaire stomachique, l'artère splénique et l'artère hépatique. Ce sont donc :

les *lymphatiques du foie et de la vésicule biliaire*, à l'exception de ceux qui proviennent de la partie moyenne de la face convexe du lobe droit qui se rendent dans les ganglions médiastins antérieurs,

les *lymphatiques de l'estomac et du duodénum*, qui traversent tout d'abord quelques petits ganglions échelonnés le long des deux courbures de l'estomac ;

les *lymphatiques de la rate et du pancréas*, qui traversent également quelques ganglions situés près du hile de la rate et le long du bord supérieur et de la face postérieure du pancréas.

Les *vaisseaux efférents* des ganglions coeliaques se réunissent avec ceux des ganglions mésentériques, mésocoliques et lombaires pour donner origine au canal thoracique.

Ganglions et vaisseaux lymphatiques de la cavité thoracique.

Canal thoracique. Au-devant du corps de la deuxième ou troisième vertèbre lombaire, les vaisseaux efférents des ganglions abdominaux se réunissent avec les vaisseaux efférents des ganglions intercostaux pour former soit un *plexus lymphatique*, soit une poche lymphatique plus ou moins volumineuse, appelée *réservoir du chyle* ou *réservoir de Pecquet*, origine du canal thoracique. Celui-ci est le canal collecteur principal de la lymphe. Il commence donc dans la cavité abdominale, pénètre dans la cage thoracique en passant par l'orifice aortique du muscle diaphragme, monte au-devant de la colonne vertébrale, entre la veine grande azygos et l'aorte thoracique, en arrière de l'œsophage. Vers la quatrième vertèbre dorsale il s'incline à gauche, passe derrière la crosse de l'aorte et la carotide primitive gauche, jusqu'au niveau de l'apophyse transverse de la septième vertèbre cervicale. Là il se recourbe en avant, contourne l'artère sous-clavière gauche pour venir se déverser dans le tronc veineux brachio-céphalique gauche, au point de réunion de la veine sous-clavière et de la veine jugulaire interne. Au moment où il va s'ouvrir dans ce tronc veineux il reçoit les lymphatiques de la moitié gauche de la tête et du cou ainsi que ceux du membre supérieur gauche.

Les ganglions lymphatiques de la cage thoracique se divisent en deux grands groupes : les *ganglions pariétaux* et les *ganglions viscéraux*.

Les *ganglions pariétaux* comprennent :

a) Les *ganglions intercostaux* situés au niveau de l'extrémité postérieure de chaque espace intercostal. Ils reçoivent, comme vaisseaux afférents, les lymphatiques accompagnant les veines intercostales. Leurs vaisseaux efférents descendent le long de la face latérale de la colonne vertébrale, traversent l'orifice aortique du diaphragme pour se rendre dans le réservoir de Pecquet.

b) Les *ganglions sternaux* ou *mammaires internes* que l'on trouve, de chaque côté du sternum, le long de l'artère mammaire interne. Leurs vaisseaux afférents proviennent des couches profondes de la paroi antérieure du thorax. Leurs vaisseaux efférents accompagnent la veine mammaire interne. Ils sortent par l'orifice supérieur de la cage thoracique pour se déverser dans le canal thoracique à gauche, ou dans la grande veine lymphatique à droite.

c) Quelques *ganglions diaphragmatiques supérieurs* dont les vaisseaux efférents se rendent en partie dans les ganglions sternaux, en partie, à travers l'orifice aortique du diaphragme, dans les ganglions pancréatiques.

Les *ganglions viscéraux* se subdivisent en : *ganglions médiastinaux antérieurs* recevant les lymphatiques du thymus, du péricarde et quelques lymphatiques de la face convexe du foie ; *ganglions médiastinaux postérieurs* dans lesquels se rendent les lymphatiques de l'œsophage ; *ganglions cardiaques* et *ganglions bronchiques*.

Les vaisseaux efférents de tous ces ganglions viscéraux se rendent vers l'orifice supérieur de la cage thoracique, en se réunissant en troncs de moins en moins nombreux, dont les derniers se déversent dans le canal thoracique à gauche et la grande veine lymphatique à droite.

Ganglions et vaisseaux lymphatiques de la tête.

Les premiers ganglions que l'on rencontre sont situés à la limite de la tête et du cou, où ils forment en quelque sorte un cercle lymphatique complet. Celui-ci comprend, d'avant en arrière : les *ganglions sus-hyoïdiens*, les *ganglions sous-maxillaires*, les *ganglions parotidiens*, les *ganglions mastoïdiens* et les *ganglions occipitaux*.

Ganglions sus-hyoïdiens. Ce sont un ou deux petits ganglions placés de chaque côté de la ligne médiane, au-dessus du corps de l'os hyoïde, sur la partie de la face inférieure du muscle mylo-hyoïdien située en dedans du ventre antérieur du digastrique. Les *vaisseaux afférents* proviennent de la partie moyenne de la lèvre inférieure et de la région mentonnière.

Ganglions sous-maxillaires. Au nombre de dix à douze, ces ganglions sont situés en dessous et le long du bord inférieur du corps du maxillaire inférieur, en dessous de l'aponévrose cervicale superficielle. Ils accompagnent l'artère et la veine sous-mentonnières ainsi que la partie correspondante de l'artère faciale. Ils reçoivent, comme *vaisseaux afférents*, tous les lymphatiques superficiels de la face qui accompagnent les ramifications de l'artère et de la veine faciales.

Ganglions parotidiens. Ils sont situés sur la face externe ou dans la profondeur de la parotide, en dessous de l'aponévrose parotidienne. Ils reçoivent, comme *vaisseaux afférents*, les lymphatiques superficiels qui accompagnent les ramifications de l'artère et de la veine temporales superficielles.

Un des ganglions parotidiens, situé d'une façon constante au devant du tragus, porte le nom de *ganglion préauriculaire*. Il reçoit les vaisseaux lymphatiques superficiels venant de la peau et de la conjonctive de l'angle externe de l'œil.

Ganglions mastoïdiens. Ces quelques petits ganglions occupent la face externe de l'apophyse mastoïde et du tendon d'insertion du muscle sterno-cleïdo-mastoïdien. Leurs *vaisseaux afférents* proviennent de la partie latérale du cuir chevelu.

Ganglions occipitaux. On les trouve au niveau de l'insertion supérieure du muscle trapèze. Leurs *vaisseaux afférents* sont les lymphatiques superficiels de la région occipitale.

Les *vaisseaux efférents* de tous ces ganglions de la tête vont se rendre dans les ganglions du cou.

Ganglions et vaisseaux lymphatiques du cou.

Les ganglions lymphatiques du cou se divisent en *ganglions superficiels* et *ganglions profonds*. Ils occupent tous la région cervicale proprement dite, c'est-à-dire la région située au devant de la colonne vertébrale.

Ganglions cervicaux superficiels. Les *ganglions cervicaux superficiels* sont situés le long de la face externe et du bord postérieur du muscle sterno-cléïdo-mastoïdien et dans la partie inférieure du triangle sus-claviculaire. Ils reçoivent, comme *vaisseaux afférents*, les vaisseaux efférents des ganglions occipitaux, mastoïdiens et parotidiens, ainsi que les lymphatiques superficiels de la région cervicale elle-même. Leurs *vaisseaux efférents* se rendent dans les ganglions cervicaux profonds.

Ganglions cervicaux profonds. Ils sont situés en dessous du muscle sterno-cléïdo-mastoïdien. Ils forment une chaîne accompagnant la veine jugulaire interne depuis la base du crane jusqu'au point où elle se réunit avec la veine sous-clavière.

Leurs *vaisseaux afférents* sont représentés par les vaisseaux efférents des ganglions sous-maxillaires et sus-hyoïdiens et par tous les lymphatiques profonds provenant du pharynx, de la trompe d'Eustache, du voile du palais, de la langue, du larynx, de l'oesophage, de la trachée-artère et du corps thyroïde.

Les *vaisseaux efférents* des ganglions cervicaux profonds accompagnent de haut en bas la veine jugulaire interne. Ils se réunissent les uns avec les autres, en donnant ainsi naissance à des troncs de moins en moins nombreux. Dans le voisinage du point de réunion de la veine jugulaire interne et de la veine sous-clavière, ces troncs lymphatiques, au nombre de deux ou de trois, se réunissent avec les lymphatiques efférents des ganglions axillaires pour s'ouvrir dans le canal thoracique à gauche, et dans la grande veine lymphatique à droite.

Ganglions et vaisseaux lymphatiques du membre supérieur.

Le premier groupe ganglionnaire que l'on rencontre, en allant de l'extrémité vers la racine du membre supérieur, est le groupe des *ganglions sus-épitrochléens*. Il est formé de deux ou trois petits ganglions situés dans le fascia superficialis, tout près de la veine basilique, un peu au-dessus et au-devant de l'épitrochlée.

Les *vaisseaux afférents* sont les lymphatiques superficiels des deux doigts internes et du bord cubital de la main. Ils accompagnent la veine cubitale.

Les *vaisseaux efférents* suivent le trajet de la veine basilique, deviennent sous-aponévrotiques à la partie moyenne du bras et se laissent poursuivre jusque dans les ganglions du creux de l'aisselle.

Ganglions axillaires. Le groupe le plus important des ganglions du membre supérieur est situé dans le creux de l'aisselle, en dessous des pectoraux et de l'aponévrose. Les ganglions qui le constituent varient considérablement en nombre et en volume. La plupart d'entre eux accompagnent l'artère et la veine axillaires, depuis la base jusqu'au sommet du creux. Quelques-uns sont couchés sur la paroi interne du creux axillaire, au point de rencontre du muscle grand dentelé et des muscles pectoraux. D'autres encore, plus profonds, sont situés en arrière du paquet vasculo-nerveux, dans le voisinage de l'artère scapulaire commune.

Les ganglions axillaires reçoivent comme *vaisseaux afférents* :

a) Les vaisseaux efférents des ganglions sus-épitrochléens.

b) Les lymphatiques superficiels et profonds du membre supérieur. Ces vaisseaux se rendent de préférence dans les ganglions qui entourent l'artère et la veine axillaires.

c) Les lymphatiques superficiels de la partie sus-ombilicale de la paroi abdominale et de toute la paroi antérieure du thorax, ainsi que les lymphatiques de la glande mammaire. Ces vaisseaux se rendent de préférence dans les ganglions situés sur la paroi interne de l'aisselle.

d) Les lymphatiques superficiels de la partie sus-ombilicale du dos et de la nuque. Ces vaisseaux contournent le bord inférieur du muscle grand dorsal pour se rendre dans les ganglions axillaires profonds.

Les *vaisseaux efférents* des ganglions axillaires accompagnent l'artère et la veine axillaires jusque dans le triangle sus-clavier. Là ils se réunissent avec les vaisseaux efférents des ganglions cervicaux profonds. Ces lymphatiques, réunis en deux ou trois troncs, se déversent, à gauche, dans le canal thoracique un peu avant son embouchure dans le tronc veineux brachio-céphalique ; à droite, dans la grande veine lymphatique droite.

Grande veine lymphatique droite. C'est un tronc lymphatique du calibre du canal thoracique, long d'environ deux centimètres, situé à la partie antéro-latérale de la base du cou entre la veine jugulaire interne et la veine sous-clavière. Il se forme par la réunion des vaisseaux efférents des ganglions cervicaux profonds, des ganglions axillaires et des vaisseaux lymphatiques sortis par l'orifice supérieur de la cage thoracique (provenant du poumon droit et de la partie supérieure de la paroi thoracique). Il va s'ouvrir dans le tronc veineux brachio-céphalique droit, au point de réunion de la veine jugulaire interne droite avec la veine sous-clavière.

ERRATA

PAGE	LIGNE	AU LIEU DE	LIRE
11	1	deux voiles contracts les	deux replis contractiles
11	9	en dedans chez le vieillard	elles se replient en dedans...
18	8	la face interne du muscle	la face interne, le bord antérieur et la face externe du muscle
18	14	sa partie postérieure	partie supérieure
18	19	face postérieure	face externe
31	2	hyo-glosses concourent	hyo-glosses et stylo-glosses...
57	1	Cette ligne doit être la troisième.	
57	17	après sympathique, ajouter : dans un dédoublement de l'aponévrose prévertébrale.	
59	15	après *carotidien*, ajouter : et le canal condylien.	
59	36	l'autre carotide	l'artère carotide
67	35	sur la face latérale	vis-à-vis de la face antéro-latérale
59	6	urètre	uretère

TABLE DES MATIÈRES

Système intestinal

ORGANES DIGESTIFS

ORGANES RESPIRATOIRES

Système uro-génital

ORGANES URINAIRES

ORGANES GÉNITAUX

Système circulatoire

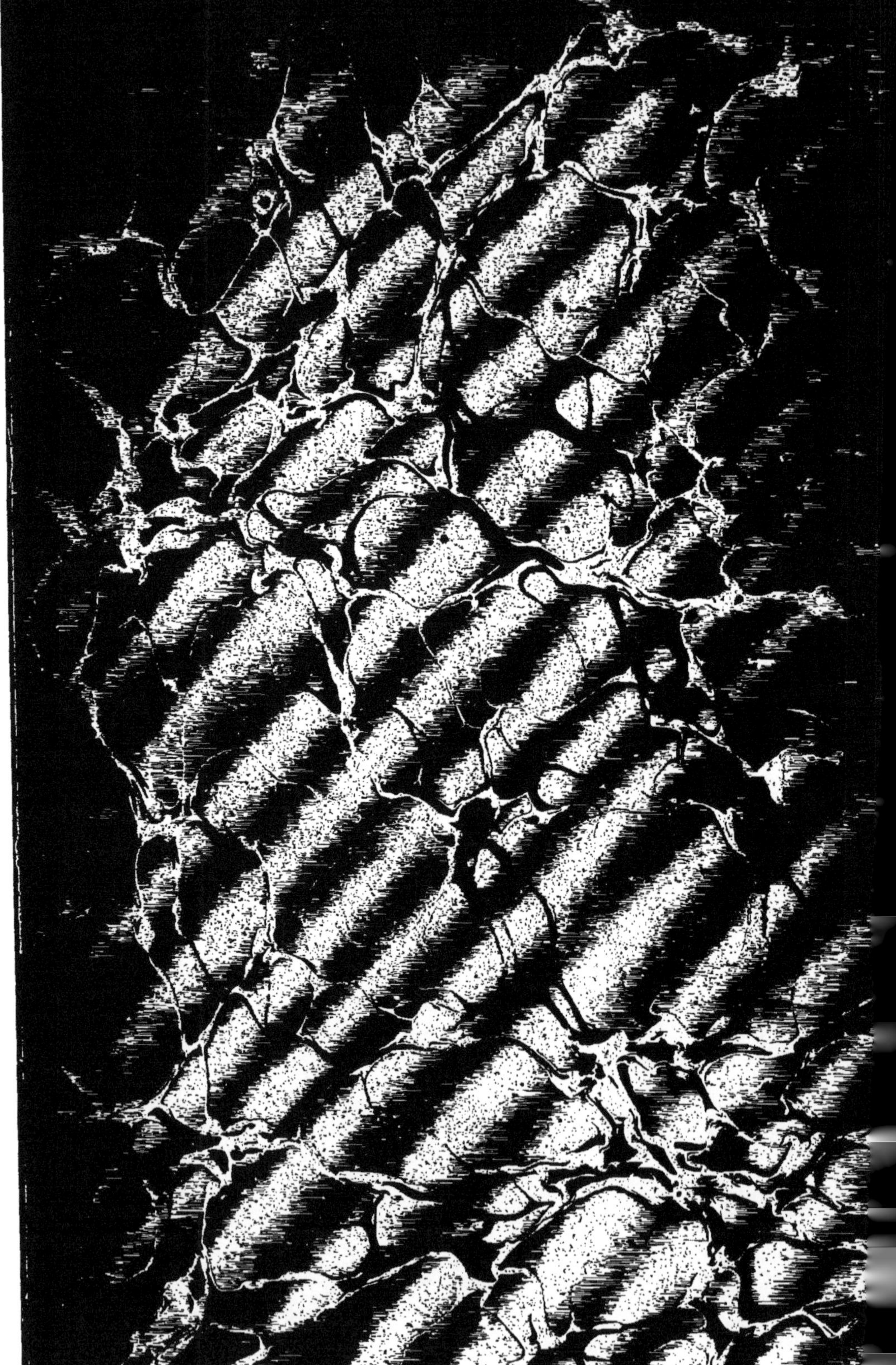

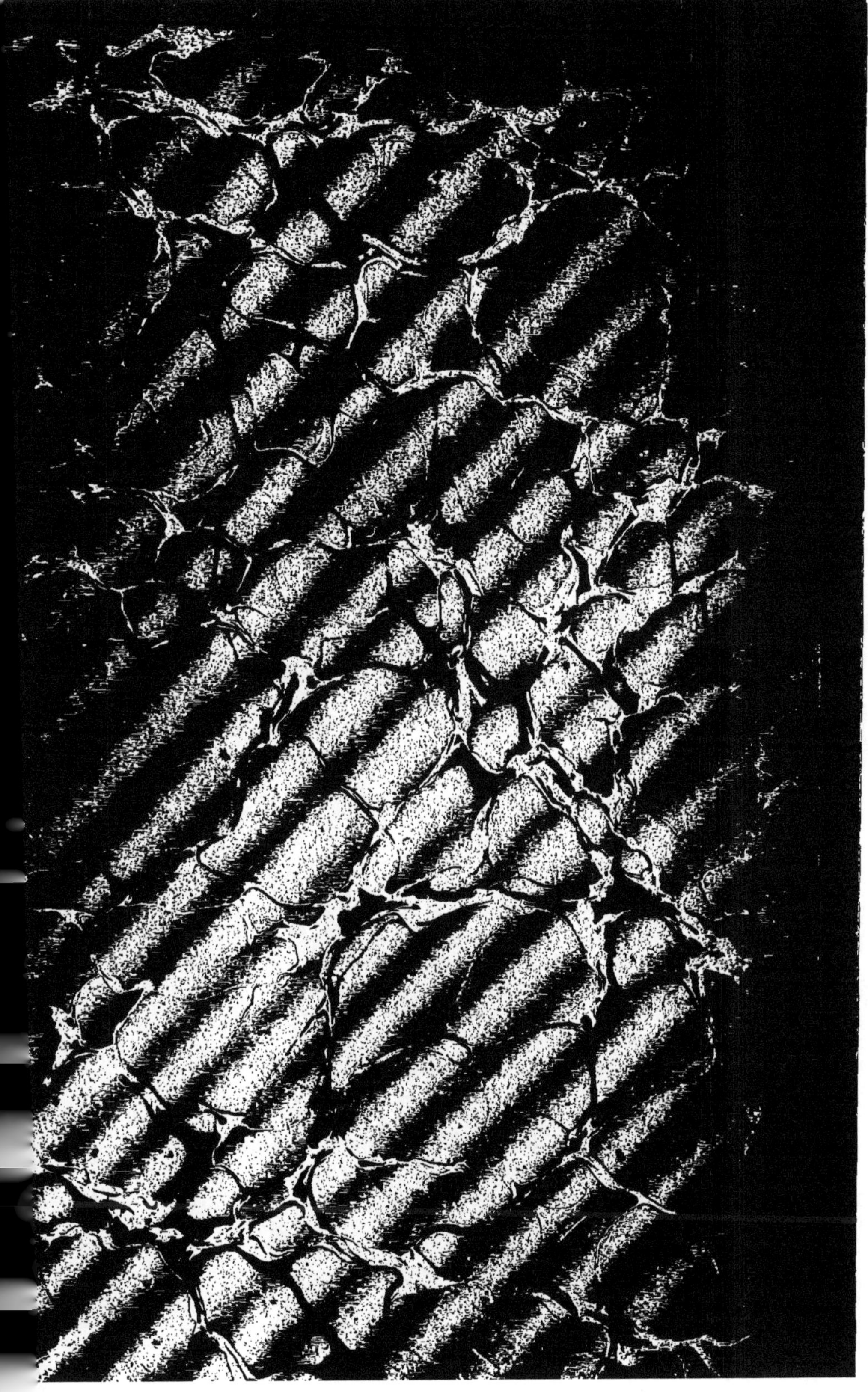

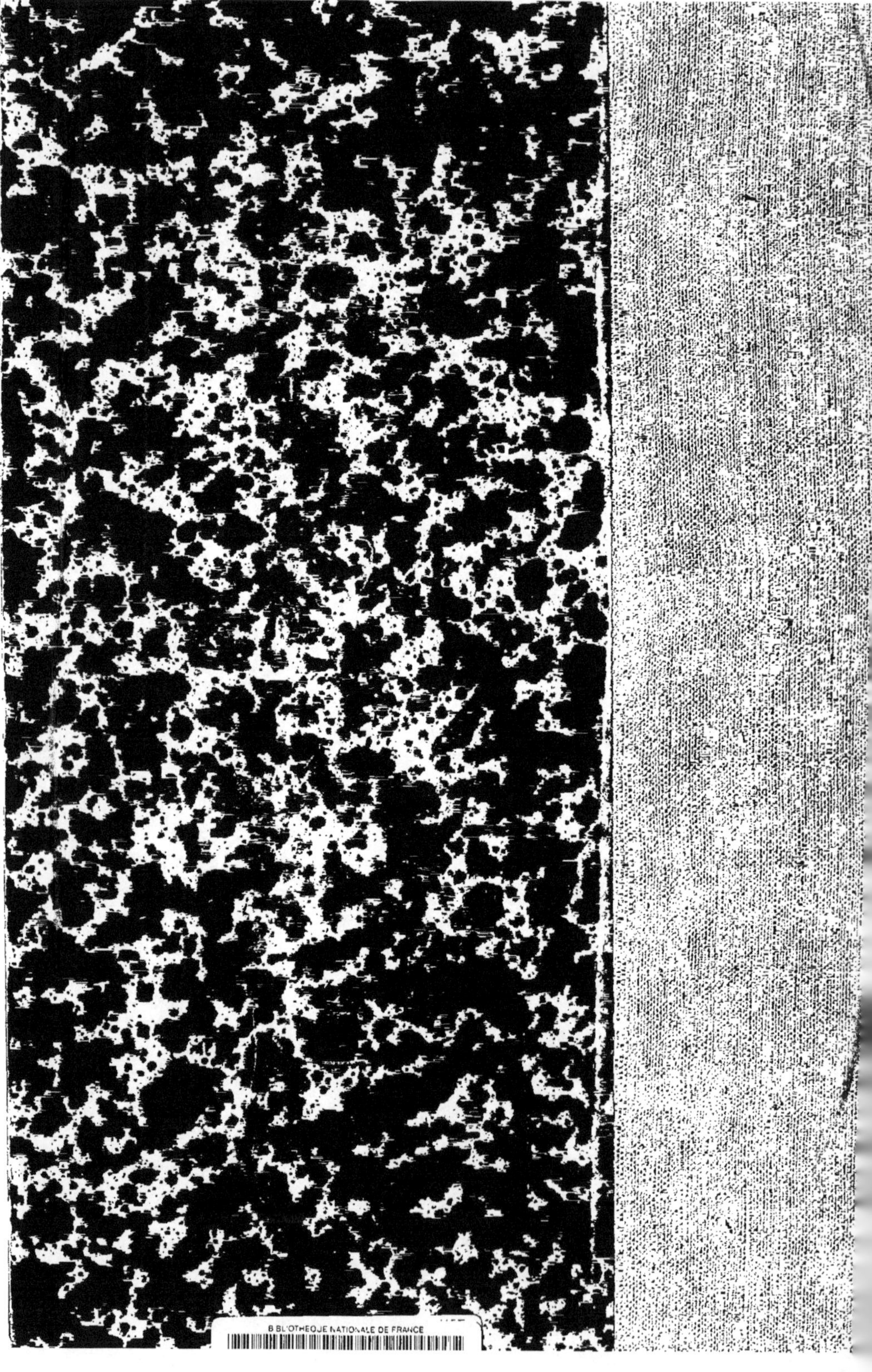

www.ingramcontent.com/pod-product-compliance
Ingram Content Group UK Ltd.
Pitfield, Milton Keynes, MK11 3LW, UK
UKHW020102200726
13856UKWH00002B/334